정신건강론

Mental Health

이영실 · 고은주 · 노론산 · 이은영 · 이찬영 · 홍성희

창지사

머리말

본 책은 정신건강론에 대해 배우려는 대학생과 대학원생, 전문가와 실무자를 위한 책으로 정신건강론의 전반적인 내용을 다루고 있다.

본 책의 내용은 총 3부 13장으로 구성되었는데, 구체적 내용은 다음과 같다.

제1부는 정신건강의 이해로, 제1장은 정신건강의 기초로 개념, 조건, 정상과 이상을 다루었으며, 제2장 스트레스와 정신건강으로 개념, 원인, 스트레스와 적응기제, 스트레스와 인간관계를 다루었다. 제3장은 생애주기와 정신건강으로 영아기, 유아기, 학령전기, 학령기, 청소년기, 초기 성인기, 중년기, 노년기에 대해 살펴보았다.

제2부는 주요 정신건강 이슈로, 제4장은 중독과 정신건강으로 알코올중독, 인터넷중독, 도박중독을 다루었으며, 제5장은 자살과 정신건강으로 개념, 유형, 원인, 임상양상, 유병률, 치료 및 예방을 다루었다. 제6장은 정신장애인 인권과 정신건강으로 인권의 개념 및 원칙, 정신장애인의 인권침해, 정신장애인 인권 증진을 위한 기본원칙과 핵심 추진 과제를 다루었으며, 제7장은 재난과 정신건강으로 재난의 개념, 재난경험자의 반응, 재난 정신건강 서비스에 대해 살펴보았다.

제3부는 주요 정신장애와 정신건강으로, 제8장은 정신장애의 이해로 개념, 원인, 증상론을 다루었으며, 제9장은 주요우울장애와 정신건강으로 개념, 임상양상 및 진단기준, 원인, 유병률, 경과 및 예후, 치료를 다루었다. 제10장은 불안장애와 정신건강으로 개념, 임상양상 및 진단기준, 원인, 유병률, 경과 및 예후, 치료를 다루었으며, 제11장은 성격장애와 정신건강으로 개념, 임상양상 및 진단기준, 원인, 유병률, 경과 및 예후, 치료를 다루었다. 제12장은 조현병과 정신건강으로서 개념, 임상양상 및 진단기준, 원인, 유병률, 경과 및 예후, 치료를 다루었으며, 제13장은 신경인지장애와 정신건강으로 개념, 임상양상 및 진단기준, 원인, 유병률, 경과 및 예후, 치료에 대해 살펴보았다.

부록에서는 DISC 관련 설문지를 직접 학생들이 적용해 봄으로써 자신과 상대방의 성격을 알고 원만한 대인관계에 도움을 주고자 하였다. 구체적 설문 내용은 〈부록 1〉 퍼스널 프로파일 응답지, 〈부록 2〉 퍼스널 프로파일 응답에 대한 체크리스트, 〈부록 3〉 DISC 설문지 계산 방법 및 유형별 집계표, 〈부록 4〉 DISC 행동유형 : 퍼스널 프로파일 그래프, 〈부록 5〉 DISC 척도에 의한 행동의 강도 지표이다.

끝으로, 공동 저자인 고은주 박사, 노론산 박사, 이찬영 박사가 본 저서 집필에 헌신적인 시간을 할애해 주어서 진심으로 고마움을 드린다. 또한 이은영 교수, 홍성희 교수께서 이번 공동 저자로 참여해 주고 정신건강론 강의까지 맡아준 것에 대해 감사를 드린다. 그리고 본 책을 출판하는 데 수고를 아끼지 아니한 창지사의 김기섭 사장님과 이상대 이사님, 편집부 오선율 선생님께 감사의 뜻을 표한다. 아울러 공동 저자를 아끼고 지지해 주는 사람들과 정신건강의 학문과 실천을 통해 날마다 건강한 삶의 길로 인도해 주시는 하나님께 모든 영광을 돌린다.

2025년 7월

대표 저자 이영실

차 례

머리말 3

제1부 정신건강의 이해

제1장 정신건강의 기초 • 11

1. 개념 11
2. 조건 18
3. 정상과 이상 23

제2장 스트레스와 정신건강 • 26

1. 개념 26
2. 원인 27
3. 스트레스와 적응기제 29
4. 스트레스와 인간관계 31

제3장 생애주기와 정신건강 • 46

1. 영아기 46
2. 유아기 50
3. 학령전기 53
4. 학령기 56
5. 청소년기 58
6. 초기 성인기 61
7. 중년기 64
8. 노년기 66

제2부 주요 정신건강 이슈

제4장 중독과 정신건강 • 72

1. 알코올중독 72
2. 인터넷 중독 80
3. 도박중독 86

제5장 자살과 정신건강 • 94

1. 개념 94
2. 유형 96
3. 원인 102
4. 임상양상 108
5. 유병률 109
6. 치료 및 예방 110

제6장 정신장애인 인권과 정신건강 • 115

1. 인권의 개념 및 원칙 115
2. 정신장애인의 인권침해 119
3. 정신장애인 인권 증진을 위한 기본원칙과 핵심 추진 과제 125

제7장 재난과 정신건강 • 133

1. 재난의 개념 133
2. 재난경험자의 반응 134
3. 재난 정신건강 서비스 138

제3부 주요 정신장애와 정신건강

제8장 정신장애의 이해 • 152

1. 정신장애의 개념 152
2. 원인 153
3. 증상론 158

제9장 주요우울장애와 정신건강 • 167

1. 개념 167
2. 임상양상 및 진단기준 168
3. 원인 172
4. 유병률 177
5. 경과 및 예후 177
6. 치료 178

제10장 불안장애와 정신건강 • 186

1. 개념 186
2. 임상양상 및 진단기준 188
3. 원인 198
4. 유병률 200
5. 경과 및 예후 202
6. 치료 205

제11장 성격장애와 정신건강 • 209

1. 개념 209
2. 임상양상 및 진단기준 210
3. 원인 219
4. 유병률 221
5. 경과 및 예후 224
6. 치료 227

제12장 조현병과 정신건강 • 231

1. 개념 231
2. 임상양상 및 진단기준 232
3. 원인 235
4. 유병률 241
5. 경과 및 예후 241
6. 치료 243

제13장 신경인지장애와 정신건강 • 251

1. 개념 251
2. 임상양상 및 진단기준 252
3. 원인 258
4. 유병률 260
5. 경과 및 예후 261
6. 치료 262

■ 부록 : DISC 관련 설문지 • 268

〈부록 1〉 퍼스널 프로파일 응답지 269
〈부록 2〉 퍼스널 프로파일 응답에 대한 체크리스트 270
〈부록 3〉 DISC 설문지 계산 방법 및 유형별 집계표 271
〈부록 4〉 DISC 행동 유형 : 퍼스널 프로파일 그래프 272
〈부록 5〉 DISC 척도에 의한 행동의 강도 지표 273

■ 미주 • 274
■ 참고문헌 • 283
■ 찾아보기 • 303

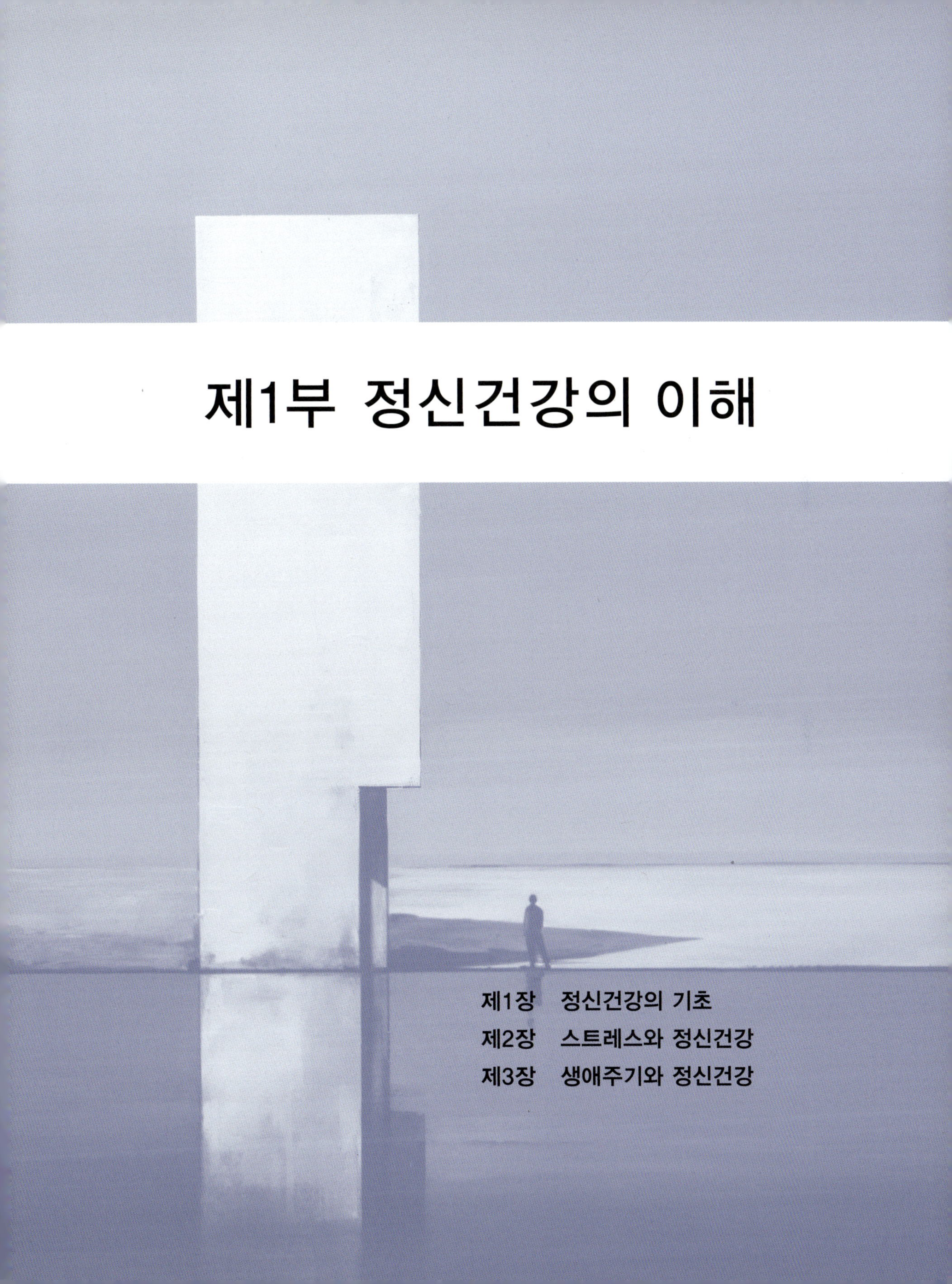

제1부 정신건강의 이해

제1장 정신건강의 기초

제2장 스트레스와 정신건강

제3장 생애주기와 정신건강

제1장
정신건강의 기초

1. 개념

현대사회는 새로운 변화에 대처하기 위하여 각종 스트레스와 불안과 공포 등에서 벗어날 수 없게 되어 삶의 질이 저하되고, 정신적으로 건강하지 않은 사람이 증가하고 있으므로, 정신건강(mental health) 관련분야에서도 정신건강 문제에 집중적인 관심을 가지고 전반적인 예방 및 치료 등에 접근할 필요가 있다.

1948년 유엔 세계보건기구(World Health Organization; WHO)에서는 건강(health)을 "단순히 질병에 걸리지 않았거나 허약한 상태가 아닌 신체적 · 심리적 · 사회적으로 양호한 상태(well-being)"라고 선언하고 있다. 1974년 WHO에서는 건강의 정의를 수정 · 보완하여 "건강이란 다만 병이나 불구의 상태가 아닌 것만을 의미하는 것이 아니라 신체적 · 정신적 · 사회적으로 만족한 안녕의 상태가 유지되는 것이다"라고 하여 건강의 질에 관한 관심을 나타내었다.

1986년에는 건강의 일상생활을 위한 자원, 개인의 자원과 신체적 능력뿐만 아니라 사회의 자원으로 개념화하였다. 즉, 1986년 정의는 1948년, 1974년에 정의한 건강의 개념에서 사회적 자원까지 포함한 포괄적인 개념으로 정의하였다. 이러한 건강의 개념을 기초로 하여 WHO에서는 정신건강은 일상생활에서 언제나 독립적, 자주적으로 처리해 나갈 수 있고 질병에 대한 저항력이 있으며, 원숙한 가정생활과 사회생활을 할 수 있는 정신적 성숙 상태라고 정의하고 있다.

미국 정신위생위원회(National Committee for Mental Hygiene, 1950)의 보고에서는 "정신건강이란 다만 정신적 질병에 걸려 있지 않은 상태만이 아니고 만족스러운 인간관계와 그것을 유지해 나갈 수 있는 능력을 의미한다. 이것은 모든 종류의 개인적 · 사회적 적응을 포함하며 어떠한 환경에도 대처해 나갈 수 있는 건전하고, 균형 있고, 통합된 성격의 발달을 의미한다"라고 하였다. 즉, 정신건강은 정신적으로 병적 증세가 없을 뿐만 아니라 자기 능력을 최대한 발휘하고, 환경에 대한 적응력이 있으며, 건설적이고 통합적으로 자기 생활을 처리해 나갈 수 있는 성숙한 인격체를 갖추고 있음을 뜻한다.[1)]

이처럼 정신건강은 정신적 안녕과 신체적 · 사회적 · 도덕적 건강의 개념이 모두 내포되어 있고, 정신적으로 건강하지 못한 상태의 예방 및 치료라는 소극적 측면과 정신적으로 건강한 상태의 유지와 증진이라는 적극적인 측면을 모두 갖고 있다.

따라서 정신건강이란 개인의 마음과 몸이 건강하며 동시에 질병이 없고, 정신적으로 건강하며, 안정된 정서 상태에서 사회생활을 원만하게 유지하고 주변 환경에 적응하는 것으로 정의할 수 있다. 다시 말하면, 정신건강이란 행복하고 만족하며 원하는 것을 성취하는 것 등의 안녕 상태, 또는 정신적으로 병적인 증세가 없을 뿐 아니라 자기 능력을 최대한 발휘하고 환경에 대한 적응력이 있으며, 자주적이고 건설적으로 자기의 생활을 처리해 나갈 수 있는 성숙한 인격체를 갖는 상태라고 정의할 수 있다.

위에서 언급한 정신건강의 정의는 임상적 견해, 통계학적 견해, 사회문화적 견해, 학자들의 견해 등에 따라서 달라지는데, 이에 대한 주된 내용은 다음과 같다.[2)]

1) 임상적 견해

임상적으로 인지할 수 있는 증상들의 존재 여부에 의해서 '건강하다, 건강하지 않다' 판단하는 견해이다. 하지만, 이 견해에서는 병인을 명확히 알 수 없다는 것이 문제이다. 예를 들면 체온이 높으면 건강에 이상이 생긴 것이라고 본다든가, 콧물이 흐르고 재채기가 나며 기침하면 감기에 걸렸다는 식으로 건강 상태를 진단하는 것을 말한다.

2) 통계학적 견해

통계학적 견해에서 볼 때, 어떤 행동이 정상범위에서 벗어나는 경우 비정상 혹은 이상 행동이라고 정의한다. 이 견해의 전제 조건은 인간의 행동 특성은 신체적이든, 정신적이든 무작위적으로 대상을 측정할 경우, 이러한 측정치들의 분포는 정규분포곡선을 형성할 것으로 본다. 인간의 행동 특성을 수량화했을 때 정상분포 곡선을 나타내는데 분포의 중앙 즉, 평균을 중심으로 밀집된다(M±SD 사이에 68%가 분포됨). 이 범위에 속하는 것이 가장 정상적인 것으로 간주하려는 견해이다. 이럴 때, 양극단(대체로 M+2SD 이상 혹은 M−2SD 이하)에 속한 대상들, 예컨대, 지적장애와 천재를 동일 수준의 건강하지 않은 이상 상태로 보아야 한다는 점에 문제점이 있다.

3) 사회문화적 견해

사회적으로 누구나 수용될 수 있는 행동양식이나 문화가치에 적합한 것이면 정상으로 간주하고 그렇지 못한 것이면 건강하지 않다든지 혹은 이상으로 간주하는 견해로, 이 경우에는 오늘날 사회문화의 중첩과 급속한 변화성에 문제가 있다는 것이다. 오늘날은 과거와 달리 국가와 사회가 서로 문화적으로 확연하게 구분되기보다는 중첩되는 측면이 많고, 같은 사회 내에서도 세대별로 문화가 달라서 구체적으로 정상과 건강의 기준을 분명히 할 수 없다는 점이다.

예를 들면 우리 전통문화에서는 여성이 속살을 드러내는 의상을 입는 것은 정상이 아니다. 그러나 오늘날 대부분의 서구화된 현대사회의 문화적 입장에서는 문제가 되지 않는다. 최근에는 정신건강이란 적응과 같은 뜻으로 사용하고 있는 전문가들이 있지만 정신건강에 적응이라는 말 대신에 건전한 성격이란 말을 사용하는 전문가들도 있다.

4) 학자들의 견해

(1) S. Freud의 견해

정신분석학의 창시자인 Freud(1949)는 건강이란 사랑할 수 있고 생산적인 일을 할 수 있는 능력에 있다고 보았다. 건강한 성격은 원초아(id), 자아(ego), 초자아(superego)의 세 영역이 조화를 이룬 상태를 의미한다. 즉, 원초아, 자아, 초자아가 잘 통합되어 어느 한편에 치우치지 않으며 본능적 욕구와 현실적 제약 간에 적절한 조정을 할 수 있을 만큼 자아가 강해져서 욕구 간의 갈등을 적절히 해결할 수 있는 사람이라고 보았다.

Freud는 성숙한 성격은 정신 성욕 발달(psychosexual development)의 원만한 진행과 관련이 있는데, 이는 사랑할 수 있고 일할 수 있는 능력을 갖추고 있는 사람이 건강한 사람이라고 보고 있다.

(2) G. W. Allport의 견해

Allport(1961)는 성격(personality)이란 각 개인의 정신적 · 신체적 체계 안에서 그의 특징적 사고와 행동을 결정해 주는 역동적 조직이라고 정의했다. 그는 건강한 사람은 그들이 볼 수 없고 영향을 미칠 수도 없는 무의식적 힘에 의한 통제나 지배를 받지 않으며 무의식적 갈등으로 조정되지 않는다고 했다. 무의식적 힘은 신경증 환자의 행동에 큰 영향을 미치지만, 건강한 사람은 이상적이고 의식적인 상태에서 기능을 수행하고 자기를 지배하는 힘들을 잘 알고 통제할 수 있다고 보았다. 즉, 건강한 성격을 가진 사람은 지각과 인식이 효율적이고 정확한 것이 특징이며, 과거에 속박받지 않으며 현재와 미래를 의도하고 추구한다고 하였는데, 그는 정신건강 기준을 자아 확장, 자기 객관화, 생활의 긍정적 철학, 긍정적 대인관계, 문제해결의 대처능력 기술, 그리고 수용 및 유머 등으로 특징짓고 있다.

(3) C. R. Rogers의 견해

Rogers(1959) 등의 현상학적 이론가들은 건강한 성격을 심리적으로 건강한 개인의 기능에 두고 있다. 지금-여기(here-and-now)를 경험한 건강한 성격을 가진 개인은 과거나 미래의 행동에 지나치게 얽매이지 않는다. 즉, 새로운 경험에 대해 보다 개방적이고, 자신의 직관을 신뢰한다. 건강한 성격을 가진 개인은 세계와 가치에 대한 자신의 지각에 도전해 보는 사고와 생활방식을 가지고 있다. 또한 내적인 장점을 믿고 자신의 충동을 두려워하지 않는다.

자아실현이 가능한 사람들의 성격을 정신적으로 건강한 것으로 보았는데, 자아실현의 전제 조건은 첫째, 사회와 자기의 구속으로부터 자유로워야 하며, 둘째, 욕구 위계에서 하위에 있는 생리적 욕구와 안전의 욕구에만 집착해서는 안 되고, 셋째, 가족 및 타인들과 친밀감을 느끼며 남과 사랑을 주고받을 수 있어야 하고, 넷째, 무엇보다도 자신의 강점과 약점, 선악에 대한 현실적 지식을 갖추어야 한다고 강조했다.

따라서 건강한 성격을 가진 개인은 항상 진정한 자기를 사실 그대로 나타내며, 감정이나 신념을 숨기려고 하지 않으며, 또한 그의 생각대로 느낀 대로 행동하는 사람들이며, 결과에 대해 책임질 줄 아는 사람으로 보았다.

(4) Erik Erikson의 견해

"우리는 병적인 것을 초월해야 한다. 병적 상태라고 하는 것은 가치 있는 인간의 자질을 무색하게 한다"라고 강조한 Erikson(1968)은 유아기의 관능적인 욕구와 사회적 태도가 표현되는 양식을 근거로 극단적 병적 상태와 건강 상태를 구분하여 그것을 각각의 발달 상태에 근거한다고 보았다. 즉, 인간은 8단계의 발달단계를 거치게 되고, 단계마다 그 시기에 해결해야 할 발달과업이 있는 것으로 보았다. 각 시기에 해결해야 할 과업을 만족스럽게 해결하면 앞으로 건강하고 건전한 발달을 할 수 있지만 잘 해결되지 못한다면 앞으로의 발달단계에 적응하기가 어렵게 됨으로써 병적 상태가 된다고 보았다. 따라서 정신건강의 자질은 신뢰감, 자율성, 진취성, 근면성, 자아의 주체 의식, 친교 능력, 생산능력 등을 들 수 있으며 이러한 자질들이 조직화한 체계 속에서 통합된 부분으로 볼 수 있다.

(5) C. G. Jung의 견해

Jung(1964)은 정신분석 이론의 추종자였으나, 나중에는 떨어져 나와 분석심리학을 체계화하였다. 그는 성격 전체를 정신이라고 부르며, 이는 개인을 규명하고, 그 사회적 · 물리적 환경에 적응시키는 지침의 구실을 한다고 보았다. 성격의 과업을 수행하는 에너지를 정신에너지라는 가설적 개념으로 설명하고 있는데, 이는 정신건강의 핵심이라고 볼 수 있다. Freud가 무의식으로 성격이 지배되고 통제된다고 보았지만, Jung은 무의식에 바탕을 둔 목적성과 창조성을 강조하고 무의식의 세력에 대한 의식의 감독과 지시를 통해 건전한 성격이 형성된다고 보았다. 이는 의식의 세계와 무의식의 세계가 통합되고 양쪽이 모두 자유롭게 발달하도록 허용함을 의미한다. 즉, 성격은 과거의 무의식적 경험 때문에 결정될 뿐만 아니라 미래에 대한 목적의식에 의해서도 결정되며, 이는 정신건강과의 연계로 이어진다고 보고 있다.

(6) A. Adler의 견해

Adler(1956)는 1911년 성에 관한 논쟁을 통해 기존의 Freud와 의견을 같이 한 것에서 벗어나 사회적 관심 및 우월감 추구의 두 가지 본질적인 개념, 그리고 자신의 개인심리학을 발전시켜 나갔다. 이 외에도 인간의 자기 신장, 성장, 능력을 위한 모든 노력의 근원이 열등감이며, 이런 열등감에 대한 보상적 노력이 결국 건강한 성격이라고 했다. 즉, 인간 생활의 궁극적인 목적은 '우월에 대한 추구'로 이는 모든 삶을 통해 개인의 환경에 대한 적응 능력을 좌우한다고 보았다. 이 우월의 추구는 흔히 신경증 환자에게서 보이는 파괴적 경향과 건강한 사람에게서 보이는 건설적 경향 등에서 나타난다.

(7) H. S. Sullivan의 견해

Sullivan(1953)은 성숙하고 건전한 성격이 정신건강 유지에 필수 요인이라고 강조했다. 즉, 성숙하고 건전한 성격이란 통합적 사고를 통해 현실적으로 적합한 행동을 하는 것으로 보았고, 성격의 지배적인 주체를 대인관계로 보았다. 그중에서도 특히, 개인 생활에 의미를 부여하고 타인에 대한 지각과 태도를 강조하고 있다. 이처럼 Sullivan은 한 개인이 타인과의 관계에서 지속적인 만족과 안정을 유지할 수 있는 것은 그가 타인과 자기, 그리고 그들 사이에 이루어지는 모든 대인관계에 대해 명백한 이해와 사고를 하고 있어야만 가능하다고 보았다. 따라서 그는 정신적으로 건강한 사람은 타인과 현실적이고 통합적인 관계를 맺으며 행동한다고 생각했다. 즉, 자기 자신과 타인에 대한 정확한 지각, 신념 등을 통해 이루어진다는 것이다.

(8) A. Maslow의 견해

Maslow(1956)는 완전하게 기능하는 사람만이 자아실현을 할 수 있는 사람으로 보았고, 자아실현을 한 사람을 건강한 사람으로 보았다. 자아실현을 한 사람의 건강한 특성을 보면 첫째, 적절한 현실 지각 능력을 갖추고 있으며 둘째, 자기 자신과 타인을 있는 그대로 받아들인다. 셋째, 사고, 행동, 정서적 측면에서 더 자발적이고 솔직하며 문제

중심적이고 넷째, 환경으로부터 독립적 욕구가 강하고 자율성과 초연함을 보이며 다섯째, 높은 사회적 관심 및 건전한 대인관계를 맺고 있다. 그리고 마지막으로 인간에 대한 존경심을 갖고 있고 도덕과 윤리를 잘 따르며, 적개심이 없고 유머 감각이 있으며 독창적이고 창조적이다.

(9) E. Fromm의 견해

Fromm(1941)은 사회체계와의 관계적 관점을 강조하였다. Fromm은 정신건강이 사회와 관련이 있다고 생각했다. 사회구조의 특성이 심리적인 건강을 조장하기도 하지만 방해할 수도 있기 때문이다. Fromm은 정신건강의 준거를 인간과 그가 속한 사회와의 관계 속에서 설명하려고 하였는데, 즉, 인간의 욕구는 사회적인 것으로 동물적 본성보다는 탁월한 것이고, 정신적으로 건강한 사람은 이러한 사회적 욕구를 다른 사람과 적절한 관계를 맺으면서 순차적으로 충족해 나간다고 주장하였다. Fromm은 이것을 구체적으로 생산적이고 자신을 외부 환경에 관계시키는 사람, 객관적으로 현실을 파악하는 데 이성을 사용하는 사람, 자신을 유일한 개체로 생각하며 동시에 자기 친구로도 느끼는 사람, 비합리적인 권위에 복종하지 않고 양심과 이성의 권위를 받아들이는 사람, 살아 있는 한 꾸준히 새로 태어나는 과정이 있음을 아는 사람, 인생이라는 선물을 가장 가치 있는 것으로 여기는 사람이라고 주장한다.

이처럼 정신건강이란 환경 안에서의 개인(person–in–situation)에게 야기되는 각종 문제 및 스트레스를 해결하고 극복할 수 있는 능력이라고 볼 수 있다.

2. 조건

정신건강의 조건은 일반적으로 정신적인 측면에서 분류할 수 있는데 다음과 같다.

(1) 정상인 (2) 신경증 환자 (3) 정신장애인
(4) 정신병질인 사람(범죄자, 부랑자, 창녀, 성범죄자 등)
(5) 정신적 결함이 있는 사람(정신적인 허약자)

특히, 정상인은 증상으로부터 자유롭고 정신적 갈등으로 방해받지 않고 만족한 일을 하고 있으며, 자기 자신보다 다른 사람을 사랑할 수 있다고 보편적으로 보지만 정신건강 기준에서 볼 때, '정상'이란 말도 상대적이라고 할 수 있으며, 어떤 장소에서 용납되는 행동이 다른 사회에서는 비정상 또는 사회적인 공격성으로 간주될 수도 있다.

정신건강의 조건은 Jahoda(1958), Rogers(1961), Wolman(1985), Fenton(2000) 등 여러 학자의 개념 및 이론적 접근에 따라 달라질 수 있는데, 그 주된 내용은 다음과 같다.[3)]

1) Marie Jahoda의 정신건강조건

Jahoda(1958)의 긍정적인 정신건강의 여섯 가지 조건은 다음과 같다.

(1) 자신에 대한 긍정적 태도

정신적으로 건강한 사람은 자기 자신을 하나의 인간으로 수용하고 자기의 욕구와 행동을 알고 있으며, 자신을 객관적으로 인식하는 등의 자아정체감을 지니고 있다. 즉, 자기를 수용하고 욕구와 행동을 객관적으로 볼 수 있는 자기 인식 및 이해를 통해 자신에 대한 자기존중감을 지니고 있다.

(2) 성장, 발달, 자기실현

정신적으로 건강한 사람은 성장과 발달에 대한 욕구를 지니고 있으며, 무엇보다 강한 자아실현의 욕구를 지니고 있다. 즉, 자기 잠재력의 개발과 실현, 성장과 발달, 자아실현에 대해 동기가 있다. 장래의 목표를 향해 움직일 수 있고 외부에 관한 관심, 대인관계, 직업 등 환경과 개방적으로 상호작용을 할 수 있어야 한다.

(3) 통합력

정신적으로 건강한 사람은 개인의 내적 · 외적 갈등 및 기분과 정서의 조절 간의 균형을 이루고 있으며 특히, 삶에 대한 통합적인 노력을 꾸준히 한다. 즉, 개인의 내외적 갈등, 욕구, 기분과 정서의 조절을 이루는 것, 외적 표현과 본능, 자아와 초자아 간의 균형을 이루는 것을 말한다. 다시 말하면, 정신적으로 균형 잡혀 있고, 삶에 대해 통합적인 노력을 하며, 스트레스 상황에서도 항상 안정된 행동을 한다.

(4) 자율성 및 자기 통제성

정신적으로 건강한 사람은 행동을 스스로 조절하고 결정하는 능력, 개인이 스스로 책임지며 자기결정, 의존과 독립의 조화, 자기 행동에 관한 결과를 수용할 수 있으며 행동의 결정 과정에서 자율적으로 행동하고, 독립적인 행동에 대해 스스로 통제하는 자기 통제성을 지니고 있다.

(5) 현실의 지각 능력

정신적으로 건강한 사람은 현실을 왜곡시키지 않고 있는 그대로 받아들이고, 현실에 대한 민감성을 갖추고 있어서 사람에게도 적절히 대응할 수 있으며, 자신의 감정도 주고받을 수 있다. 즉, 외부 세계에 대한 추측을 경험으로 검증하는 것으로 공감 능력, 사회적 민감성 등 주위에 대해 파악하고 자기의 지각을 변경할 수 있다.

(6) 환경의 조절

정신적으로 건강한 사람은 공격성, 고독, 좌절 등에 잘 대처하며 남을 사랑하고 남들로부터 사랑받는 관계를 맺는 등 외부 환경에 적응하고 순응하는 능력이다. 즉, 환경을 지배하려는 것이 아니라 환경을 조절하여 대인관계가 적절하고, 환경에의 적응 능력 및 조정 능력도 있어서 사랑할 수 있는 능력과 문제해결에 효율성을 보인다.

2) Carl Rogers의 정신건강 조건

Rogers(1961)가 제시한 정신건강의 조건은 다음과 같다.

(1) 자기 삶의 경험에 대한 개방성

자기 경험을 개방하는 사람은 그 자신을 들 수 있으며, 자신의 내부에서 무엇이 일어나고 있는지를 경험할 수 있다. 이들은 자신의 감정을 민감하게 인식하고 이를 억압하지 않는다. 또한 감정에 민감하되 충분히 합리적으로 자신의 감정을 인식하며 사리 판단을 하여 상황에 적절하게 반응한다.

(2) 실존적인 삶

실존적인 삶이란 인간이 존재의 매 순간을 충분히 만끽하며 사는 것을 뜻한다. 현재의 자기나 미래의 자기는 그 순간에 나오는 것이며, 개인의 자아와 성격은 경험에서 나타난다. 이들은 실존적인 삶을 살아가는 과정에서 자신의 경험구조를 발견함으로써 유동적이고 적응적이며 동시에 관용적이고 자발적이 된다.

(3) 주관적인 경험적 자유

주관적인 경험적 자유는 스스로 자기의 세계를 형성하는 데 중요한 역할을 담당할 수 있다는 자신의 의지를 나타내는 감정이다. Rogers는 인간의 행위가 생물학적인 신체 구조나 사회적 압력, 과거의 경험으로 강하게 영향을 받는다는 점을 인정하고는 있지만, 인간은 자기가 선택한 인생을 자유롭게 살아갈 수 있다고 보았다. 그러므로 경험적 자유는 자기 행동과 그 결과에 책임을 지는 것은 자기뿐이라는 의미를 내포하고 있다. 온전히 기능하는 사람은 자신의 인생에서 수많은 선택을 하며, 자신이 원하는 것을 실제로 행할 수 있다.

(4) 자기 신뢰

대부분 사람은 일부 집단이나 기관이 지켜온 사회적 규범에 의존하며, 타인의 판단이나 과거에 자기가 유사한 상황에서 행동했던 방법에 의존한다. 즉, 그들의 의사결정은 외적 영향력의 출처에 의해서 좌우된다. 그러나 온전히 기능하는 사람은 자신의 유기체적 경험을 통하여 자신이 해야 할 것과 하지 말아야 할 것을 결정한다.

(5) 창조성

건강한 삶을 사는 사람은 창조적이며, 자신이 속한 문화권 내에서 건설적으로 살아가는 경향이 있다. 이들은 자신이 깊은 곳에 있는 욕구를 만족시키며, 사회 속에서 살아가고 있지만 사회에 얽매이지 않는다.

3) Wolman의 정신건강 조건

Wolman(1985)이 주장한 정신건강 조건은 다음과 같다.

(1) 성취동기

개인이 정신과 육체적인 잠재력을 활성화하지 못하는 것은 정신적으로 결함이 된 증상의 하나이고 성숙하지 못한 인격은 갈등과 긴장이 없는 상태에서만 성취 행위가 가능하므로 갈등 상황에서는 성취감을 느끼지 못한다. 즉, 성취동기는 개인을 정신적 · 육체적으로 건강하게 발달시켜 주어진 과제를 수행하도록 만들어 준다.

(2) 인지적 기능

정신적으로 건강한 사람은 외부 세력에서 일어나고 있는 내용이나 자신의 심경이 어떠한지를 올바르게 인식하고 있다. 그러나 정신적으로 건강하지 않은 사람은 외부의 위험을 과대평가하거나 환상과 현실을 구별하지 못한다. 즉, 시력과 청력에 이상이 없음에도 불구하고 외부 세력을 그릇되게 인식하는 경우가 있다.

(3) 정서적 균형

자신의 감정을 통제할 수 있다는 것은 정서적 균형을 이루고 있다는 뜻이다. 즉, 정신적으로 건강한 사람은 외부의 자극에 적절히 반응한다. 그러나 정서적으로 안정되지 못한 개인은 외부의 자극에 과격한 행동을 하며 감정 상태를 다스리지 못한다.

(4) 자존감

정신적으로 건강한 사람은 자기 자신의 가치를 인정하는 독립적인 삶을 영위하며, 자기 능력과 노력, 성과를 중요시한다. 따라서 자기 자신의 생각에 의지하는 것은 성격 형성과 정신건강에 중요하다.

(5) 사회적 적응

정신적으로 건강한 사람은 다른 사람에 대해 이성적 행동을 할 수 있고, 인간관계에서 우호적이고 박애적 신념을 가질 수 있는 능력을 지니고 있다. 또한 사회적인 관계에서 주어진 일과 진실한 인간관계를 통해서 사회적 적응을 잘할 수 있는 능력을 지니고 있다.

4) Fenton의 정신건강 조건

Fenton(2000)이 제시한 정신건강의 조건은 다음과 같다.

(1) 조화되고 균형 잡힌 건전한 성격

인격체의 조화를 의미하는 것으로 감성과 이성이 잘 조화되고 균형 잡힌 건전한 성격의 측면을 말한다. 즉, 인격이 조화롭고 환경에 적응적이어서 적절한 정서를 나타낼 줄 안다. 이는 일시적 갈등, 불안, 공포 등으로 고통을 겪다가도 곧 인격체의 평형과 조화를 회복할 줄 아는 능력이 있고 감성과 이성이 잘 조화되고 균형 잡힌 건전한 성격으로, 결과적으로 이러한 사람은 마음의 행복을 유지할 수 있고, 적응적이며 성공적인 성격을 소유한다.

(2) 자신에 대한 이해와 수용

자기 자신을 객관적으로 판단하고, 있는 그대로 수용하며, 자신의 한계를 받아들이고, 현실적 원칙을 따르며 자신이 처해 있는 현실을 인정하는 것이다. 자신에 대한 정확한 이해를 통하여 자신의 잠재 능력과 자질을 발견하며 자기 능력을 정확하게 파악하여 그 한계 내에서 최대한 노력하는 것이다.

(3) 신뢰에 근거한 인간관계와 사회적 역할수행

인간은 사회적 존재이므로 사회 속에서 타인과의 정신적 유대와 협력 및 신뢰 관계가 이루어져야 한다. 즉, 인기, 친화성, 지도성, 사회적 유능은 집단과 조직 내에서 바람직한 인간관계와 연관된다. 집단과 조직 내에서 자신이 맡은 일에 충실하고 성실히 노력하며 제 역할을 다할 때 자신의 지위가 확보되고 그 집단이나 조직에서 꼭 필요한 구성원으로 인정되며, 대인관계에서도 신뢰와 조화를 이룰 수 있다.

(4) 잠재력의 실현과 사회적 공헌

정신적으로 건강한 사람은 더 바람직한 환경 조성을 위해 노력한다. 이는 사회적 현상을 중요시하고 자신의 요구나 욕망을 사회적 이상으로 정정해 나가는 것을 말한다. 즉, 개인적 욕구 만족에 집착하지 말고 자기 계발과 사회적 이상 실현을 위해 자신의 특성이나 능력을 최대로 발휘한다는 것이 생산적이며 자기실현적인 바람직한 삶이 된다.

3. 정상과 이상

정신건강의 기준에서 정상(normal)과 이상(abnormal)은 네 가지 측면에서 볼 수 있는데, 주된 내용은 다음과 같다. [4)]

1) 보통 상태일 때

보통 상태(average)일 때 건강하다고 볼 수 있다. 즉, 무엇이든 극단적이면 비정상에 속한다는 것이다. 이는 통계학적 입장에서 정규분포상 다수가 중간에 속하며, 이 상태가 정상적이라고 보는 개념이다. 이는 구체적인 행동이나 특정한 사안에 대해서 수학적인 정규분포곡선을 이용하여 해당하는 사람이 많은 평균 주위에 위치하면 정상으로 보고 양극단에 위치하면 비정상으로 간주하는 관점이다. 그렇지만 평범한 것을 바람직하다고 할 수는 없다. 이 개념은 인간의 행동에 관한 규범적 연구를 할 때 사용된다.

2) 병이 없을 때

정상(normal)일 때 건강하다고 볼 수 있다. 그러나 병은 겉으로 쉽게 드러나지 않는다. 즉, 아동이라도 초기일 때는 건강해 보일 수 있다. 이 개념은 질병에 대한 전통적인 의학적 개념으로 내과적 · 정신과적 개념이다.

병이 없을 때의 보편적 개념은 특별히 관찰되는 증상이나 호소가 없거나 병적인 증상이 없어야 정상으로 간주한다(예: 고통이 없음, 불안이 없음, 우울하지 않음, 불면증이 없는 상태 등). 또한 '부당한 고통이나, 불편, 불능(disability)이 없는 사람'이라고 했으나 성격장애 같은 경우 특히, 반사회적 성격장애 같은 경우에는 본인이 죄책감도 느끼지 않고 불편해하지도 않는 경우가 있어, 이런 사람을 정상으로 봐야 하는가 하는 문제점이 있을 수 있다.

3) 이상적인 상태일 때

이상적(ideal)인 상태가 건강한 상태라고 볼 수 있다. 이는 인격의 여러 요소가 최상의 조화를 이루어 갈등 없이 욕구 만족을 누리는 경우이다. 이상적인 상태일 때의 정상은 성격적으로 원만한 조화를 이루고, 하고 싶은 욕구를 큰 좌절 없이 적절하게 충족하는 상태, 그리고 최상의 기능을 발휘하는 것으로, 이것은 정신분석적 관점에서 내린 정상의 개념으로 보며, 자아(ego)나 초자아(superego), 본능(id) 등의 정신 구조가 잘 조화를 이루어 적절한 기능을 하는 데 있다.

4) 과정으로 볼 때

과정(process)을 건강으로 이해하는 것이 가장 합당하다. 즉, 정신 상태는 늘 변화하는 상태에 있으며 건강과 건강하지 않은 것이 절대적인 것은 아니다. 예를 들면 한때의 불안이나 스트레스는 과도하지 않은 한 인격 성숙을 위해 필요한 때도 있다.

과정으로서의 정상은 시간의 과정에 따라 성장하고 변화해야만이 정상인 것으로서, 이것은 발달학적 관점에서 바라본 정상의 정의이다(예: 대소변을 잘 가리던 아이가 동생이 태어난 후 어린 시절의 행동으로 되돌아간다면 정상이 아님). 이는 발달단계 이론의 측면에서 보는 것으로, 어떤 발달단계에서 해결해야 할 발달과제를 성공적으로 잘 수행함으로써, 그다음 단계로 발전해 나갈 수 있고 이러한 과정이 정상적인 성숙을 가져올 수 있다.

위의 네 가지 정신건강 기준 이외에도 기능 수행으로서의 정상, 사회문화권으로서의 정상 등을 추가할 수 있다.

먼저 기능 수행으로서의 정상은 사람이 약간의 신체적 고통이 있다고 하더라도 생산적인 활동을 하는 데 큰 장애가 없고 일상생활에 지장이 없으면 정상으로 간주한다. 반면 신체기능에 문제가 없어도 성격적인 결함이나 대인관계 문제로 인해 생산적인 일을 하지 못하면, 이를 비정상으로 간주할 수 있다. 그다음 사회문화권으로서의 정상은 사회와 문화권에 따라 정상으로 받아들여지는 기준은 달라서 어떤 문화권에서는 정상으로 받아들여질 행동이 다른 사회문화권에서는 비정상으로 받아들여지는 경우가 흔하다고 볼 수 있다.

이처럼 실제 정신건강 임상에서는 증상이 없는 경우를 정상으로 보는 것이 현실적이다. 그러나 이상에 대한 기준이 어떠한 것이든 간에 완전한 기준이 될 수 없다. 정상과 이상은 상호 비교되는 것이며 정도의 문제이지, 흑 · 백으로 정확히 구분할 수는 없다. 또한 정상과 이상의 개념과 건강과 불건강의 개념이 반드시 일치되는 것도 아니다. 건강과 불건강의 개념은 정상이라든가 이상에서의 비교 개념만으로 설명될 수 없는 더욱 본질적인 것으로, 이를테면 있어야 할 것이 제대로 있느냐, 어느 목적에 부합되는 상태인가 같은 가치적이고 기능적인 성질을 띠고 있다.

제2장
스트레스와 정신건강

1. 개념

스트레스(stress)는 외부 자극이나 변화에 대한 개인의 신체적 · 정신적 · 행동적 반응 또는 적응을 의미한다. 즉, 스트레스는 실패나 환경의 변화, 새롭거나 강렬한 자극, 질병과 관련이 있는 생활사건, 예측할 수 없는 사건 등 외부에서 발생하는 사건을 지칭할 수 있다.

1920년대 미국의 생리학자 Cannon은 스트레스를 항상성(homeostasis)과 연관하여 항상성을 파괴하는 상태를 스트레스 지수의 위험 수준이라고 정의하였다. 이는 스트레스를 받았을 때 생존 수단으로 투쟁-도피 반응(fight-flight response)과 항상성이라는 생리적 균형을 취하게 된다는 이론을 발표하면서 스트레스 개념이 의학계에 처음 소개되었다. [1)]

하지만 물리학적인 개념의 스트레스라는 용어를 의학(medicine)에 처음으로 적용한 사람은 캐나다의 내분비학자 Selye(1956)이다. 그는 일반적응증후군(general adaptation syndrome; GAS) 이론을 통해 어떠한 종류의 스트레스 요인이라도 그에 따른 신체 반응은 매우 유사하다는 점을 지적하였는데, 그는 GAS를 크게 경고반응기(alarm reaction stage), 저항기(stage of resistance), 소진기(stage of exhaustion)라는 적응의 3단계로 구성되어 있다고 하였다. 또한 그는 이러한 스트레스 요인에 장기간 지속해서 노출되면 질병으로 발전할 수 있다는 사실을 보고한 바 있다. 일반적응증후군 이론을 통해 어떠한 종류의 스트레스 요인이라도 그에 따른 신체 반응은 매우 유사하다는 점을 지적했다. [2)]

이처럼 Selye(1956) 이외에도 Lazarus(1967), Hinkle(1973), Schuler(1984), Beehr & Bhagat(1985), Rosenzweig(1985), Singer(1992), Carwright & Cooper(1997), Harris & Hartman(2002) 등이 공통으로 정의한 스트레스는 내부 및 외부의 압력을 조정하고 그것에 적응하려는 각 개인의 생리적 · 심리적 · 행동적 반응의 총칭으로, 이는 주로 환경적 요구와 정서적 갈등으로 또는 환경적 요구와 내적 요구 중 어느 한쪽이 충족되지 못할 때 유발된다. 모든 사람은 신체적 · 정서적 · 사회적 적응적 자원을 가지고 있으나, 그 자원은 개인에 따라 차이가 있고 적응기제가 과중할 때 스트레스가 발생하는 것으로 본다. [3)]

스트레스 개념은 종합적으로 세 가지 측면에서 정의할 수 있다.

첫째, 스트레스란 생체의 평형과 리듬을 깨뜨릴 수 있는 모든 자극을 통칭하는 말로서, 개인이 살아가면서 중요하다고 여기는 도전적인 상황, 자신의 안녕을 위협하는 상황이 벌어졌을 때 발생하게 된다.

둘째, 스트레스는 개인과 환경 간의 특별한 관계로, 스트레스에 대처하기 위해 요구되는 자원이 사용 가능하고 동원할 수 있는 범위를 초과하여 인간의 동기를 좌절시키거나 안녕을 위협할 때 일어나는 것이다.

셋째, 스트레스는 인간 내에 항상 존재하면서 긴장을 일으키는 역동적인 힘 또는 상황이 개인의 자원, 대응과 적응을 강요할 때 발생하는 긴장과 어떤 요구에 대한 신체의 비특이적 반응 그리고 사람과 환경 간에서 야기되는 인지적 · 정서적 · 적응적 요인 등이라고 할 수 있다.

2. 원인

스트레스의 원인을 스트레서(stressor) 또는 유발인자(trigger)라고 한다. 스트레스의 원인을 크게 자신의 외부로부터 비롯되는 외적 요인(external stressor)과 자기 자신으로부터 비롯되는 내적 요인(internal stressor)으로 나누는데, 그 주된 요인은 다음과 같다. [4)]

1) 외적 요인

(1) 물리적 요인

외부에서 인체에 가해지는 물리적인 자극을 말한다. 춥거나 더운 장소에서 오랜 시간 수행하는 작업, 소음이나 진동, 강한 빛, 뜨거운 열기 등 압력이 심한 곳에서 정도 이상의 노출 등이 여기에 해당한다.

(2) 화학적 요인

인체 내부 또는 외부에서 발생한 화학적인 변화가 인체에 스트레스를 유발하는 경우를 말한다. 산소의 결핍 또는 과잉, 일산화탄소, 절식 또는 기아, 비타민 B류의 부족, 음식물 과잉 섭취, 부적절한 약물복용 등이 여기에 해당한다.

(3) 생물학적 요인

세균, 급성 전염병, 해충, 기생충 등에 의해 생성되는 체내 독소를 말하며, 이 요인으로 인해 질환이 발생할 수 있다. 바로 치료하면 스트레스 상태에서 벗어날 수 있지만 반복되거나 만성적일 때 질병이 된다.

(4) 사회적 요인

사회생활을 하면서 만나게 되는 사람과의 관계에서 발생한다. 사람은 누구나 가족, 친구, 동료, 상사, 선생 등 다양한 사람과 생활하게 되므로 사회적 스트레스에 노출되어 있으며, 이는 스트레스 대부분을 차지한다.

(5) 생활 속에서의 요인

친한 사람의 죽음, 실직, 성적 저하, 이별 등 일상생활에서 겪게 되는 크고 작은 충격적인 사건이 스트레스를 일으키는 요인이 된다.

2) 내적 요인

(1) 정신적 요인

스트레스 중에서 가장 큰 비중을 차지하고 있다. 특히, 대인관계에서 생기는 정서적 자극과 정신적인 상처가 스트레스의 주요 요인이 된다. 또한 결핍(deficiency), 욕구좌절(frustration), 갈등(conflict), 불안(anxiety), 과잉 부담(overburden), 탈핍성(deprivation) 등과 같은 정신적 요인도 스트레스의 주요 발생 원인으로 작용하고 있다.

(2) 신체 피로의 요인

신체적으로 피곤한 생활을 하면 신체적 · 정신적으로 휴식할 기회를 빼앗기게 된다. 이처럼 신체와 정신은 서로 연계되어 있어 신체적인 피로와 정신적인 피로를 구분하기 어렵다. 이는 신체적으로 피곤한 생활을 한다는 것은 그만큼 정신적으로 긴장되고 피곤한 생활을 하고 있음을 의미한다.

3. 스트레스와 적응기제

적응기제(adjustment mechanism)는 어려운 현실적 스트레스에 직면하여 문제의 직접적 해결을 시도하지 않고 현실을 왜곡시켜 체면을 유지하고 심리적 평형을 되찾아 자기를 보존하려고 하는 방어기제(defense mechanism)이다. 또한 적응적 방어기제는 불안한 상황에서 벗어나거나 적응하기 위해 작동되는 적응기제이다. 이는 다양한 갈등 상황에 대처하는 생활 방법의 한 방편으로 기능할 뿐 아니라 신체적 · 심리적 안정에도 영향을 미친다.

적응기제에는 보상, 투사, 치환, 승화, 주지화, 합리화, 동일시, 반동형성 등의 방어기제(defense mechanism)와 고립, 억압, 퇴행, 고착, 거부, 공상 등의 도피기제(escape mechanism) 그리고 직접적 · 간접적 공격성의 공격기제(attack mechanism)로 분류하는데, 그 주된 내용을 정리하면 다음의 〈표 2-1〉, 〈표 2-2〉와 같다. [5)]

〈표 2-1〉 적응기제 : 방어기제

분류	방어기제
보상	자신의 열등한 특성에서 오는 욕구좌절을 메우기 위해 다른 장점이나 특성을 강조하거나 발전시켜 이에서 벗어나려는 기제임. • 말더듬이가 훌륭한 웅변가로 성장하거나 부모가 자신의 무식을 자녀의 교육을 통하여 대신하려는 경우임.
투사	인정하고 싶지 않은, 바람직하지 못한 특성이나 감정, 욕구, 동기 등을 관련이 되는 다른 사람이나 대상에게 전가해 그들이 그러한 것을 가지고 있다고 믿어 이에서 벗어나려는 기제임. • 경기에 패배한 선수가 심판이 불공정하였다고 하여 심판관을 비난하는 경우임.
치환	위협을 많이 주는 사람이나 대상에서 위협을 덜 주는 것으로 방향을 전환하여 이에서 벗어나려는 기제임. • 아버지에게 혼난 것을 마당의 개에게 발로 차는 등 화풀이를 하는 경우임.
승화	사회적으로 용납되지 않는 충동이나 욕구를 사회적으로 승인되는 가치 있고 윤리적인 활동으로 대치하여 해소하려는 기제임. • 어릴 때 싸움을 일삼던 말썽꾸러기가 커서 훌륭한 권투선수가 되는 경우임.
주지화	원초아의 위협적인 충동이 담긴 감정을 다른 생각들과 분리하는 기제임. • 마음에 드는 이성에게 접근하기 어려운 남학생이 사랑이란 무엇인가의 토론을 벌이는 경우임.
합리화	그럴듯한 이유나 근거, 변명을 제시하여 자기 행동이나 일의 결과가 타당하고 정당함을 내세움으로써 곤란한 상황이나 실망스러운 결과에서 벗어나려는 기제임. • 이솝우화의 여우와 신포도 예, 공부하지 않아 시험점수를 잘 받지 못한 학생이 몸 상태가 좋지 않아서 시험을 잘 볼 수 없었다고 변명하는 경우임.
동일시	다른 사람의 뛰어난 특성을 끌어들여 인정을 얻고자 하는 기제임. • 청소년들이 인기배우의 행동이나 의상 등을 모방함으로써 자신의 가치를 찾음.
반동 형성	자신이 바라는 것과는 정반대의 감정과 행동을 내보여서 불안을 극복하려는 기제임. • 좋아하는 이성 앞에서 괜히 짓궂은 짓을 하거나 싫어하는 표정을 지어 보이는 경우임.

〈표 2-2〉 적응기제 : 도피기제와 공격기제

분류	도피기제
고립	자신이 열등감을 느끼거나 자신감이 없는 경우 다른 사람과의 접촉을 피해서 자기의 내적 세계로 들어가 현실의 불만족으로부터 피하려고 하는 기제임. • 사업에 실패한 사업가가 두문불출하는 경우임.
억압	불쾌한 생각, 감정 등을 눌러서 의식 밑바닥에 가라앉게 하는 기제임. • 귀찮은 과제는 잊었다고 하는 것 등은 죄책감, 수치심의 경험이 억압되어 기억상실에 걸림.
퇴행	욕구 충족을 할 수 없을 때, 유아 시절의 감정, 태도로 되돌아가서 욕구를 충족시켜 보려는 기제임. • 어려운 부탁할 경우, 어린애처럼 말하거나 손가락을 입에 무는 경우임.
고착	새로운 행동이 획득되지 못하고 선행행동에 고정되는 기제임. • 동생이 태어나자, 대소변을 잘 가리던 4살짜리 아이가 오줌을 싸는 경우임.
공상	만족스럽지 못한 현실에 위로를 주고 해방될 수 있다는 착각을 하며 억압 때문에 실제적인 만족이 이루어지지 못한 소망에 대한 가상적인 만족을 주는 일종의 방어기제 내지는 긴장 해소 기제임. • 공상을 통해 백만장자가 되어 가난에서 벗어나는 경우임.
분류	**공격기제**
직접적	폭행, 싸움, 기물 파괴 등
간접적	조소, 비난, 폭언, 욕설 등

4. 스트레스와 인간관계

1) 인간관계의 발전단계

긍정적인 인간관계는 인간관계의 이론적 지식에 대한 습득과 그것을 생활에 실천하려는 노력이 필요한데, 거기에는 두 사람 이상이 만나서 어떤 수준에 이르기까지의 과정이 수반되며 그 수준에 이르면 친밀한 인간관계를 잘 유지할 수 있게 된다. 다음은 긍정적 인간관계를 발전시키는데 수반되는 인간관계의 발달단계에 대한 주된 내용이다. [6)]

(1) 인간 대 인간으로서의 만남

자아실현을 위해 개인은 다른 사람을 무조건 만나야 하는데, 이 만남은 인간 대 인간으로서의 참 만남이 되어야 한다. 그 이유는 인간은 감정을 가진 존재이므로 다른 사람을 만날 때 진실성을 가지고 순수한 마음으로 만나야 상대방도 진실하게 다가오기 때문이다. 대부분 사람은 이러한 만남보다 인간 개인마다 달성하려는 목적의 수단으로 다른 사람을 만나려고 하므로 좋은 인간관계가 될 수 없다. 이는 'I–Thou(나–너 간의 수평적 관계)'의 관계가 아니라 'I–It(나–그것) 간의 수단적 관계'의 관계가 되어버리는 것이다.

(2) 정보교환

일단 두 사람이 인간 대 인간으로 참 만남이 시작되면 서로 간 정보교환이 이루어져야 한다. 주로 여기서는 객관적인 정보가 주류를 이루고 있으며 정보 과정 간의 공통점이 있는지 모색해야 한다. 서로의 공통점을 각자 발견하지 못하면 이 단계에서 인간관계가 끝나게 될 것이다.

(3) 개성의 표출 및 갈등

일단 좋은 정보교환이 이루어지면 상호 간의 관계가 유지된다. 하지만 관계가 지속될 때, 각 개인의 주관적인 정보가 교환되면서 개성이 표출되고 갈등이 생겨나기 마련이다.

(4) 갈등 처리

각 개인 상호 간 관계 유지로 인하여 갈등이 일어나면 이 갈등을 처리하는 단계로 들어가는데, 갈등 처리에는 다음과 같은 방법이 있다.

① 제거

제거(exclusion)는 갈등의 원인을 없애버리는 것으로써, 각 개인이 상대방의 의사를 묻지 않고 자기 나름대로 행동하므로 관계가 끝나게 된다.

② 제압

제압(subjugation)은 상대방의 의견을 강압적으로 자신의 의견에 따르게 하는 것을 의미한다. 이때 갈등이 없어지는 것 같으나, 상대방이 약자가 될 때 오히려 반전된다. 한쪽의 힘이 너무 강해 독재적 양상이 깊어질수록 갈등은 갈수록 심화한다.

③ 타협

타협(compromise)은 서로가 상대방의 의견을 서로 양보함으로써 갈등은 외관상 없는 것으로 보이지만, 근본적으로 양보한 만큼 상호 간의 갈등은 남아 있다.

④ 다수의 원칙

다수의 원칙(majoring rule)은 비교적 진리에 가깝지만, 다수의 지도자가 병리적이거나 문제가 많은 사람일 때 다수는 그의 지도력에 따라가므로, 항상 다수의 원칙이 옳은 것은 아니고 갈등의 문제가 남아 있게 된다. 따라서 지도자의 긍정적 성격과 인간관계가 중요한 변인으로 작용한다.

⑤ 통합

통합(integration)은 각 개인이 서로의 주장에 대하여 타당성을 서로 토의하며 상대방의 의견을 존중하고 시간을 가지고 갈등과정을 극복하는 단계이며, 갈등 처리에 있어 가장 바람직한 방법에 해당한다.

⑥ 신뢰감 형성

인간관계에서 생기는 갈등을 통합의 방법으로 처리함으로써. 인간관계는 그다음 단계인 신뢰감 형성의 단계로 들어간다, 여기서는 'I'm OK, You're OK'라는 전제가 기본이 된다. 즉, 내가 나에 대한 의견을 무조건 받아주듯이 상대방의 의견도 일단 받아들이는 자세가 필요한 것이다.

⑦ 자유로운 표현

이러한 '신뢰감 형성'이 각 개인 서로에게 형성되면, '자유로운 표현'을 상대방에게 하게 된다. 즉, 행동의 자유, 표현의 자유 그리고 슬픔과 기쁨의 공유가 자유로워지는 것이다. 이때 진정한 비판이 나오게 되는데, 비판할 때 주의할 점은 양측 모두 마음이 편안할 때 해야 하며 상대방에 대한 장점이나 칭찬을 한 후에 비판하는 것이 효과적이다.

⑧ 일치감 형성

상호 간에 자유로운 표현을 하게 되면 궁극적으로 인간관계의 최고 목표인 '일치감 형성'이 이루어진다. 일치감 형성은 상대방과 내가 인간으로서의 '우리 의식'을 갖게 되며, 비로소 이 단계에 와서 각 개인은 자아실현이 가능한 것이다. 그리고 한 단계 높은 수준에서 인간관계가 형성되며 바람직한 인간관계를 맺게 된다.

메시지가 수신자에 의하여 적절하게 해석되었는지 아닌지를 알기 위해서는 피드백의 중요성, 의사소통의 유형과 방해 요인, 효과적인 의사소통의 방법과 기술, 자기표현과 인간관계 과정, 그리고 실제 인간관계 훈련에 사용되는 DISC(Dominance, Influence, Steadiness, Conscientiousness)를 살펴보고자 한다.

2) 인간관계와 의사소통

효과적인 인간관계를 위한 피드백 방법, 의사소통의 방해 요인, 효과적인 의사소통의 방법과 기술, 자기표현의 특징과 방법 등 주된 내용들은 다음과 같다. [7)]

(1) 효과적인 인간관계를 위한 피드백 방법

① 상대방의 성격보다 행동에 대해서 말할 것

자신의 메시지가 상대방이 공격하는 것으로 지각되면, 상대방은 분명히 방어적으로 될 것이다. 메시지가 상대방의 성격을 모욕하는 인상을 주게 되면, 그것은 적절한 피드백이 아니다. 상대방의 실제 성격보다는 그의 행동에 대해서 구체적으로 말하는 것이 효과적인 피드백이며, 그의 방어 의식을 감소시키는 데 도움을 줄 수 있다.

② 판단보다 정보를 교환할 것

정보교환은 일어난 일을 보고하고 동기를 평가하고 행동을 기술하는 것과 관련된다. 딱 잘라 판단적으로 이렇다 혹은 저렇다고 말해 주는 것보다는 규모, 범위, 전체적인 윤곽에 대해서 정보를 제공하는 차원에서 말해 주는 것이 더 효과적이다.

③ 충고나 해결 방안보다는 대안을 제시할 것

선택안, 생각, 지각 등에 대하여 서로 의견을 교환하고 대안을 제시함으로써, 상대방에게 자신이 고려해야 할 대안에 관한 정보를 제공하는 기회가 된다. 그리고 문제해결에 있어서 의사결정은 상대방이 결정하도록 한다.

④ 상대방에게 자유로운 제안을 하되 강요하지 말 것

상대방이 피드백을 원할 때 자신의 견해보다는 상대방의 관점에서 피드백을 주는 것이 효과적인 인간관계를 유지할 수 있다. 또한 한 번에 받아들일 수 있는 피드백의 양에는 한계가 있으므로 점진적인 피드백을 주는 것이 바람직하다. 만일 상대방이 더 많은 정보를 받아들이도록 강요한다면, 그것은 상대방을 위한 것이 아니라 자신의 욕구 표현에 불과하다.

(2) 의사소통의 방해 요인

① 과거의 경험

종종 사람은 자신이 상대방에게 어떤 메시지가 있을 것인 것을 미리 알고, 그 메시지가 흥미 없거나 중요하지 않다고 예측하는 경우가 있는 이유는 전달되는 정보를 미리 취사선택하거나 선별하기 때문이다. 이때 기준이 되는 것이 과거의 경험이다. 메시지에 대해 예측함으로써 메시지의 전달을 가로막고 쌍방적 의사소통이 단절되게 되어 일방통행식 대화가 된다. 이러한 과거의 경험은 문화적 배경과도 관계가 있다.

② 선입견

선입견은 실제 체험에 앞서가지는 주관적 가치판단을 말한다. 즉, 한 번 형성된 선입견을 바꾸기는 쉽지 않으며 무엇인가를 평가하는 데 지대한 영향을 준다. 이러한 선입견은 상대방의 메시지 의미를 완전히 이해하지 못하고 스쳐서 지나가게 되기 쉽거나 상대방이 보내는 메시지를 들을 수 없게 된다. 특히, 부정적 선입견은 상대방을 바로 볼 수 있는 눈을 차단하고 객관적인 대화 분위기를 이끌어 가기 어렵게 만든다, 이는 긍정적인 선입견 또한 대화의 목적과 상대방을 파악하는 데, 오해를 만들고 그로 인해 정확한 의사소통을 저해한다.

③ 고정관념

고정관념은 예전부터 그렇게 생각했던 것을 말하며 시각적 단서, 가치, 편견, 불완전한 정보 등과 같은 많은 요인에 의해 형성된다. 상식이 고정관념으로 자리 잡을 수도 있고 문화적인 틀이 고정관념화될 수도 있다. 이처럼 상대방에 대한 고정관념은 창의적 대화와 열린 마음을 통한 의사소통을 가로막는다.

④ 감추어진 의도

자신의 욕구에 따라 메시지를 이해하는 것을 '감추어진 의도'라고 부른다. 특히, 마음 속에 어떤 특별한 관심이나 불만, 혹은 분노가 있을 때, 그리고 자신이 주장하고자 하는 고집스러운 마음으로 가득 차 있을 때, 대화의 최종 목적지를 이미 정해 놓고 상대방과 의사소통 시 자신의 의도에 맞추어 대화를 이끌어 가게 될 때 의사소통은 방해받고 왜곡되기 쉽다.

⑤ 물리적인 환경

소음, 온도, 마음을 산란하게 하는 영향력, 다른 외적인 일 등 물리적 환경으로 인해 메시지 전달에 영향을 주거나 메시지를 왜곡시킬 수 있다. 이는 의사소통의 과정을 방해할 수 있는 장애물의 조건들을 정확히 파악할 필요가 있다. 그리고 메시지가 가능한 정도 내에서 왜곡되거나 생략되지 않도록 그러한 조건을 수정하도록 한다. 이는 물리적 환경을 제거하고, 대화를 준비하는 데 효과적이라고 할 수 있다.

(3) 효과적인 의사소통의 방법과 기술

① 의사 확인

의사 확인은 자신이 상대방의 말을 얼마나 잘 이해하였는지 알아보기 위하여 상대방의 말을 자기 말로 표현해 보는 방법이다. 상대가 한 말을 그대로 반복하는 것이 아니라 그 말을 바꾸어 의사를 본래의 말보다 더 세밀한 내용 또는 한 단계 진전된 내용으로 반문하는 것이다. 그리고 의사 확인은 상대방의 의사를 정확하게 파악할 뿐만 아니라 상대의 말에 흥미를 표시하기도 하여 대화를 빠른 속도로 진전시키는 데 효과가 있다.

② 지각 검토

지각 검토는 자신이 상대방의 느낌에 대해 지각한 내용이 맞는가, 틀리는가를 상대방에게 물어 검토하는 것이다. 상대방이 현재 가지고 있는 느낌은 자신과의 관계에서 맺는 반응일 수 있고 이 관계 이외에 다른 원인에서 생긴 것일 수도 있다. 즉, 상대방의 느낌을 평가하는 것이 아니라 존중하는 것이 중요하다. 느낌은 존중받았을 때 사람은 인간으로서 대우받음을 알고 호감이 가고 솔직해지며 어떤 문제가 생겼을 때 해결하려고 노력한다.

(4) 자기표현의 특징과 방법

① 특징

자기표현이란 확신하고 기술적으로 자기의 생각이나 감정을 폭넓게 전달하는 능력이다. 자기를 표현하는 능력이란 단지 말로 표현하는 한 가지 능력에만 국한된 것이 아니라 어떠한 상황에도 적절한 행동 방식을 선택할 수 있는 것을 의미한다.

자기 표현적인 사람은 아래와 같은 특징을 지니고 있다.

- 자기의 생각을 전달할 줄 안다.
- 의견표현을 두려워하지 않는다.
- 요청, 설명할 줄 알고 자기표현에 자신감이 있다.
- 인간관계에 있어서 기술(skill)을 하나 더 가졌다고 자부한다.
- 분노, 애정, 감사, 고통, 자부심의 표현 등 항상 감정표현이 다양하다.
- 자신의 두려움을 수용하고 그것을 다스릴 수 있는 용기를 가지고 있다.

② 방법

A. 긍정적인 감정 표현하기

좋은 감정을 표현하는 데 익숙하지 않은 사람들이 많다. 하지만 누구나 나를 좋아해주는 사람을 좋아하게 마련이다. 하지만 좋은 감정을 표현할 때 사람은 쑥스러워서 모호하고 장난기 있는 표현을 하는 경우가 있다. 오히려 긍정적인 감정을 표현할 때 구체적으로 진지하게 해주는 것이 더 진실하게 느껴진다. 예를 들면 “난 부장님이 좋아요.”와 같이 모호한 표현보다는 “부장님이 제게 전화로 안부를 물어주어서 정말 좋았어요.”라고 구체적으로 표현해 주는 것이 좋다.

B. 부정적인 감정 표현하기

부정적인 감정을 표현할 때는 상대방의 잘못보다는 그로 인한 내 감정을 표현해 주는 것이 좋다. 또는 상대방 행동의 잘못된 것을 표현하기보다는 내가 상대방에게 원하는 것을 표현해 주거나, 대안적인 행동을 제시해 주는 것이 좋다.

예를 들면 “이번에 또 과제를 제시간에 제출하지 않으면 다시는 나와 일할 생각하지마.”보다는 “난 이번엔 자네가 나와 약속한 과제물 제출 시간을 꼭 지켜주었으면 좋겠어.”와 같이 긍정적인 바람이나 욕구 등을 표현해 주는 것이 더 좋다.

C. 부탁이나 거절 표현하기

일을 하다 보면 도움을 요청해야 할 경우도 많고, 또 어쩔 수 없이 거절해야 할 경우도 많다. 그럴 때 결론적으로 "된다", "안된다"라고 이야기하기보다는 도와야 하는 상대방의 마음을 충분히 이해한다는 표현을 한 후 도와주지 못하는 구체적인 사유와 아쉬운 마음을 표현해 주는 것이 좋다. 예를 들면 "지난번에 매우 힘드셨죠. 제가 도와드렸어야 했는데 마침 그때 저도 제가 담당한 과제물을 마무리하느라 도와드리지 못해서 정말 아쉬웠어요."

③ '나-전달법'으로 표현하기

나-전달법(I-Message)은 상대방을 비난하지 않고 문제가 되는 상대방의 행동과 그 행동의 결과를 구체적이고 객관적으로 표현함으로써, 그 행동이 나에게 미친 영향을 구체적으로 상대방에게 전달하는 표현법이다. 상대방의 행동이 문제가 되어 자신의 감정이 불쾌해질 때 우리는 대부분 '너'를 주어로 사용하여(You-Message), 문제 해결을 시도하려고 한다. 이럴 때 문제가 해결되기보다는 오히려 문제를 악화시키는 경우가 있다. 너-메시지는 의사소통에서 걸림돌이 되는 대표적인 방법이다. 그러나 나-전달법을 사용하여, 나의 마음을 상대방에게 전달하게 되면 문제해결뿐만 아니라 두 사람의 관계도 좋은 방향으로 가게 된다.

다음의 〈표 2-4〉는 〈You-message의 예〉와 〈I-message로 바꾼 예〉을 비교 · 설명한 것이다.

〈표 2-3〉 You-message의 예와 I-message로 바꾼 예

You-message의 예	I-message로 바꾼 예
「너」를 주어로 하여 상대방의 행동을 표현하는 대화 방식임.	「나」를 주어로 하여 상대방의 행동에 대한 제 생각이나 감정을 표현하는 대화방식임.
"자네는 도대체 왜 그러나?" "당신 왜 이렇게 연락도 없이 늦었어요?" You-message로 표현하면 상대방 처지에서 자신이 비난받는다는 느낌을 전달받게 된다.	"나는 자네가 한 행동 때문에 화가 나." "나는 당신이 연락 없이 늦어서 걱정했어요." I-message로 표현하면 상대방 처지에서 자신이 존중받는다는 느낌을 전달받게 된다.

④ 'Do 언어'와 'Be 언어'

'Do 언어'는 행동적 언어로, 이는 상대방의 문제가 되는 행동을 구체적으로 가리켜 표현하는 말이다. 예를 들면 "선생님은 약속 시간보다 30분이나 늦었습니다.", "지난번에 했던 약속을 지키지 않았습니다." 이 경우에는 상대방의 문제행동을 평가나 비판이 없이 구체적으로 지적해 주기 때문에 상대방이 자신의 어떤 행동이 잘못된 것인지를 인식하고 태도나 행동을 변화시킬 수 있다.

'Be 언어'는 성격적 언어로, 이는 상대방의 문제행동을 지적해 준다기보다는 그 행동을 전반적인 인격으로 확대해서 표현하는 말이다. 예를 들면 "당신은 약속도 제대로 지키지 않은 게으름뱅이군요.", "당신은 나쁜 사람이군요." 이 경우에는 구체적인 문제행동을 명백하게 전달하지 않고 하나의 행동을 전반적인 특성으로 일반화해 버린다. 상대방은 자신의 인격이 평가된 듯한 느낌을 받고 상호 간에 감정이 손상될 우려가 있다.

⑤ 비자기표현의 근원과 결과

A. 사회적 손실

소심한 사람은 새로운 친구를 사귀지 못하며 사람을 만나도 친해지기가 어렵고 오해받기 쉽다. 또한 자신과 상대방의 여러 가지 특성, 취미, 유머, 감수성을 알기 어려우며 특히, 자기 신념에 대한 확신이 없게 되며 상대방의 존경도 받지 못한다.

B. 심리적 손실

의미 있는 인간관계를 피하며 인간 개입이 없는 무가치한 것에 몰두 즉, 텔레비전, 술, 마약 등에 의존하거나 광적으로 음악이나 운동에 몰두하여 자신의 무력감을 감추려 한다. 심지어 자신과 자기 삶에 대해 절망적인 반응을 하고 모든 일에 대해 부정적으로만 보며 불평불만 때문에 더욱 우울해진다.

C. 정신 및 신체 건강상 손실

신경증이나 성격장애, 그리고 치료가 쉽지 않은 정신병에 걸리기 쉬우며 특히, 정신신체장애(psychosomatic disorder)가 올 수 있다.

3) 인간관계와 DISC 행동유형

인간관계 훈련 프로그램에는 I-Thou 중심 관계 훈련, 효과적 의사소통 기술훈련, 감정 이입하기 훈련(감수성 훈련 등), 자신과 상대방 알기 훈련(성격 검사, 역할극 등) 등이 있다. 그중 1928년 미국 컬럼비아대학 심리학 교수인 Willian Mouston Marston 박사가 개발한 DISC(Dominance, Influence, Steadiness, Conscientiousness) 행동유형 검사는 단순히 사람의 성격을 분류하는 것이다. 또한 다른 유형의 사람과 인간관계를 맺을 때 어떻게 하면 상대방의 성격을 고려한 효과적인 인간관계를 맺을 수 있는 것인지를 볼 수 있으므로 인간관계 훈련에서 매우 중요한 프로그램 중 하나이다. DISC 행동유형에 대한 검사의 목적과 유용성, 기본 이해, 검사 절차 및 평가서 등에 대한 주된 내용은 다음과 같다. [8)]

(1) DISC 행동유형 검사의 목적 및 유용성

DISC 행동유형 검사의 목적은 자신의 행동유형과 강점을 발견하고 이를 활용할 수 있다. 이는 타인의 행동을 이해하고 다른 사람과 효과적으로 상호작용할 수 있으며, 자신에게 맞는 갈등관리, 대인관계 유지법, 학습 방법 등을 발견할 수 있는데, 도움을 준다.

DISC 행동유형 검사는 인간관계 기술을 증진하도록 도와주는 데, 그 주된 목적이 있다(〈표 2-4〉 참조).

〈표 2-4〉 DiSC 행동유형 검사의 목적

분류	주요 내용
(1) 자신 이해하기	• 자신의 강점을 앎 • 자신의 약점을 앎 • 자신의 강점을 토대로 한 상황에 있을 때 자신이 가장 효과적인 것을 깨달음
(2) 타인 이해하기	• 타인의 기질 유형 • 팀에서의 그들의 가치 • 타인의 강점과 약점 및 동기 • 시간 관리 • 의사 결정 • 정서적 반응 이해 • 압력 하에서의 행동 • 타인의 효율성에 관한 개선
(3) 적응력 개발하기	• 긍정적인 태도 개발함 • 긴장 영역을 파악함 • 적응력을 높이는 조치를 취함 • 타인의 관계적 필요를 이해함 • 관찰을 통해 다른 사람들의 기질을 파악함

DISC 행동유형 검사가 사람에게 주는 유용성은 첫째, 성공에 가장 도움이 되는 동기부여적인 환경을 창조하며 둘째, 서로의 일하는 유형의 차이에 감사하는 마음이 늘어나게 한다. 그리고 셋째, 서로 간의 잠재적인 갈등을 예측하고 최소화하게 하는 데 있다.

(2) DISC 행동유형의 기본 이해

인간의 행동을 주도형(Dominance; D), 사교형(Influence; I), 안정형(Steadiness; S), 신중형(Conscientiousness; C)의 4가지로 분류하였는데 이 네 가지 행동유형의 머리글자를 딴 것이 DISC 행동유형이라고 한다. 이러한 DISC의 기본적 네 가지 행동유형인 주도형(D)은 목표지향적, 사교형(I)은 사람 지향적이고, 신중형(S)은 과업 지향적이고, 안정형(C)은 팀 지향적이다(〈표 2-5〉 참조).

〈표 2-5〉 DISC의 기본적 4가지 행동유형

분류	주요 내용
주도형(D)	• 결과를 성취하기 위해 장애를 극복함으로써 스스로 환경을 조성함 – 뚜렷한 성과를 냄 – 활기 있게 행동함 – 변화와 도전을 받아들임 – 지도력이 있음 – 빠르게 결정함 – 결과에 초점을 둠 – 목표지향적임 – 통제권을 상실 및 이용당하는 것을 두려워함 – 질문보다 말하기를 좋아함 – 큰 소리로 말함 – 자기중심적임 – 세밀함보다 중요한 것에 초점 – 무슨 일을 하느냐에 관심 – What 질문을 주로 사용함 – 자아가 강함
사교형(I)	• 다른 사람을 설득하거나 영향을 미침으로써 스스로 환경을 조성함 – 사람과 접촉함 – 호의적 인상을 줌 – 타인을 동기 유발함 – 사람을 즐겁게 함 – 그룹에 참여함 – 낙천적임 – 압력하에서 일을 체계적으로 처리 못 함 – 친근 및 격려하는 대화 – Who에 관한 질문을 주로 사용 – 말이 많음 – 이야기를 좋아함 – 다른 사람을 즐겁게 함 – 섬세하고 치밀한 것을 싫어함 – 사회적 인정에 의해 동기 부여됨 – 이야기하기 및 재미를 좋아함 – 타인 말에 잘 반응함 – 자신감정을 표현함 – 배척당함을 두려워함

(계속) 〈표 2-5〉 DISC의 기본적 4가지 행동유형

분류	주요 내용
안정형(S)	• 과업을 수행하기 위해서 다른 사람과 협력함 – 세부사항에 신경을 씀 – 익숙한 환경을 선호함 – 일을 정확히 처리함 – 사고방식이 엄격함 – 상황분석 및 위험 요인 파악함 – 정해진 방식으로 일을 수행함 – 팀 지향적임 – 현재의 상태를 안정적으로 유지하는 것에 의해 동기 부여함 – 정확함 – 변화하는 것을 두려워함 – 지나치게 남을 위해 자신을 양보함 – 장점 및 단점을 제시함 – 체계적인 설명에 초점 둠 – 사실과 데이터를 강조함 – 다른 사람에게 쉽게 반응하지 않음 – 개인적 감정을 드러내지 않음 – 말이 적음 – Why 질문함
신중형(C)	• 완벽성과 정확성을 높이기 위해 기존의 환경 안에서 신중하게 일함 – 고정 직무를 수행함 – 인내심이 있음 – 직무에 전념함 – 타인을 배려하고 협력함 – 남의 이야기를 경청함 – 세부적인 사항에 주의를 기울이고 분석적임 – 정확성과 양질을 요구하는 것에 의해 동기 부여됨 – 수행 작업에 대한 비판을 두려워함 – 자기 자신과 다른 사람들에 대해 기대가 높고 지나치게 비판적임 – 친근하고 지지적임 – How의 질문을 주로 사용 – 변화가 도입될 때 인내력을 보임 – 증명된 사실을 강조함 – 여유 있는 느린 속도 – 협력적, 팀으로 일하기 좋아함 – 말하기보다 질문함 – 변화나 위험 감수를 주저함 – 일을 어떻게 하느냐에 관심을 보임

(3) DISC 행동유형 검사지 실시 및 해석, 적용

① DISC 행동유형 검사지 실시

DISC의 행동유형 검사지는 퍼스널 프로파일 응답지로서 각 문항에서 네 개의 행동유형 중에서 본인이 생각하는 최고치와 최소치를 한 개씩 골라서 ✓해준 후 퍼스널 프로파일 응답에 대한 체크리스트에 본인이 해당하는 난에 ○를 해준다(〈부록 1〉~〈부록 4〉 참조).

② DISC 행동유형의 검사지 해석

행동의 강도 지표는 DISC 척도에 대한 자기 행동 경향의 강도를 나타낸다. 그래프 3의 D, I, S, C의 각 점을 왼쪽 기둥에까지 횡선을 이으면 숫자가 나타난다. 그 숫자에서 아래위로 세 개의 칸에 동그라미를 친다. 만일 숫자가 5라면 2, 3, 4, 5, 6, 7, 8에 동그라미를 친다. 그리고 그 단어들이 자기 행동 경향을 나타내는지 확인한다. 자신에게 해당하면 O표, 해당하지 않으면 X표를 한다. 그리고 확실치 않은 경우에는 ? 표시를 한다(DISC 척도에 의한 행동의 강도 지표는 〈부록 5〉 참조).

DISC의 기본적 4가지 행동유형에 대한 해석에서 DISC의 특징적 행동 성향, 제한적인 면, 효과적인 자기 계발을, 종합적인 해석을 정리해 보면 다음의 〈표 2-6〉~〈표 2-9〉와 같다.

〈표 2-6〉 DISC의 특징적 행동 성향

분류	주요 내용	
주도형(D)	• 도전 정신, 독립성 강함 • 자신의 주도권 확보를 선호함 • 모험심, 책임감이 강함	• 결과 및 과업 성취 지향적, 근면함 • 자신감, 결단력, 의사결정 빠름
사교형(I)	• 낙천적이고 자발적 성향 강함 • 유머 감각 및 감정이 풍부함 • 폭넓은 대인관계와 분위기 메이커임	• 열정적이고 융통성 강함 • 풍부한 상상력의 소유자임
안정형(S)	• 인내심 강하고 겸손한 특성이 있음 • 유순 및 온순하며 일관성 있는 모습을 보임 • 변화를 싫어함. 무난하고 안정적 환경 선호함	• 협조적이며 경청하는 스타일임 • 타인의 성격 및 환경 순응함
신중형(C)	• 양심적이고 섬세함 및 치밀함이 강함 • 호기심 많고, 정확한 것 선호 • 위험요인에 대한 예측력 및 직관력 우수	• 분석적 및 객관적 측면 우선 고려 • 예의 바르며, 다각적 사고 선호

〈표 2-7〉 DISC의 제한적인 면

분류	주요 내용	
주도형(D)	• 고집이 지나치게 강함 • 참을성 부족, 때론 무모함	• 타인 배려 부족, 뒤끝 없음 • 터프하고 거친 면을 보이기도 함
사교형(I)	• 수다스러움 • 비체계적이고 치밀함 부족	• 다소 충동적/즉흥적 측면 • 비현실적인 생각과 말 제시
안정형(S)	• 양보함이 지나침 • 변화에 더디고, 수동적	• 타인으로부터 이용당하기 쉬움 • 의사결정에 시간이 걸리고 다소 우유부단함
신중형(C)	• 타 유형 대비 질문이 다소 많음 • 감정 표현이 더디고, 시간 소요	• 비사교적이며, 비판적 성향 • 자신 실수를 스스로 용납 못 함

〈표 2-8〉 DISC의 효과적인 자기계발

분류	주요 내용	
주도형(D)	• 일의 속도 조절 방법 • 자신 외 타인의 의견 수용 방법 • 업무 수행 방식 및 한계의 중요성	• 유연한 휴식 방법 습득 • 타인 필요 의식 함양
사교형(I)	• 조직적 및 체계적 업무수행 방법 • 상황에 따른 명확한 지시 및 행동	• 객관적 관점의 타인 인식 • 우선순위 및 마감 등 과업 완수
안정형(S)	• 예측 불가 및 변화 다루는 법 • 책임자에 대한 단호 대처법 • 본인 방식 외 다양한 기타 방식 습득을 통한 기회 함양	• 임무 수행을 위한 권한 위임
신중형(C)	• 갈등 및 미숙 등 불완전에 관대함 • 자기존중감 수용	• 상호이익을 위한 직접 의사소통 • 목표성취를 위한 타인의 재능 및 관심 이해

〈표 2-9〉 DISC의 행동유형의 종합적인 해석

유형	집중	속도	감정만족	배려	특징	욕구
주도형(D)	일	빠름	업적 인정 (무대포, 독재자)	"와"	업적 왕	결론만 집중, 존경
사교형(I)	사람	빠름	새것에 흥분 (촐랑, 말 많음)	"억"	설득 왕	새것/ 삐침

(계속) 〈표 2-9〉 DISC의 행동유형의 종합적인 해석

유형	집중	속도	감정만족	배려	특징	욕구
안정형(S)	일	느림	편한 관계 (굼벵이, 안일함)	"음"	인맥 왕	평화/ 캐주얼
신중형(C)	일	느림	신뢰 감정 (완벽주의)	"침묵"	원칙 왕	정확/ 과정

④ DISC 행동유형 검사의 적용

DISC 행동유형에 따른 인간관계 적용 방법은 다음과 같다.

A. 주도형 : D유형

- 칭찬하기 : 짧고 명료하게 성과와 결과에 맞춰 지도력에 대하여 칭찬한다.
- 의사결정 돕기: 충분한 시간적 여유를 둘 것, 관련된 사람을 포함할 것, 결정된 사항을 보고한다.

B. 사고형 : I유형

- 칭찬하기 : 공개적으로 열정적이고 화려하게 사람과의 관계, 창의성을 칭찬한다.
- 의사결정 돕기 : 마음 약해지지 말고, 올바른 판단을 내릴 수 있도록 지시, 우유부단은 상대방을 실망하게 할 수 있다는 것을 알려 주고, 논리적이고 사실적인 사고를 유도한다.

C. 안정형 : S유형

- 칭찬하기 : 따뜻한 배려의 마음으로 꾸밈없이 협력, 꾸준한, 성실함을 칭찬한다.
- 의사결정 돕기 : 힘든 결정에는 자세한 코칭, 쉬운 결정에는 빠른 결론 촉구, 장애물 발생 시 지원사격한다.

D. 신중형 : C유형

- 칭찬하기 : 개인적으로 명료화하고 구체적으로, 논리적이고 정확함을 칭찬한다.
- 의사결정 돕기: 정보수집에 필요한 시간 제공, 결론을 내야 하는 시간을 정함, 다른 사람의 의견을 수용하도록 한다.

제3장 생애주기와 정신건강

1. 영아기

영아기(infancy)는 출생~1세, 제1 성장 급등기로 신체와 뇌의 성장이 급속한 시기이며, Freud(1949)의 구강기, Erikson(1979)의 1단계 신뢰감(trust) 대 불신감(mistrust) 시기, Piaget(1954)의 감각운동기(sensorimotor stage)에 해당하는 시기이다. 첫 사회적 관계를 주 양육자인 모(母)와 형성하게 되는데 특히, 생후 1개월까지를 신생아라고 한다.

영아기의 신체적 · 언어적 · 인지적 · 정서적 · 사회적 발달 영역에 대한 주요 내용은 다음과 같다.[1]

1) 신체적 발달

신생아는 출생 28일을 지나지 않은 영아이다. 신생아의 몸무게는 대체로 2.4~4.5kg이고, 키는 45~55cm이다. 여아가 남아와 비교하면 몸무게와 키가 약간 작은 경향이 있다. 생후 1년이 되면 몸무게는 태어날 때의 약 3배, 키는 약 50%가 커지며, 뇌의 성장으로 머리는 다른 신체 부위에 비해 크다. 생후 6~7개월경부터 이가 나오기 시작하여 2년 6개월 정도면 20개의 젖니가 모두 나온다. 주로 입과 입 주위의 신체 기관을 통하여 현실 거래를 하는 시기로, 빨기, 깨물기, 침 뱉기, 삼키기, 보유하기, 다물기 등의 형태를 보인다.

출생 직후 외부 자극에 대해 신생아의 반사운동(reflex movement)은 신생아가 외부 환경에 적응하고 생존해 나가기 위한 기제로, 신경조직이 발달하기 전, 몇 달 이내로 없어지게 된다. 신생아는 외부의 자극에 대해 여러 가지 반사행동(reflex action)을 보이는데, 여기에는 생존 반사(survival reflexes)와 원시 반사(primitive reflexes)행동으로 구분한다.

먼저 생존 반사는 신생아의 생존에 필요한 반사행동이며, 해로운 자극에 대한 보호 기능과 영아의 기본 욕구를 충족시키는 기능을 하고 있다. 그다음 원시 반사(primitive reflex)로, 정상 영아에게서 보이는 중추신경계(central nervous system)의 본능적 반사작용으로, 특정한 자극에 응하여 나타난다. 발달 상태를 평가하는 데 매우 유용함으로 만약 원시 반사행동이 신생아가 태어났을 때 나타나지 않거나 수개월이 지나도 사라지지 않는다면 신경계통에 문제가 없는지를 살펴봐야 한다.

2) 언어적 발달

영아의 언어적 발달은 언어 이전의 기간(출생 후~8개월)과 언어획득 과도기(생후 9개월~2세 사이)로 구분할 수 있다.

먼저 언어 이전의 기간은 출생 후 약 1개월까지 분화되지 않은 울음이다. 출생 후 약 1개월까지는 분화되지 않은 반사적인 울음에서 점차 이유를 알 수 있는 분화된 울음으로 바뀌게 된다. 배가 고파서 우는 것이지, 혹은 고통이나 공포 때문에 우는 것인지 식별할 수가 없다.

그다음 언어 획득 과도기로, 이는 본격적인 언어 획득의 기간이다. 생후 1년 반이 지나면 두 단어를 결합한 의사 표현이 가능해지고, 2세경이 되면 어휘 수가 증가하여 250~300개의 단어를 이해하며 명사, 동사, 적은 수의 형용사도 구사할 수 있다. 언어 획득 과도기에는 “엄마”, “아빠” 혹은 “아빠 좋아”와 같이 한 글자 혹은 두 글자로 구성된 짧은 단어로 의사소통한다. 그러나 3~4세가 되면 영아의 언어활동이 급속히 증가한다.

3) 인지적 발달

인지적 발달은 영아가 언어적인 기술을 획득하는 것처럼 사고와 추론 기술을 발달시키는 과정이다. 영아의 인지 발달단계는 반사기로, 타고난 반사행동이 환경과의 접촉에서 적응적인 방향으로 수정한다. 영아의 인지적 발달단계는 1차 순환반응의 성립 단계

(생후 1~4개월까지), 2차 순환반응의 성립 단계(생후 4~8개월까지), 2차 도식 협응 단계(생후 8~12개월까지), 3차 순환반응의 성립 단계(생후 12~18개월까지), 통찰 단계(생후 18~24개월)가 있다.

영아기에서는 인지적 발달단계, 감각기능 이외에도 목적 지향적 행동, 대상 영속성(object permanence) 개념, 정신적 표상(representation) 사용 등도 인지적 발달에 도움을 준다.

4) 정서적 발달

영아의 정서적 발달은 출생 시 미분화 상태에서 성숙과 학습경험을 통해 점차 분화한다. 생후 2개월경에는 불쾌감을 울음으로 표현하고 즐거움은 미소를 짓는 방법으로 표현한다. 3개월이 되면 분노의 감정이 분화되고, 6개월이 되면 공포감이 분화되며 출생 직후 영아는 배냇짓이라 하여 반사적으로 웃거나 찡그리고 생후 6~8주가 되면 자신을 돌보는 사람에게 반응하는 웃음을 보인다. 영아의 미소와 웃음은 4개월부터 나타나기 시작하고, 8주 이후에는 모(母)나 아빠 등 주된 양육자의 얼굴에 대해 특별히 반응하여 웃기도 하는데, 이러한 애착 발달로 인하여 구체적이고 분화된 인간관계 형성 능력으로 발달한다.

영아기의 정서적 발달은 성격 발달 기초로 만 2세까지 성인에게서 볼 수 있는 대부분의 정서가 나타난다. 신생아도 기쁨이나 슬픔과 같은 정서를 가지고 태어나지만 분화가 덜 된 정서이며 점차 분화된 정서를 나타낸다. 또한 영아기 초기에는 기쁨, 슬픔, 놀람, 공포 등 일차 정서가 나타나고, 6개월이 지나면 정서를 구분하여 다른 사람의 정서를 인식하고, 정서를 규제하는 능력도 발달하게 된다. 그리고 첫돌이 지나면서 수치, 부러움, 죄책감 같은 이차적 정서가 나타난다.

5) 사회적 발달

(1) 애착 형성과 발달

애착 형성(attachment formation)은 출생 후부터 서서히 이루어지며, 6~7개월이 되면 비교적 분명한 애착 표시가 가능하다. 보통 일차적 양육자인 임산부와 애착 형성하는데, 영아가 애착을 형성한 특정 인물과 있을 때 기쁨을 느끼고, 불안한 상황에서는 그의 존재로 인해 위안받는다. 일반적으로 안정된 애착 관계를 형성한 영아는 이 시기에 자신감, 호기심, 다른 사람과의 관계에서 긍정적인 성향을 보인다.

(2) 낯가림과 분리불안

① 낯가림

영아가 애착을 형성하게 되면, 그 반작용으로 낯선 사람에 대해 불안반응을 보이는데 그 현상을 낯가림이라 한다. 대개 생후 5개월에서 15개월이 되면 낯선 사람이 다가오거나 만지려고 하면 불안해하고 당황하는데, 이러한 불안은 1세경에 최고에 달했다가 그 후로 서서히 감소한다.

② 분리불안

분리불안은 애착을 느끼는 대상과 분리될 때 나타내는 불안반응이다. 영아가 낯선 사람에 대한 불안이 사라지기 시작하는 13~18개월경에 애착하는 사람으로부터 격리되는 것에 대한 불안을 느끼게 되는 현상이다. 또한 분리불안은 친숙 정도 및 분리 기간 등 여러 요인의 영향을 받는다. 안정적인 애착을 형성한 영아는 불안정한 애착을 형성한 영아보다 분리불안 반응을 덜 보인다. 보통 생후 9개월경에 나타나기 시작하여 첫돌이나 15개월경에 절정에 달하며 그 이후에는 점차 감소하여 20~24개월경에는 없어진다.

이처럼 영아기의 각 발달에 있어서 나타나는 정신건강 문제는 양육자와의 애착 형성 문제, 모성 박탈 문제, 모자 관계의 이상 문제, 영아의 뇌 손상 문제, 발달 지연, 지적장애, 엄지손가락 빨기 등이 있다.

2. 유아기

유아기(early childhood)는 2세~4세까지로 활동성이 강해지며 자율적이고, 독립적인 존재로 발달하고 행동을 규제하려는 환경의 요구에서 긴장을 경험하는 시기이다. 이 시기는 Freud의 항문기(anal stage)에 해당하고, Erikson의 2단계로, 2세 전후 항문기의 경험에 근거한 자율성(autonomy)과 의지(will)가 발전하지만 실패하면 의심과 수치가 생긴다고 하였다. 그리고 Piaget의 전조작기 전기(전 개념적 사고단계), 감각 운동 단계(sensory motor stage)의 후반기로서 감각, 움직임 등으로 탐색, 발견, 자기주장의 즐거움을 알게 되며 무언가를 숨기고 누군가를 놀라게 하는 놀이를 알게 된다. 부모에게 사랑을 표시하는 방법도 학습한다.

유아기의 신체적 · 언어적 · 인지적 · 정서적 · 사회적 발달 영역에 대한 주요 내용은 다음과 같다. [2)]

1) 신체적 발달

유아기는 대소변 가리기 훈련이 가능해지고, 배출과 보유를 통해서 쾌감과 만족감을 얻게 된다. 자율성 대 수치심과 의심의 시기이기도 하고, 빠른 언어 발달로 다른 사람과의 의사소통이 더 왕성해지고, 자기주장적인 경향이 강해지는 시기이다. 인지기능이 보다 향상되고 운동능력의 발달로 활동량이 증가하고 주변 환경에 대한 탐색이 더 활발해지며, 놀이 활동과 상상력이 풍부해지는 시기이다.

2) 언어적 발달

유아기의 언어능력은 개인차가 있지만 대부분은 나이가 증가함에 따라 언어의 사용이나 이해도가 점차 증가하는 반면에 말을 배우는 속도가 약간씩 다르다. 남아의 경우 여아보다 속도가 느리고 2~5세에는 일시적으로 말을 더듬거리는 경우가 많다. 주로 질문에 관한 대화가 많으며 이를 통해 배우고, 정보를 얻고, 집중하며, 사회적 경험을 습득한다. 자신이 습득한 문법적 형태를 확대 적용하는 과잉일반화 그리고 반복, 혼잣말, 집단적 혼잣말과 같은 자기중심적 언어가 나타난다.

언어적 상호작용의 기회가 많을수록 언어 발달이 촉진되는데 특히, 모(母)와의 상호작용은 유아의 초기 언어 발달에 크게 영향을 미치게 된다. 그리고 부모의 사회계층이 낮은 유아가 언어 발달 수준이 낮은 경향이 있다. 이는 유아와 부모 간 상호작용의 질과 양에 깊은 관련성이 있다.

3) 인지적 발달

유아기의 인지 발달은 형성된 도식이 내면적 세계에서 묘사되고 상징화되는 시기이다. 유아는 눈앞에 보이지 않는 대상이나 사건에 대해서도 정신적 표상으로 사고할 수 있게 된다. 사고가 아직 자기중심적이고 두 개 이상의 차원을 동시에 고려하지 못하며 논리적인 조작을 할 수 없게 되고 동시에 상징적 사고(symbolic thinking), 자기중심적 사고(self-centered thinking), 물활론적 사고(animistic thinking), 인공론적 사고(artificial thinking), 전환적 추론 사고(transformative reasoning thinking)를 하게 된다.

4) 정서적 발달

영아기와 비교하면 유아기의 정서는 더욱 분화되고 발달하여 다양한 감정을 알고 적절한 방식으로 표현하며 충동이나 사회적 요구 간의 균형을 유지하는 방법을 배우게 된다. 3~4세가 되면 자신의 감정을 다루는 방법을 배우고 자신과 다른 사람의 감정을 구분하여 느낄 수 있으며 타인과의 공감 능력도 점점 발달한다. 정서 표현 방법으로는 울음, 미소, 웃음 등으로 표현한다. 특히, 질투는 3~4세경에 가장 심하며 동생이 생기는 경우 퇴행적 행동으로 부모의 애정을 획득하려는 경향이 있다.

5) 사회적 발달

(1) 자아 통제 및 자율성의 발달

이 시기의 유아는 자아 통제 및 자율성이 발달하게 된다. 자아 통제는 외부의 요구에 자신을 일치시키고 상황에 따라 행동을 수정하고 행동을 연기하는 능력으로 지시받지 않고 사회적으로 바람직한 행동을 하는 능력을 말한다. 자율성 발달은 자아 통제 능력 획득 이후 대소변 훈련에서 시작되어 점진적인 대소변 가리기 훈련을 받음으로써, 자존감 향상과 자기통제 감각을 발달시킨다. 그러나 실패하면 수치심과 의심이 생기고 자율성 발달에 문제를 일으킨다.

(2) 성역할 발달

유아들은 4~5세 정도가 되면 남성과 여성 간의 신체적 차이를 알고 자신의 성과 그에 적합한 행동과 사회적 관계에 관심을 둔다. Freud는 남근기로 분류하고 리비도가 성기에 집중되는 시기로 보았다. 성역할이란 자신이 소속된 문화권 내에서 적합하다고 인정되는 행동, 태도, 가치 등을 획득해 가는 과정이다.

이 시기에 부모의 역할은 유아의 자아존중감을 높이고 또래와 잘 지낼 수 있는 적응력을 키우기 위하여 유아의 성역할과 성평등에 관련된 행동을 강화해 주어야 한다.

(3) 놀이 발달

유아는 놀이를 통해 사회적 관계를 형성하고 사회적 기술과 역할을 습득하게 된다. 놀이는 유아의 생활일 뿐 아니라 여러 가지 지식을 획득하는 수단이고, 성장과 발달에 영향을 미치는 중요한 활동이다. 자기 생각과 감정을 쉽게 언어화할 수 없으므로 언어보다는 놀이로 더 적절하게 표현할 수 있으며, 새로운 지식도 쉽게 획득한다. 그 이외에도 또래와의 관계를 확장하고 신체 발달을 돕는 다양한 기능을 가지고 있다.

(4) 도덕성의 발달

Freud에 의하면 초기적 형태의 양심(conscience) 혹은 초자아(superego)가 형성되는 시기라고 한다. 부모나 주위 사람에 대한 동일시(identification) 과정을 통해서 유아의 가치

태도 그리고 선악의 행동 기준을 받아들인다. 어떤 상황에서 자기의 행동을 이 기준에 적용해 보았을 때, 일치하지 않으면 죄책감과 불안을 동시에 느낀다. 이러한 양심은 나이가 들면서 점차 보다 포괄적이고 이상적인 형태로서의 양심이 생기는데, 이것은 이념으로 발전할 수 있다.

이처럼 유아기의 각 발달에 있어서 나타나는 정신건강 문제는 공격적이거나 싸움을 자주 하는 행동, 남의 물건을 훔치는 행동, 위축, 고립된 행동, 잘 우는 행동, 열등감, 화를 잘 내는 행동 등이 있다.

3. 학령전기

학령전기(preschool childhood)의 시기는 학교 입학 전인 5~6세까지의 시기로, Freud의 남근기(phallic stage), Erikson의 3단계 주도성(initiative) 대 죄책감(guilty)의 초기아동기 시기에 해당한다. 그리고 Piaget의 전조작기(preoperational stage)인 후반기로서, 상징적 사고(symbolic thinking), 자기중심적 사고(egocentrism), 직관적 사고(intuitive thinking), 물활론적 사고(animistic thinking), 인공론적 사고(animistic thinking)를 하게 된다.

학령전기의 신체적 · 인지적 · 도덕적 · 정서적 · 사회적 발달 영역에 대한 주요 내용은 다음과 같다. [3)]

1) 신체적 발달

학령전기의 아동은 신체의 양적인 성장은 지속해서 이루어져 5세가 되면 출생 시 보다 5배 정도로 체중이 증가하고 신장도 2배 정도가 된다. 6세경에 뇌의 무게는 성인의 90~95%에 달하고 신경계의 전달 능력도 향상된다. 유치가 빠지기 시작하고, 운동기능은 더욱 발달하여 근육이 정교해지며, 근육과 골격이 강해지고 계속 진행된다. 또한 신경세포가 성숙하면서 뛰고 공놀이를 할 수 있는 큰 근육운동과 미세한 근육운동 기술이 발달한다. 그림을 그리고 글씨를 흉내 내기 시작하고 젖니가 다 생겨서 잘 씹을 수 있다. 혼자서 이를 닦고 용변을 보고 손도 잘 씻고 옷도 곧잘 갈아입는다.

2) 인지적 발달

학령전기의 아동은 말하는 능력이 급성장하며, 그림을 그리고, 글을 읽고 쓰는 법을 배우는 시기이다. 이 시기의 아동은 놀이와 상상의 세계에 몰두하는 경우가 많다. 놀이를 통하여 자신의 감정을 표현하거나, 사회적인 역할을 배우고, 문제를 해결하는 방법을 익히게 된다.

Piaget가 주장한 인지 발달 단계 중 전조작기(preoperational stage)의 후기단계인 직관적 사고단계에 해당한다. 언어와 기억력이 발달하고, 상징적인 놀이가 가능하며, 원인과 결과에 대한 부분적인 이해력도 생겨난다. 아직 논리적인 사고능력은 부족하다. "내가 엄마에게 나쁜 생각을 했다. 엄마가 아팠다. 내가 나쁜 생각을 하여 엄마가 아팠다." 라는 방식으로 생각하기도 한다.

3) 도덕적 발달

학령전기 아동의 도덕적 발달이란 부모에게서 습득한 가치가 아동의 사고에 통합되면서 적합한 행동에 대한 기준이 생겨 자아개념(self-concept)의 일부가 된다. 또한 가족과 사회의 도덕적 규칙을 내면화하고 내면화된 규칙에 따라 행동하며, 부모로부터 허용될 수 있는 행위를 학습함으로써 양심이 발달하는 시기이다.

Freud는 이 시기에 초자아(superego)가 발달하고 4~6세 정도 아동이 경험하는 오이디푸스 콤플렉스(Oedipus Complex)를 해결하는 과정에서 도덕성이 발달한다고 보았다. Piaget는 이 시기를 타율적인 도덕성으로, 이는 신체적 힘에 대한 두려움과 어른의 권위에 대한 복종에서 시작되는 것으로 아동은 부모를 전지전능한 존재로 여기는 경향이 있다고 보았다.

4) 정서적 발달

학령전기의 아동은 5~6세경이 되면 집 밖의 활동이 증가하여 가정 내에서의 활동이 감소된다. 이 시기에는 즐거움, 사랑, 분노, 공포, 질투, 좌절감 등을 적절히 경험하고 표현하는 방법을 배운다. 특히, 5~6세가 되면 자신의 감정을 감추거나 가장하는 방식을 배운다. 이는 방어기제 사용 방법의 학습이라 보는데 불안을 감소시키기 위한 노력의 결과라는 견해가 있다.

5) 사회적 발달

이 시기의 사회적 발달에서 성역할 발달, 자아개념 형성, 집단놀이 등이 있다. 특히, 사회적 발달 중 개인적으로 자아개념 형성이 생기고 사회적으로는 집단놀이를 통해 사회성이 발달하는 시기이다. 특히, 집단놀이는 아동의 사회성 발달에 중요한 역할을 하는데, 놀이를 통해 사회적 관계를 형성하고 사회적 기술과 역할을 습득하며 운동 기술을 숙달시키고 다른 사람의 역할을 수용하게 된다. 이 시기는 경쟁하고 협력하는 과정에서 사회성 발달이 촉진되며 연합놀이와 협동 놀이가 증가하면서 사회성 발달이 더욱 빨라진다.

이처럼 학령전기의 각 발달에 있어서 나타나는 정신건강 문제는 배설장애(야뇨증, 유분증), 언어장애(말더듬이, 무언증), 수면장애, 전반적 발달장애(자폐증), 반응적 애착장애(부적절하게 대인관계를 맺는 것), 불안장애(분리불안, 회피성, 과잉 불안), 주의력 결핍 과잉행동장애(ADHD), 틱장애, 공포증, 지나친 자위행위 등이 있다.

4. 학령기

학령기(childhood)는 공식적인 학교 교육을 통하여 사회가 요구하는 기본적 기술을 습득하는 발달단계로서, 초등학교 입학 시기인 7세부터 사춘기 전인 12~13세의 아동기의 시기이다. 이 시기는 Freud의 잠복기(latent stage), Erikson의 근면성(industry) 대 열등감(inferiority), Piaget의 구체적 조작기(concrete operational stage)에 해당한다. 특히, Erikson은 가정과 학교에서 부모, 선생, 또래 집단 등과 같이 공부하고 협동하는 것을 배우는 데 노력하여 성취하면, 근면성이 생기고 노력한 결과를 경험하지 못하면 자신에 대해 열등감을 느끼게 된다고 강조하였다.

학령기의 신체적 · 인지적 · 정서적 · 사회적 발달 영역에 대한 주요 내용은 다음과 같다. [4)]

1) 신체적 발달

학령기의 신체적 발달은 학령전기에 비하여 매우 완만하나 신장과 체중은 상당히 성장한다. 머리는 체격에 비해 큰 편이지만 얼굴의 면적은 전체 면적의 10%로 줄어들고 머리둘레는 성인의 95%가 되며, 머리의 크기가 신체에서 차지하는 비중이 작아지고 성인의 수준에 가까워진다. 얼굴 모양은 동그란 모양에서 길쭉한 모습이 되고 코와 입이 커지고 넓어져 얼굴의 전체적 모습이 바뀐다. 또한 영구치가 생겨 입 모양이 달라지고 아랫부분이 커지고, 가슴이 넓어지고 편편해지며 늑골은 수평적인 것이 굽어진다.

이 시기는 장난감이나 도구를 사용하는 것보다 자기 몸을 이용하는 달리기, 줄넘기, 볼 차기, 산과 들로 쏘다니기, 자전거, 스케이트 타기, 그리고 수영 등 운동에 흥미가 있으며 에너지를 발산하는 여러 가지 활동을 즐긴다. 그리고 아동의 건강에는 식습관이 매우 중요한 요인이 된다. 비타민이나 칼슘 같은 성장기에 필요한 영양소가 제대로 공급되지 않으면 영양실조에 걸리기 쉽고 과식으로 인해 필요 이상의 열량을 섭취하게 되면 비만이 되기 쉽다.

2) 인지적 발달

학령기에는 학습이 주요한 발달과제이다. 이 시기에는 과학적 추리가 가능해지지만, 아직은 비교적 단순한 사고를 하며 추상적인 개념을 이해하기가 힘들다.

이 시기에 아동의 사고능력은 구체적인 수준에서 논리적인 수준으로 발달하며, 아동은 이전 단계에서 겪었던 논리적 사고의 방해 요인을 효과적으로 극복한다. 아동은 자아 중심성에서 벗어나 다른 사람의 시각에서 사물을 보는 능력을 발달시키며, 다른 사람을 이해하고 공감하는 능력도 더욱 향상된다.

이 시기는 전조작기에 불완전하게 획득했던 분류와 연속성, 보존의 개념을 구체적 조작기에는 완전하게 획득하고, 조합 기술도 획득함으로써 더하기, 빼기, 곱하기, 나누기와 같은 셈을 할 수 있다. 수학적 계산을 이해하고, 그것의 언어로 표현하는 능력이 크게 향상되며, 기억력도 정교하다.

이 시기의 아동은 구체적 수준에서 논리적 수준으로 사고능력이 발달하여 인과관계의 추론을 할 수 있게 되고, 물리적 세계의 규칙과 대상 간에 관계를 지배하는 원리에 대하여 통찰력을 가진다. 즉, 이 시기가 되어서야 비로소 진정한 의미의 정신적 활동이 가능해진다고 본다. 하지만 아직은 현시점에 고정된 생각을 하는 경향이 있어서 청소년기가 되어야 비로소 추상적으로 생각하고 가설을 검증하는 능력으로 발전한다.

3) 정서적 발달

학령기의 정서적 발달은 아동 자신에 대한 자기 이해가 발달하는 시기로, 자기 인식에서 출발하는 자기개념(self concept)과 자아존중감(self-esteem)을 발달시킨다. Erikson은 이 시기의 갈등을 근면성(industry) 대 열등감(inferiority)으로 보았다. 이 시기는 읽고 쓰고 셈하는 것을 배우는 과정에서, 그리고 또래와의 능력을 비교하면서 무슨 일이든 해낼 수 있다고 생각하는 유능감이 생긴다. 만약 자신이 무능력하다고 느끼면 사회적으로 고립되기 쉽다.

이 시기는 자존감의 발달을 위해 중요한 때이다. 자존감은 성인이 되어서는 성공과 행복을 위한 필수조건이라고 할 수도 있다. 이 자존감의 형성에 영향을 주는 요인은 중요한 사람에게 인정받고 사랑받는다고 느끼는 정도, 중요하다고 생각하는 과제를 수행하는 능력, 도덕적 · 윤리적 기준을 지키는지의 미덕, 그리고 다른 사람의 삶에 영향을 미치는 정도라고 알려져 있다.

4) 사회적 발달

학령기의 사회적 발달은 부모, 형제, 중요한 다른 사람과 더불어 단체놀이 등 공동생활, 학교와 대중매체의 영향, 도덕성 발달 등을 통해서 나타난다. 가정 및 학교생활에서 차츰 대인관계를 확대하고 심화해서 다른 사람과 집단에 대하여 상호 의존한다. 동시에 개인적으로는 자립하고, 자기주장으로 사회적 환경에 적응할 수 있는 행동양식과 습관을 형성하게 된다. 또한 양심, 죄의식 등에 대한 개념이 확립되며 주위 어른들의 칭찬과 처벌에 따라 올바른 양심을 배우게 된다. 이 시기의 사회적 발달에 영향을 주는 요인은 학교에 대한 태도, 학교생활과 근면성의 발달, 또래와의 관계, 단체놀이 등이 있다.

이처럼 학령기의 각 발달에 있어서 나타나는 정신건강 문제는 사회적 공격성, 사회화 결핍증, 사회화 행동장애, 증상으로서의 행동장애, 거짓말, 도벽, 또래 관계 문제, 학교 거절증, 야뇨증, 우울장애, 주의력결핍장애, 품행장애, 불안장애, 틱장애, 조현병, 선택적 함구증 등이 있다.

5. 청소년기

청소년기(adolescence)는 13~20세로, 학령기에서 초기 성인기로 전환하는 과도기이다. 이 시기는 Erikson의 5단계 자아정체감(ego identity) 대 역할 혼란(role confusion)의 시기이다. Erikson은 이 시기에 자신을 탐구하고 정체성을 형성하는 시기로, 내가 누구인지 어디에 가치를 두며 살아야 할지 고민하게 되고, 끊임없는 자기 질문을 통해 자신에 대한 통찰과 자아상을 찾기 위해 노력함으로써 자아정체감을 획득한다고 강조했다.

청소년기의 신체적 · 인지적 · 정서적 · 사회적 발달 영역에 대한 주요 내용은 다음과 같다.[5)]

1) 신체적 발달

사춘기에 신체 변화를 보면 신장이 급격히 증가하는데 남녀는 대략 5~13cm씩 자란다. 11~13세 정도에는 여자는 키와 몸무게가 우세하지만, 이후에는 남자가 더 커진다. 호르몬의 영향으로 남자는 "안드로젠(androgens)"이라는 남성 호르몬으로 인해 어깨가 더 넓고, 다리와 팔이 긴 반면에 여자는 "에스트로젠(estrogen)"이라는 여성호르몬으로 인해 골반 부위가 넓어진다. 또한 신체 내부의 발달에서는 폐활량, 소화 기능 등이 현저히 발달하며, 내분비선의 발달로 여드름이 발생할 뿐만 아니라 제2차 성징이 출현하는 시기이다.

이 시기에는 자신의 신체상(body image)이 매력적이라고 생각하면 자신감 있고 만족하는 편이며, 신체적 성숙이 뚜렷이 나타난다. 키의 성장은 아동기 동안에도 일어나지만, 청소년기에 더 분명해지고 여자의 경우 체지방이 증가하여 둥근 외모를 갖게 되지만, 남자는 오히려 체지방이 감소하여 모가 난 외모를 가지게 된다.

청소년기 성장의 가장 큰 특징은 일차성징(primary sexual characteristics)과 이차성징(secondary sexual characteristics)으로 구분되는데, 먼저 일차성징은 성이나 생식기능과 직접 관련된 것으로, 여자에게는 자궁, 난소, 질의 발달, 남자에게는 음경과 전립선의 발달을 의미한다. 그다음 이차성징은 성을 구별 짓기는 하지만 직접적인 생식기능과 연관되지는 않은 것으로 생리, 가슴의 발달, 체모, 목소리의 변화, 몽정 등이 있다.

2) 인지적 발달

청소년기는 신체적 발달과 더불어 인지적 능력 즉, 사고와 판단의 능력이 확대된다. 이러한 인지능력으로 청소년기에는 폭넓은 지식을 빨리 축적할 수 있게 된다. 이 시기의 인지적 발달 특징은 가능한 개념적 조합을 고려할 수 있으며 사건이나 현상과 관련된 변인을 동시에 다룰 수 있는 사고능력 등 인지적 발달을 한다. 특히, 이 시기는 자신의 가치관이나 행동양식이 자신이 속한 사회규범으로 인해 나타난다는 것을 인지하는 시기이다.

Piaget의 발달 이론에 의하면 이 시기는 형식적 조작기에 해당하며, 형식적 조작기에는 가설을 통한 연역적 사고를 할 수 있고, 여러 가지 가능성을 놓고 논리적 추론 즉, 실제로 보지 않고도 상상을 통하여 논리적으로 상황을 유추하여 판단한다. 또한 자신의 감정을 과대평가하여 자신 것만이 독특하며 다른 사람은 자신을 알아주지 못한다는 자아 중심성(egocentricity)에 의한 인지 발달(cognitive development)이 방해받기도 한다.

3) 정서적 발달

청소년기에는 자신의 격한 감정을 받아들이거나 이러한 감정 상태에 대해 지나치게 반응하지 않거나, 자신의 감정에 관대해지는 것 등의 정서적 혼란 등이 존재한다. 또한 부모의 지지와 인정을 받으려 하면서도 동시에 통제를 받지 않으려 한다. 그리고 부모나 가족으로부터 분리되어 친구나 자신에게 의존하려는 경향이 증가한다. 이러한 성향을 심리적 이유기라고도 지칭한다.

Erikson은 청소년기의 주요 발달과업을 자아정체감(ego identity) 형성이라고 보았다. 청소년기에 자아정체감을 형성하지 못하여 해답을 얻지 못한다면, 이후 직업의 선택, 결혼 등과 관련된 중요한 선택의 순간에 판단 내리기가 어렵다.

이 시기에는 기성세대가 자신과 다르므로 자신의 문화를 절대 이해하지 못할 것으로 생각하여 미리 대화를 차단하기도 한다. 또한 자신의 삶은 특별할 것이라 여기고 가끔은 자신을 가장 비극적인 삶의 주인공으로 여겨 쉽게 자살하기도 한다.

4) 사회적 발달

청소년기의 사회적 발달은 동년배(또래 집단)와의 인간관계이다. 학령기의 또래 집단에 비해서 좀 더 조직적이며 이질적인 특징을 갖는다. 또래 집단에 소속 및 강한 유대감을 통해 상호 간 우정을 쌓게 되며 나아가 사회적 관계를 형성하게 됨으로써, 이들 집단 내에서 자신의 위치와 역할을 배우며 필요한 사회적 기술을 습득하게 된다. 또한 이성 관계가 새로운 관심의 대상이 되기 시작하지만, 아직은 동성의 친구 관계가 더 중요하다. 동성 친구와 긴밀한 관계를 형성하고 우정을 나누며 이성 교제를 통해 이타적인 친밀감 형성을 학습하게 됨으로써 다른 사람과 사회에 대한 책임감이 생겨난다. 청소년기의 사회적 발달에 주된 과제는 가족 간의 관계와 교우 관계이다.

이처럼 청소년기의 각 발달에 있어서 나타나는 정신건강 문제는 신경성 식욕부진, 학교 거절증, 정체성 장애, 반항성 장애, 성도착행위, 자살. 약물남용과 중독, 불안장애, 우울장애, 조현병, 주의력결핍 과잉행동장애(ADHD), 품행장애 등이 있다.

6. 초기 성인기

초기 성인기(early adulthood)는 20~40세로, Erikson의 6단계 친밀감(intimacy) 대 고립감(isolation)에 해당한다. Erikson은 이 시기에 자신의 고립을 배우자, 부모, 동료 등 사회의 여러 다른 성인과의 친밀감으로 극복하고자 한다. 그렇지 못하면 고립된 인생을 영위하게 된다고 강조하였다.

이 시기는 신체적 · 정신적 건강과 자존감 고양, 건강한 결혼과 부부관계의 유지, 안정적이고 건강한 직업생활을 통하여 행복한 삶을 추구하려는 노력이 필요한 시기이다. 이 시기는 단순한 성적 호기심에서 벗어나 이성과의 본격적인 관계를 형성하며, 배우자 선택과 결혼 및 가족 형성, 자녀 출산과 양육 및 부모 역할 등을 통하여 부모로부터 심리적 · 신체적으로 독립하여 초기성인으로 사회적 역할을 시작하는 시기이다.

초기 성인기의 신체적 · 인지적 · 정서적 · 사회적 발달 영역에 대한 주요 내용은 다음과 같다. [6)]

1) 신체적 발달

초기 성인기의 신체적 발달은 청소년기의 어색한 모습은 사라지고 신체적으로 균형 잡힌 모습을 갖춘다. 20대의 신체적 능력은 최고조에 달하며 초기 성인기 전반을 걸쳐

서 신체적으로 매우 건강하고 유병률이 낮아서 만성 질환이나 신체적 손상으로 일상생활에 제한받는 비율이 낮다. 만 19세에서 26세 사이에 최고 수준에 이르는 신장과 체중, 골격, 생식기의 발달, 호르몬의 변화 등이 두드러진다.

이 시기의 신체적 건강에 악영향을 미치는 요인은 흡연과 음주 등을 포함한 약물남용, 업무로 인한 과도한 스트레스, 무절제한 성생활, 사고 등을 들 수 있다. 이러한 요인은 나이가 들수록 신체적 능력에 크게 영향을 미치게 되며 성별 및 결혼 여부와 직업 종류, 교육 및 소득수준 등의 사회경제적 수준에 따라서도 신체적 건강 상태의 차이가 나타나게 된다. 사회적 안정을 얻기 위해 무리하는 경우 이 시기의 건강 상태가 전체적인 노화 속도 및 삶의 질에 크게 영향을 미친다.

2) 인지적 발달

과거에는 초기 성인기 이후 중년기, 노년기에 걸쳐 지적 능력이 감소하는 것으로 알려졌으나 최근의 연구에 따르면 태도와 행동에서의 유연성, 지적으로 자극하는 활동 참여 등의 경우 초기 성인기 이후에도 인지능력이 유지 발달함을 보여주고 있다. 또한 결정성 지능(deterministic intelligence)의 경우처럼 실생활에서의 문제해결 능력은 초기 성인기를 걸쳐 꾸준히 증가하며, 시각, 청각 등 감각과 지각 능력 및 지능과 정보처리 능력이 감퇴한다.

초기 성인기에는 일반적으로 Piaget의 이론적 틀로 설명하는 형식적 조작사고인 판단, 추론 등이 중심이 되는 데, 기계적인 암기나 수행 속도 등은 10대 후반이 가장 뛰어나며 판단, 추론 등은 특정 시기에서만이 아닌 생애 전반에 걸쳐 발달한다.

3) 정서적 발달

(1) 자율성 확립

부모와의 관계가 적절한 경계선을 형성하지 못하면 지나친 밀착 관계가 유지되거나 반대로 서로 격리되어 부모와 완전히 단절되기도 한다. 이 시기의 자율성 확립을 위해서 양가감정을 최소화하고 가족 의사결정에 참여를 격려하며, 자녀를 독립된 개인으로 인정하는 등 부모의 역할이 매우 중요하다.

(2) 자아정체감 확립

Erikson은 초기 성인기에 자아정체성의 확립은 친밀감과 자신을 가치 있는 사람으로 인지할 때 형성된다고 강조했다. 자아정체감을 확립하지 못하면 고립감을 형성할 가능성이 높으며, 입대, 취업 준비, 부부간의 흥미와 취미의 상이성 등과 같은 상황적 요인도 고립감 형성에 영향을 미친다고 보고 있다.

(3) 친밀감 형성 능력

Erikson은 초기 성인기에 이성과의 관계 경험을 통해 사회적 친밀감을 추구하는 것이 발달과제라고 하였다. 다른 사람과의 친밀감은 감정이입, 욕구 조절, 자기통제 능력 등을 갖추어야 한다고 강조하였다. 친밀감 형성 능력은 좀 더 높은 수준의 사회화, 이성에 대한 적응, 인격도야, 배우자 선택 기능 등에 가장 직접적으로 영향을 미치는 중요한 개인적 심리체계로 보고 있다.

(4) 자기주장 능력

자기주장(self-assertiveness) 능력은 직설적이지만 무례하지 않은 행동을 하는 능력을 말한다.

자신의 권리와 다른 사람의 권리를 모두 고려할 때 자기주장 능력이 생긴다. 또한 정신건강 전문가는 대인관계 효과성을 강화하기 위해 자기주장 원칙을 가르칠 수 있다.

4) 사회적 발달

(1) 성적 사회화

자신의 성에 대한 정체감이 재개념화되고 확고해지는 과정을 성적 사회화(sexual socialization)라고 한다. 초기 성인기에 사회적 역할을 적절히 수행하기 위해서는 이 시기에 우선으로 성역할과 관련된 정체감을 형성해야 한다. 성역할 정체감(sex-role identity)은 사회가 특정한 성에 대해 적절하다고 인정하는 특성, 태도, 흥미와 동일시하는 과정으로 성에 따른 사회적 역할 기대를 내면화하는 과정이다.

(2) 결혼과 가족 형성

초기 성인기의 사회적 발달과제는 결혼과 가족 형성이다. 결혼하고 자녀를 낳아 부모가 되면서 인생에 정착하는 시기이다. 이 시기에 결혼은 친밀성과 성숙한 사회관계 성취의 중심에 있다. 특히, 결혼을 결정하기 위한 배우자 선택에 신중해야 하며, 궁극적으로 결혼과 가족 형성에 중대한 영향을 미치므로 주요한 사회적 발달과제 중 하나이다.

이처럼 초기 성인기의 각 발달에 있어서 나타나는 정신건강 문제는 우울증(depression), 불안장애(anxiety disorders), 스트레스 문제(stress problems), 양극성 장애(bipolar disorder), 알코올중독(alcoholism), 물질 중독(substance addiction), 도박중독(gambling addiction) 등이 있다.

7. 중년기

중년기는 41~64세로, 성인 중기로 대체로 초기 성인기가 끝난 시기부터 노년기가 시작되기 전 시기이다. 이 시기는 Erikson의 7단계 생산성(generativity) 대 침체성(stagnation)에 해당한다. 이 시기는 다른 성인과 원만한 관계가 성취되면 중년기에는 자신에게 몰두하기보다 생산적인 일과 자녀 양육에 전념한다. 이처럼 중년기에서 인간관계가 원만하지 못하면 자신에게만 몰두하고 사회적 · 발달적 정체감을 이루지 못한다.

중년기의 신체적 · 인지적 · 정서적 · 사회적 발달 영역에 대한 주요 내용은 다음과 같다.[7)]

1) 신체적 발달

중년기에는 신체기능의 저하 현상이 나타나는데 남성은 약 45세, 여자는 약 35세를 전후하여 점차 쇠퇴 현상을 보이게 된다. 신체기능에 이상이 생기기 쉬우며 그 회복 능력도 감소한다. 스트레스와 각종 성인병의 위험에 노출되어 있을 때 건강에 대한 위협의 신호가 나타난다. 가정적 · 사회적으로 책임이 따르는 시기인 만큼 과로와 스트레스가 누적된다. 이는 중년기의 건강에 대한 위협으로 온다.

외모의 변화뿐 아니라 감각기관의 변화로 인한 시력 저하, 청각 신경 세포의 둔화가 두드러진다. 여성의 갱년기로 간주하는 폐경은 주로 40대 후반~50대 초반에 시작되며, 폐경기가 오면 여성의 성적 능력이 현저하게 감퇴한다. 이 시기에는 기분이 우울해지므로 우울증과 알코올중독을 경험하고 특히, 이 시기의 가정주부는 심리적 공허와 소외감을 더욱 많이 느끼게 된다.

2) 인지적 발달

중년기의 인지적 발달은 반응하는 속도가 느려지지만 정신 기능의 잠재력은 거의 변화가 없는 편이다. 통합적 사고능력은 향상되며 실제적인 문제해결 능력이 정점에 달한다. 신체적 능력의 감소와 더불어 인지적 능력이 감소한다는 견해와 감소하지 않으며 오히려 특정 측면은 강화된다는 견해가 대립하고 있다. 단기 기억력이 약화하여 새로운 것을 학습할 수 있는 능력은 저하되지만, 장기 기억력에 있어서는 변화를 발견할 수 없고 오히려 전 생애의 경험에서 터득한 지혜 때문에 문제해결 능력은 높아진다는 견해가 있다.

중년기 정신 기능의 잠재력은 거의 변함없이 성인기 후반까지 향상된다. 하지만 많은 사람이 정신적 · 신체적으로 적극적이지 못하여 잠재 능력에 비해 수행 능력이 떨어진다. 이 시기에는 과학자, 학자, 예술가 등 최고의 실적은 보통 40대에 나오며 60대와 70대 등에도 높게 유지하는 경향이 있으므로 창조적 생산성이 발달한다. 또한 이 시기에는 통합적 사고능력이 향상된다.

3) 정서적 발달

중년기가 되면 이전에 삶의 목표와 과정에 의문을 제기하게 되며 다양한 측면에서 발달하게 된다. 중년기에는 빈둥지증후군(empty nest syndrome)이 오는데 이는 자녀들이 가정에서 독립하려 할 때 부모에게 발생하는 우울증을 말하는 것이다. 이러한 상황에 잘 적응하지 못할 때는 여러 가지 문제가 발생한다. 또한 중년기에는 실직이나 진급의 실패, 배우자의 사망, 부모 부양, 신체질환 등으로 인해 중년의 위기(mid-life crisis)가 찾아오고 이에 따라 허무감, 스트레스, 무력감, 불행, 불안, 지루함 등을 유발하게 된다.

4) 사회적 발달

중년기에는 자신의 직업과 가족관계 등 사회적 환경의 급격한 변화가 찾아온다. 신체적 퇴행은 사회체계의 과업 수행 및 대인관계에도 영향을 미쳐 위기를 가져올 수도 있으므로 이 시기의 위기를 슬기롭게 극복해야 한다. 중년기의 사회 발달과제를 보면 부부관계, 자녀 양육, 빈둥지증후군, 노인 부양, 직장 · 직업의 전환, 여가 활동 개발, 실직 및 빈곤 등이 있다.

이처럼 중년기의 각 발달에 있어서 나타나는 정신건강 문제는 부부간 불신, 경제적 문제, 아내 학대, 성적 문제, 외도, 부모의 부양 및 부모 역할 부담, 갱년기 장애, 직장(업무)스트레스, 실직, 여가 시간 활용 문제, 자녀와의 이별, 노인 부모의 부양, 알코올 중독, 약물중독, 우울증, 불안장애, 성격장애, 자살 등이 있다.

8. 노년기

노년기는 65세부터 죽음에 이르기까지 인생 주기의 마지막 단계로서 사회 활동의 제한 혹은 중단으로 인한 사회적 관계의 축소, 급격한 건강의 쇠퇴, 사회경제적 지위의 하락, 그리고 죽음을 맞이하는 시기이다. 이 시기는 Erikson의 8단계 자아 통합(ego integrity) 대 절망(despair)의 시기로서, 자아 통합은 인생을 그 나름대로 인정하고 받아들여 인생에 대한 통찰로 자신의 유한성을 인정하고 죽음까지도 수용하는 것을 의미한다. 그렇지 못하면 인생의 짧음을 탓하고 불가능한데도 다른 인생을 시도해 보려고 노력하다가 급기야 절망에서 헤매게 된다.

노년기의 신체적 · 인지적 · 정서적 · 사회적 발달 영역에 대한 주요 내용은 다음과 같다.[8)]

1) 신체적 발달

노화는 노령에 수반되는 정상적인 신체 변화의 과정이며 각 신체 부분의 변화 과정은 퇴행적인 발달을 보이게 된다. 신체적 외모의 변화로는 주름살의 증가, 민첩성 감소, 구부정한 어깨와 허리, 불편한 거동, 가늘어진 머리카락, 불안정한 걸음걸이 등이다.

노인은 감각의 예민함이 약화하여 촉각이 감소함에 따라 피부가 건조해져 주름이 생기고 단단해진다. 청각은 가장 먼저 영향을 받는데 남성의 청력 손상 경험이 여성보다 많다. 시각은 대개 수정체, 각막, 망막, 조리개, 시신경의 약화로 초래되며 어둠과 밝음에 적응할 수 있는 시력이 떨어지고 색채 지각력 또한 줄어든다. 이 외에도 노년기에 접어들면 치아, 목소리, 골격, 관절, 신경계 및 소화계의 기능, 폐와 심장 기능에 문제가 발생하므로 이러한 증상에 대해 미리 예방하는 것이 중요하다.

2) 인지적 발달

노인은 청년이나 중년이 할 수 있는 것은 거의 할 수 있지만 신체적 활동과 정신운동면에서 속도가 느려지기 때문에 행동이 느려지고 사고를 유발하기도 하며, 새로운 자료를 학습하는 속도가 느리고 기억에서 정보를 도출할 성공률이 줄어든다. 또한 이 시기에는 새로 습득한 정보를 잠시 저장했다가 더듬어 내는 데 어려움을 겪지만, 오래 기억하는 장점도 있다.

이 시기의 노인은 반응시간이나 시각 정보를 운동 반응으로 전환하는 능력과 기억 · 문제 해결 · 정보처리 과정 등을 포함하여 다양한 측면에서 반응속도가 둔화하긴 하였지만, 개인차가 존재하며 지식과 실용적 능력을 결합한 지혜가 발달한다. 또한 노인은 문화적 · 개인적 차이가 있기는 하지만, 거의 모든 인지능력에서 쇠퇴가 발생한다. 대체로 자극에 대한 반응속도가 느려지고, 기억이 감퇴하며 자기중심적 사고가 강화되는 경향이 있다.

3) 정서적 발달

노년기에 의미 있고 정서적으로 만족한 삶을 보내기 위해서는 고정된 일 역할에서 벗어나서 자기분화(self-differentiation)가 이루어지는 심리적 조절이 요구된다. 이 시기에는 노인 자신의 사고나 감정에 따라 사물을 판단하고 다른 사람에 대한 의존성이 증가함으로써 모든 사물에 관한 판단과 자기 행동을 조심스러워하게 된다.

이 시기에는 나이가 들어감에 따라 여러 가지 스트레스, 신체적 건강 수준의 하락, 가족관계의 변화, 직장에서의 은퇴 등으로 인한 사회적 역할의 상실, 사회와 가족으로부터의 소외 및 고립, 일상생활에 대한 자기통제의 불가능 등이 원인이 되어 우울증이 나타난다. 또한 퇴직과 소득 감소로 인하여 심리적 상실감과 위축감이 오며, 자신이 저소득층으로 전락했다는 느낌으로 인해 심리적으로 우울한 기분에 젖어 들기도 한다.

4) 사회적 발달

이 시기의 노인은 사회적 은퇴로 인해 지위와 역할이 상실되며 역할변화가 일어난다. 이 시기의 노인은 사회적 관계망과 상호작용, 사회화, 사회적 지위와 역할 등과 같은 사회적 변화를 맞이하게 된다.

먼저, 사회적 관계망과 상호작용이다. 노년기는 퇴직, 배우자와 친구의 상실 등으로 인하여 사회적 관계망이 줄어드는 것이 일반적으로 가족, 친구, 이웃 등과 같은 1차 집단과의 관계가 사회적 관계의 중심이 된다.

그다음, 사회화이다. 노년기의 사회적 역할이나 지위가 명확히 확립되어 있으므로 이전의 발달단계에서 노년기에 대한 예비적 사회화 기회를 얻지 못하여 노년기의 사회화는 더욱 어려워지게 된다.

마지막으로, 사회적 지위와 역할이다. 노년기는 퇴직 등으로 사회적 지위도 점차 저하된다. 중요한 지위와 역할을 상실하고 사회적 가치가 낮은 지위와 역할을 획득하게 됨으로써 스스로 자신의 가치를 평가절하하게 되고 그로 인하여 자아존중감, 삶의 만족도 등이 낮아지게 되고 사회적 분리와 소외를 초래한다.

이처럼 노년기의 각 발달에 있어서 나타나는 정신건강 문제는 신체적 질병, 소득 감소, 고립감과 고독감, 노인학대, 자살 시도, 배우자 사망, 직업역할 상실, 세대 간 갈등, 역할상실, 우울장애, 수면장애, 노인성 정신병 같은 만성 뇌증후군, 신경인지장애(알츠하이머 치매, 혈관성 치매, 알코올성 치매), 외상성 치매, 신체화 증상, 섬망, 알코올 및 약물중독 등이 있다.

Mental Health

제2부 주요 정신건강 이슈

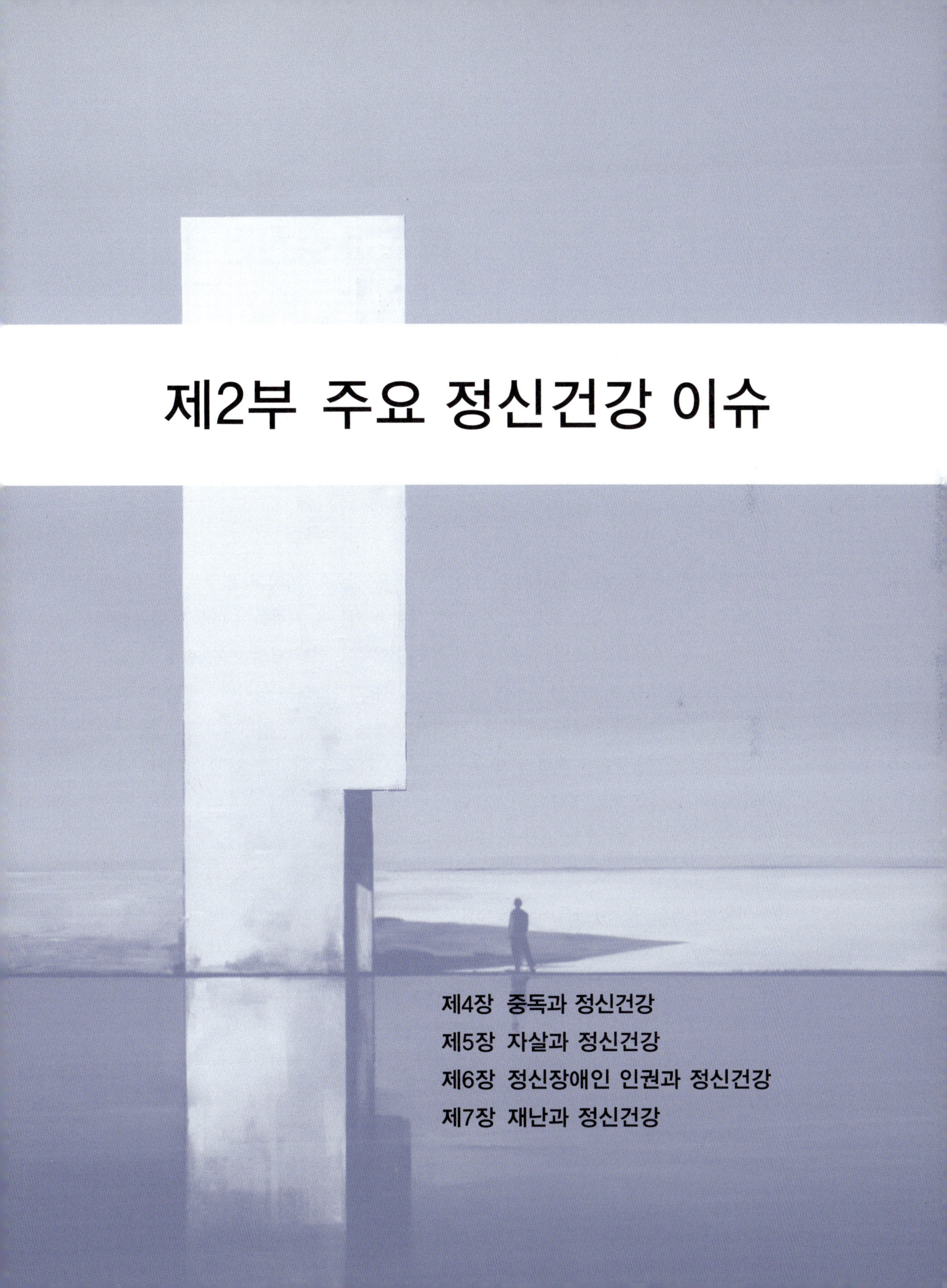

제4장 중독과 정신건강

제5장 자살과 정신건강

제6장 정신장애인 인권과 정신건강

제7장 재난과 정신건강

제4장
중독과 정신건강

1. 알코올중독

1) 개념

알코올중독(alcohol addiction)은 일반적으로 허용되는 양 이상의 음주로 술에 대한 조절 능력을 상실하게 되고 신체적 · 정신적 · 사회적 기능을 저하하는 만성적 행동장애를 말한다. 즉, 알코올중독이란 지속적이고 과도한 음주로 인한 뇌의 변화, 만성 뇌 질환으로, 스스로 음주를 조절하지 못하며 알코올 섭취를 계속하려는 인지적 · 행동적 · 심리적 증상을 통해 다양한 신체적 · 정신적 · 사회적 문제를 경험하는 것이라고 정의할 수 있다. 최근에는 알코올중독을 의학적 진단이 가능하고 치료 및 관리를 요하는 하나의 질병실체(disease entity)로 보는 경향이 커지고 있다.

미국의사협회(American Medical Association)는 1977년에 알코올중독을 지속적이고 과다한 음주와 직접적으로 관련된 상당한 기능장애가 특징적으로 나타나는 질병이라고 정의하였다. 또한 미국국가 알코올중독협의회(National Council on Alcoholism; NCA)도 알코올중독을 만성적 · 진행적 · 잠재적인 치명적 질환이며 특징적으로 내성적 · 신체적 의존 및 신체 기관의 병적인 변화가 발현되는 상태라고 정의하였다.

세계보건기구(World Health Organization; WHO)는 알코올의존증후군(alcohol dependence syndrome : ADS)의 개념을 채택하여 ICD-19에 반영시켰는데 이는 지속적 · 주기적으로 술을 마시려는 강박행동이 기본양상으로 되어 있다.

정신질환의 진단 및 통계편람의 DSM-5(Diagnostic and Statistical Manual of Mental

Disorders-5)에서는 알코올중독을 알코올사용장애(alcohol use disorder)로 통합하였다. 이 개념은 대체로 WHO의 알코올의존증후군(alcohol dependence syndrome; ADS) 개념을 받아들이고 더 나아가 생물학적 · 사회적 · 행동적 · 다차원적 관점의 핵심의존증후군(core dependence syndrome)의 개념을 도입하고 있다.

DSM-5에서는 알코올사용장애란 일상을 살아가기 위해 매일 술을 마시거나, 주말마다 폭발적인 음주를 이어 나가거나, 몇 주에서 몇 달간 폭음 기간이 반복되는 것을 알코올중독의 개념으로 보고 있다. 즉, 반복해서 금주를 시도하지만 이내 실패하고, 폭음을 반복하고, 술을 마신 뒤 기억을 잃는 경험을 하거나 음주로 인해 건강에 문제가 생겼음에도 불구하고 계속해서 술을 마시는 등의 모습을 보이며, 술을 마시는 양이나 횟수보다도 중요한 것은 술로 인해 일이나 학업이 방해받고 주변 사람들과 마찰이 생기는 등 일상생활에 문제가 생기는 것 등이 알코올중독으로 기인하는 것으로 보고 있다. [1)]

이처럼 본 장에서는 DSM-5에서 언급한 알코올사용장애를 알코올중독의 개념으로 정의하고자 한다.

2) 임상양상 및 진단기준

(1) 임상양상

알코올중독의 임상양상은 개인차가 크지만 대체로 혈중 농도에 따라 심하게 나타난다. 중독시간은 음주량과 음주 속도에 따라 몇 시간에서 12시간까지 간다. 중독증상 정도는 혈중 농도가 하강할 때 더욱 상승할 때 더 심하다. [2)]

알코올중독의 주된 임상양상은 기억상실(amnesia), 알코올 특이중독(alcohol specific addiction), 알코올의존(alcohol dependence) 등이 있다. [3)]

① 기억상실

알코올중독으로 인해 발생할 수 있는 기억상실은 흔히 필름이 끊긴다는 말로 많이 사용한다. 이렇게 아무것도 기억하지 못하거나 중간중간 기억이 사라지는 현상을 코르샤코프 증후군(Korsakov's syndrome)이라고 한다. 코르사코프 증후군은 과다한 알코올 섭취 등의 원인으로 인해 티아민(thiamine)과 비타민 B1이 결핍되어 나타나는 기억력 장애이다. 이 증상이 심각해지는 경우 알코올성 치매로 진행될 수 있으며 알코올중독 환자의 경우 자주 경험하게 된다.

기억상실이 있는 음주자들은 대부분 자신이 술에 취한 상태에서 다른 사람들을 해쳤거나 이상한 행동을 한 것인지도 모른다는 두려움에 고통스러워한다. 기억상실 동안 장기기억(remote memory)은 상대적으로 온전하나 단기기억(short-term memory)은 상대적으로 많은 손상이 되는데 기억상실 동안 지능은 비교적 잘 유지된다.

② 알코올 특이중독

알코올 특이중독은 중독을 일으키지 않을 정도 소량의 술을 마시고도 심한 비적응적 행동 변화를 보이며 그 후의 일에 대해서는 기억하지 못하는 것을 말한다. 행동 변화는 주로 공격 또는 폭력 행위로 이전의 그 사람과는 전혀 다른 행동을 나타낸다.

이 증상은 혈중 주정 농도가 떨어지면서 몇 시간 내 정상으로 회복된다. 젊은 층에 많으며 이 증상의 유발 요인으로는 외상 및 뇌염에 의한 뇌 손상이 가장 많으며 이때는 알코올에 대한 내성이 떨어져 소량의 알코올에도 이상행동을 보일 수 있다. 이 현상은 일시적일 수도 있고 영구적일 수도 있다. 그밖에 알코올과 상승작용이 있는 수면제, 안정제 등 약물복용, 심한 신체적 피로가 유발 요인으로 작용한다.

③ 알코올의존

알코올의존(alcohol dependence)이란 알코올을 장기간 사용했을 때 생기는 행동적·신체적 의존을 의미한다. 행동적 의존은 알코올 섭취와 관련하여 나타나는 문제행동이고, 신체적 의존은 알코올 장기 사용으로 인해 발생한 알코올에 대한 내성(tolerance)과 금단증상(tolerance symptoms)이다. 특히, 알코올에 대한 신체적 의존은 내성과 금단증상이 존재한다는 증거에 의해 진단된다.

알코올 금단증상은 장기간 많은 양의 음주를 하다가 양을 줄인 지 12시간 이상 지난 후 나타나는 것이 특징이다. 알코올 금단증상이 불쾌하고 강렬하여서 알코올의존 상태에 있는 개인은 신체와 정신에 대한 우울증, 일시적 기억상실, 간질환 및 기타 후유증 등 나쁜 영향에도 불구하고 흔히 이러한 금단증상을 피하거나 해소하기 위해 지속해서 술을 마시지 않을 수 없게 된다. 금단 후 섬망(delirium), 뇌전증 대발작(grand mal epilepsy) 등 심각한 합병증을 경험하는 경우는 5% 정도이다. 강박적인 의존 상태에 있는 개인은 알코올을 구하고 섭취하기 위해 상당히 많은 시간을 보낸다.

(2) 진단기준

과거 DSM-4(정신질환의 진단 및 통계편람 제4판, Diagnostic and Statistical Manual of Mental Disorders-4)에서는 알코올중독 진단을 알코올의존, 알코올 남용으로 분류하여 진단하였으나 DSM-5(정신질환의 진단 및 통계편람 제5판, Diagnostic and Statistical Manual of Mental Disorders-5)에서는 알코올사용장애로 통합하고 심각도를 명시하는 방향으로 변화하였다.

알코올 정신장애 진단 및 통계 편람은 경도(DSM-5 알코올사용장애 진단기준 항목에 2~3개 해당), 중등도(DSM-5 진단기준 항목에 4~5개 해당), 중도(DSM-5 진단기준 항목 6개 이상 해당)으로 분류한다.

DSM-5에 의한 알코올사용장애의 진단기준은 다음의 〈표 4-1〉과 같다. [4)]

〈표 4-1〉 알코올사용장애의 진단기준(DSM-5)

임상적으로 현저한 손상이나 고통을 일으키는 문제성 있는 음주 양상이 지난 1년 동안 다음 항목 11개 중 2개 이상 나타나야 한다.

(1) 자신이 의도했던 것보다 많은 양을 마셨거나 오랜 시간 동안 음주했을 경우
(2) 술을 끊거나 조절에 의사가 있었지만, 번번이 실패한 경험이 있는 경우
(3) 일상에서 술에 관한 생각이 대부분이거나, 술을 마시고 술을 구하는 데에 많은 시간을 들이고 회복하는 데도 오래 걸리는 경우
(4) 음주 외에 다른 생각을 하지 못할 만큼 술을 마시고 싶은 경우
(5) 반복적으로 알코올 사용으로 사회적 의무와 책임을 다하지 못하는 일이 발생한 경우
(6) 음주로 인하여 사회적 문제나 대인관계 문제가 발생하여도 알코올 사용을 지속하는 경우(반사회적 문제 발생 가정 내의 폭력 및 폭력)
(7) 술을 마시기 위해 예전의 중요한 활동들을 포기함에 이르는 경우(사회적 직업, 여가 활동)
(8) 신체적으로 해가 되는 상황임에도 알코올 사용을 반복하는 경우
(9) 음주 때문에 이미 신체적 · 심리적 문제를 가지고 있고 악화할 가능성이 높다는 것을 인지하면서도 알코올 사용을 계속할 경우
(10) 알코올은 내성의 성질이 있어 이전 상태보다 음주량이 뚜렷하게 증가하는 경우와 같은 음주량을 유지할 때 그 효과가 뚜렷하게 감소하는 경우
(11) 금단증상이 나타날 때 음주의 특징적 금단증상과 금단증상을 감소시키거나 회피하기 위해 음주를 하는 경우

3) 원인

알코올중독의 원인은 크게 유전적 · 생물학적 · 심리학적 · 사회문화적 요인으로 구별할 수 있는데, 그 주요 내용은 다음과 같다.[5)]

(1) 유전적 요인

유전적인 요인은 주요한 관심의 대상이 되고 있는데 알코올중독은 가족 연구, 쌍생아 연구, 양자 연구 등 유전적 요인과 관련되어 있음을 보고하고 있다. 알코올중독의 유전성을 조사하고자 시행했던 많은 연구에서 유전성이 입증되었으며 그 결과로써 부모가 알코올중독인 이들의 자녀는 부모가 알코올중독이 아닌 자녀보다도 알코올중독이 될 가능성이 4배 높았다.

알코올중독은 정상인 경우보다 3~4배에 이르는 알코올중독의 가족력으로 증명되는 것으로 나타났다.

(2) 생물학적 요인

알코올중독과 관계된 유전적 요인이나 신경전달물질 뇌의 화학작용을 연구하는 연구자는 중독자가 중독으로 발전되기 쉬운 생물학적 체질적 소인을 가지고 있다고 가정한다.

도파민(dopamine)이나 세로토닌(serotonin)과 같은 신경전달물질(neurotransmitter)이 중독과 관련이 있다는 관점도 보고되고 있다. 도파민 수용체나 세로토닌의 함량이 적은 사람이 알코올을 잘 마신다는 주장이 있으므로 알코올중독이 된다는 보고도 있다. 즉, 알코올을 적당히 마시면 중추 및 말초신경이 흥분되고 위산 분비가 촉진되며 도파민이라는 신경전달물질이 분비되어 기분을 좋아지게 한다. 알코올중독을 병의 개념으로 설명하는 의학적 모델이 생물학적인 요인에 대하여 가장 많이 다루고 있다.

(3) 심리학적 요인

① 정신분석학적 관점

학자마다 강조점이 조금씩 다르긴 하지만 개인의 정신 내적 · 무의식적 욕구들이 작용하여 계속해서 문제 음주를 일으키게 된다고 설명한다. 유아기에 충분히 젖꼭지를 빨지 못하였다면 이 시기의 불만족감이 평생 사람의 무의식 속에 남게 되고 무언가 부족함을 느끼게 한다고 한다. 이러한 부족감을 해소하려는 방법의 하나가 음주이며, 이러한 음주가 반복됨으로써 결국 알코올중독이 된다는 것이다. 특히, 알코올 중독자는 긴장을 완화하고, 대인관계를 쉽게 하고자 하며 정신적 고통을 완화하고자 하며 스트레스를 해소하고 성적으로 해방하며 행복감 등을 느끼고 싶다는 등의 이유로 술을 마신다.

② 인지 행동주의적 관점

이 관점에서는 알코올이나 약물이 불안, 스트레스 혹은 긴장 같은 심리적 상태를 완화하는 효과가 있으므로 결국 알코올 사용을 강화한다고 가정한다.

사람들이 술을 마시거나 알코올 중독자가 되는 것은 음주 행동이 강화되었거나 보상되었기 때문이라고 보고 있으며 관찰과 학습이 알코올중독의 원인이 된다고 본다. 인지 행동주의의 학습이론에서는 알코올 효과에 대한 긍정적인 신념이 술을 마시게끔 학습된다는 것이다.

학습이론에서는 술을 마심으로써 불안 및 공포, 갈등 등이 해소되는 것으로 알코올 효과의 신념이 강화되고 이에 따라 술 마시는 행동 등이 학습된다고 보고 있다.

(4) 사회문화적 요인

인종이나 문화권에 따라 알코올중독 기준이나 빈도가 다르다. 빈도는 유대인에서 낮고 프랑스인, 아일랜드인, 미국 인디언 부족 등에서는 높다. 이는 음주와 술에 취함, 음주 결과에 대한 개인 책임에 대한 추궁 등의 사회적 태도가 다르기 때문이다. 술을 얼마나 쉽게 구할 수 있는가도 중요한 요인이다.

폭음은 아시아인에게 적으므로 서양인과 비교하면 알코올 중독자가 적다고 한다. 또한 대학의 남녀클럽, 문화권마다 중요한 어떤 날(예: 새해 전날), 어떤 그룹에서 특별한 행사(예: 장례식 이후)는 알코올 섭취를 빈번하게 하여 알코올중독을 격려할 수 있다.

4) 유병률

보건복지부(2024)에 따르면 우리 국민의 알코올 사용 장애 평생 유병률은 12.2%로 모든 정신 질환군 중 가장 높은 것으로 나타났다.

일반적으로 여성이 남성보다 남용자는 적지만 같은 양의 음주에 남성보다 혈중 농도가 높고 합병증의 위험도가 높다. 술을 일찍 마시게 된 청소년은 성인이 된 이후 더 많은 알코올 문제로 고통받게 되며, 노인도 알코올의 독성 효과에 취약하다. 조현병이나 양극성 장애가 있는 사람들은 알코올 효과에 둔하고 충동성이 있어 술을 과음한다. 인종에 따라 알코올 사용 장애의 평생 유병률이 다르다. 특히 알코올 남용의 위험인자는 남성(특히 이혼, 별거, 사별일 경우)이 높다. 여성의 경우는 미혼일 때, 젊은 나이, 낮은 교육 수준, 부분 제 직업종사자 등에서 높게 나타났다. [6)]

5) 경과 및 예후

알코올의존 환자의 10~40%는 알코올과 연관된 문제를 스스로 치료받을 기회를 얻는다. 예후가 좋은 경우로는 첫째, 반사회적 성격장애나 동반된 물질사용장애가 없는 경우 둘째, 안정된 직장과 가정이 있고 알코올과 연관된 법적인 문제가 없는 경우 셋째, 치료가 집중적으로 이루어지는 초반(첫 2~4주)에 환자가 중도 탈락하지 않고 협조적일 때 등이다.

위와 같은 요소를 만족하는 경우 1년 단주 성공률은 60%에 이른다. 알코올 외에 다른 물질사용장애가 동반되어 있거나 직장이 없고 가족 등의 지지기반이 약한 경우에는 1년 단주 성공률은 10~50%에 머무른다. 장기적인 예후에 관한 연구는 아직 충분하지 않지만, 첫 1년의 단주 성공은 그 이후의 지속적인 단주 유지와 연관이 있다고 본다. [7)]

6) 치료

알코올중독의 치료는 개입(intervention), 해독(detoxification), 재활(rehabilitation)의 3단계로 나눈다. 이러한 치료에 앞서 환자의 신체적 · 정신적 상태에 대한 평가가 우선되어야 한다.

알코올중독의 개입, 해독, 재활의 주요 내용은 다음과 같다. [8)]

(1) 개입

치료에서 첫 단계인 개입의 목표는 환자가 알코올의존이라는 질환으로 인한 내과 질환이나 대인관계의 갈등 같은 부정적인 결과들을 정확하게 인식하고 지금이라도 치료받지 않으면 이러한 부정적인 결과들이 더 심화할 것이라는 사실을 직시하도록 하는 것이다. 즉, 병식 또는 통찰(insight)을 갖게 하는 것이다.

개입 단계는 알코올의존이라는 문제를 부정(denial)해 버리고 싶은 환자의 저항을 넘어서서 환자에게 치료 동기를 부여하는 데 초점을 맞춘다. 치료자는 환자에게 술이 이러한 문제들과 어떠한 연관이 있는지를 설명하면서 단주를 통해서 해결할 수 있다는 사실을 깨닫도록 해야 한다. 개입 단계에서 가족의 역할은 아주 중요한데 가족은 환자가 알코올의존으로 인해 겪고 있는 부정적인 결과들을 정확하게 직시하도록 도와줘야 한다.

(2) 해독

해독에서 제일 중요한 것은 정확한 이학적인 관찰 및 평가이며 그와 함께 안정, 충분한 영양공급 및 티아민(thiamine)을 포함한 비타민의 투여 등이다. 급성 중독 상태에 대한 치료는 지지적 치료와 더불어 수분, 영양, 비타민 공급 등이 있다.

알코올 특이중독 치료는 자신과 타인에 해로운 행동을 하지 못하게 통제하는 것이다. 격정이 심할 때 할로페리돌(haloperidol) 2~5mg을 경구 또는 정맥주사로 투여 한다. 심하면 신체적 구금도 필요하지만, 환자가 섬망 상태에서 탈진할 가능성이 있으므로 부득이한 경우를 제외하고는 신체 결박은 하지 않은 것을 원칙으로 한다.

(3) 재활

재활은 환자에게 단주에 대한 동기를 반복적으로 고취하는 동시에 일상생활에서 술의 힘을 빌리지 않고 적절하게 적응할 수 있도록 도와주는 것이다. 효과적인 재활을 위하여 입원 치료, 단주 모임, 약물치료를 병행하는 것이 바람직하다. 재활의 궁극적 목적은 지속적인 단주 동기 고취, 술을 마시지 않는 새로운 생활 습관 형성, 재발 예방이다.

2. 인터넷 중독

1) 개념

인터넷 중독(internet addiction)이라는 용어를 처음으로 채택한 Goldberg(1996)는 DSM-4의 물질 중독에 근거하여 내성(tolerance)과 금단(withdrawal)의 증상을 주요 진단 기준으로 제시하고 12개월 동안 인터넷 사용에서의 부적응적인 행동을 보여 임상적으로 유의한 장애 혹은 고통을 유발하는 경우를 인터넷 중독 장애라고 정의하였다. 또한 인터넷 중독이라는 개념을 학문적으로 처음 사용한 Young(1998)은 인터넷 중독을 인터넷 이용자가 약물, 알코올 또는 도박에 중독되는 것과 유사한 방식으로 인터넷에 중독되는 심리적 장애라고 보았다.

인터넷 중독에 대한 학술적 정의는 확고히 정립되지 못한 상황으로 컴퓨터 중독(computer addiction), 웹 중독(web holism), 사이버 중독(cyberspace addiction), 인터넷 증후군(internet syndrome) 등으로 지칭되기도 한다. 한국정보화진흥원에 의하면 인터넷 중독을 2016년부터 인터넷 과의존(excessive dependence)으로 사용하고 있으며, 과의존은 인터넷을 과다 사용하여 인터넷 사용에 대한 금단과 내성을 지니고 있으며 이에 따라 일상생활에 장애가 유발되는 상태로 정의하고 있다.

DSM-5에서는 인터넷 중독을 인터넷게임 장애(internet gaming disorder)라고 하였고, 비물질 관련 장애(non-substance related disorder)나 행위중독에 해당한다고 하였다. 그리고 인터넷게임 장애에 관한 추후 연구가 필요한 것으로 보았다.[9)]

이처럼 인터넷 중독이란 인터넷 사용과 관련하여 자율적 통제가 불가능하고, 과도한 집착이나 충동적인 행동을 보이며, 이에 따라 사회적 기능에 장애를 일으키며, 때에 따라서는 우울증, 사회적 고립, 충동 조절 장애, 약물남용 등의 문제를 일으키는 상태라고 정의할 수 있다. 본 장에서는 DSM-5에서 정의한 인터넷게임 장애를 인터넷 중독의 개념으로 정의하고자 한다.

2) 임상양상 및 진단기준

(1) 임상양상

인터넷 중독자는 알코올이나 도박중독자들과 비슷하게 강박적 사용과 집착(obsession), 내성(tolerance), 금단(withdrawal), 조절 불능(out of control), 일상생활의 부적응(maladaptation), 일탈행동(deviant behavior) 및 현실 구분 장애, 사회적 회피 및 불안, 스트레스 대처 능력 부족, 우울과 불안, 자살 생각 등과 같은 다양한 임상양상을 보인다.

인터넷 게임중독자들은 게임 아이템 구매 등을 위해 거짓말을 하거나 돈을 훔치고 인터넷 이용을 못 하게 하면 폭력적이거나 충동적인 행동을 보이며 신체적으로는 장시간 스마트폰 · 인터넷의 사용으로 근골격계, 시각 및 청각 손상 등 다양한 신체적 기능에 문제가 발생할 수 있으며 불안정한 자세가 지속되어 거북목 증후군, 손목터널증후군 등이 발생할 수 있다. [10)]

(2) 진단기준

DSM-5 진단기준에서 인터넷 중독을 인터넷게임 장애(internet gaming disorder)로 보았고 추가 연구가 필요한 진단적 장애의 하나로 포함되게 되었다. DSM-5에서는 인터넷게임 장애가 도박장애 및 물질사용장애와 내성, 금단, 행동을 줄이는 시도의 반복적 실패, 일상적 기능의 손상 등 몇 가지 점에서 행동 유사성이 있다고 하였다.

인터넷게임 장애의 DSM-5 진단기준은 〈표 4-2〉와 같다. [11)]

〈표 4-2〉 **인터넷게임 장애의 진단기준(DSM-5)**

임상적으로 심각한 장해나 고통을 일으키는, 지속적이고 반복적인 인터넷게임 사용(종종 다른 사용자와 함께)이 다음에 열거한 진단 항목 가운데 다섯 가지(또는 그 이상) 항목으로 지난 12개월 동안에 나타난다. (1) 인터넷게임 몰두(지속적으로 이전 게임이나 다음 게임에 대해 생각한다. 인터넷게임이 일상에 중요한 활동이 된다) *주의 : 병적도박에 해당되는 인터넷 도박과는 구분됨 (2) 인터넷게임을 중단하면 금단증상을 보이게 됨(일반적으로 과민함, 불안감, 또는 슬픔과 같은 증상을 보일 수 있음. 하지만 이는 약물의 금단으로 인한 신체적 증상은 아님) (3) 내성 : 인터넷게임을 하는 데 더 많은 시간이 필요함 (4) 인터넷게임 이용 시간을 스스로 조절하기 힘듦

(계속) 〈표 4-2〉 인터넷게임 장애의 진단기준(DSM-5)

(5) 인터넷게임을 제외한 이전의 다른 취미나 흥밋거리에 관심을 잃음 (6) 정신과적인 문제에 대해 스스로 인지함에도 지나치게 인터넷게임을 이용함 (7) 가족구성원, 치료자 또는 다른 사람에게 본인의 인터넷게임의 사용 정도에 대해 거짓으로 설정함 (8) 부정적인 기분을 벗어나거나 완화하기 위해서 인터넷게임 이용함(예 : 무력감, 죄책감, 걱정거리 등) (9) 인터넷게임을 이용함으로써 중요한 대인관계, 직업 및 교육이나 직업적 기회를 위태롭게 하거나 잃은 적이 있음 * 주의 : 오직 도박성이 없는 인터넷게임만이 이 진단에 포함되어 있으며, 직업 또는 전문적인 영역에서의 인터넷 사용은 포함되지 않는다. 또한 다른 여가 활동이나 사교적인 인터넷의 사용도 포함되지 않았으며, 이와 비슷하게 성적인 인터넷 사이트도 제외되었다. * 현재의 심각도 명시 인터넷게임 장애는 일상생활에 미치는 영향에 따라 경도, 중등도, 고도로 나눌 수 있다. 가벼운 수준의 인터넷게임 장애 중 증상을 호소하는 사람일수록 일상생활에서 문제를 덜 느낄 것이다. 하지만 심각한 인터넷 도박장애 증상을 보이는 사람의 경우 컴퓨터 사용에 더 많은 시간을 할애하게 되므로 대인관계 또는 직업이나 학업적 성취에서 더 큰 피해를 볼 수 있다.

3) 원인

인터넷 중독에 빠져드는 원인으로는 크게 개인 및 가족적 요인과 사회적 요인 그리고 인터넷 자체 속성적 요인으로 나누어 볼 수 있는데, 그 내용은 다음과 같다.[12)]

(1) 개인적 요인

인터넷에 중독된 사람은 자존감이 낮고 자아 통제가 약하며 심란한 마음을 위해 자기도 모르게 인터넷에 자주 접속하여 시간을 보내며 마음의 위안을 얻고 컴퓨터에 매달려 있는 시간이 자꾸 길어져 작업 효율이 떨어지는 내성 현상을 보인다.

인터넷을 떠나 있으면 왠지 초조하고 불안해하며 e-mail이 와있지 않나 궁금해하는 등 다른 중독증 환자의 증상처럼 손을 떨거나, 극도의 불인, 초조함에 시달리는 것 같은 금단증상을 보인다. 특히, 대인관계에 어려움이 있거나 고독하고 자존감이 낮은 경우, 불안 · 우울 · 충동성이 높은 경우 등 인터넷 등에 대한 부정적인 감정과 현실로부터의 탈출구 역할로 이용될 수 있다.

(2) 가족적 요인

인터넷 중독의 위험을 높이는 가족적 요인으로는 부모와의 갈등 증가, 부부관계의 불화, 자녀에 대한 정서적 지지 정도, 부모의 무관심한 태도, 부모 · 자녀 간 역기능적 의사소통 방식, 부모로부터 심리적 거부나 무관심에 의한 좌절, 권위적인 부모의 양육태도, 부모와 자식 간 신뢰 관계 약화, 혹은 부모로부터 부당한 압력 등이 있다. 이러한 가족적 요인에 의해서 자녀의 인터넷 사용을 방임하거나 극도로 통제하게 된다. 그리고 부모 자신이 인터넷 사용에 과잉 의존하게 된다.

(3) 사회적 요인

진학 및 취업 경쟁으로 인한 극심한 스트레스를 받거나 그 해소를 위한 대안 활동 등을 하지 못할 때 인터넷 사용에 과잉 의존하게 된다. 또한 인터넷의 바른 사용에 대한 교육 등이 정착되지 못한 환경 등이 인터넷 중독에 빠지게 된다.

각 개인은 가족의 한 구성원으로서뿐만 아니라 직장, 학교 등이 포함되는 다른 환경 속에서 함께 존재하지 못할 때도 인터넷 중독에 과몰입하게 된다, 특히, 청소년에게 가장 많이 영향을 미치는 환경은 학교로 볼 수 있는데. 이는 학교 교육과정 및 입시 체제에 대해 만족하지 못하면 인터넷 중독에 빠질 확률이 높다. 그리고 또래 압력이나 아동과 청소년을 위한 문화시설이나 놀이 공간 등 부족도 인터넷 사용에 과잉 의존하게 된다.

(4) 인터넷 자체의 속성적 요인

인터넷이 제공하는 강화나 쾌락 등으로 인해 개인이 중독되는 속성을 지니고 있다. 휴대성, 이용 편의성 등 편리한 인터페이스, OS(운영체제)에 기반을 둔 다기능, 관계 · 오락 · 정보습득 · 구매 등 다양한 콘텐츠 즉시 반응성 등 스마트폰의 내재적 기술 속성이 요인이 될 수 있다.

인터넷은 독특한 대인관계, 의사소통, 가상 세계에서의 잠복성, 성적인 만족, 새로운 인격 창출, 숨은 성격의 발현, 강한 친밀감 형성, 익명성, 즉각적 만족, 광대한 정보 제공을 통한 자아 팽창감 등을 가능케 함으로써 끊임없는 재미와 호기심을 제공함으로써 청소년들을 인터넷 중독에 빠지게 한다.

4) 유형

인터넷 중독은 게임중독, 채팅 중독 및 음란물 중독, 정보 검색 중독 등으로 유형화하고 있다. 이러한 인터넷 유형의 주된 내용은 다음과 같다.[13)]

(1) 게임중독

게임중독이란 과도한 인터넷게임으로 인해 학업과 가정 및 대인관계에 지대한 영향을 미치게 되는 것을 의미한다. 게임 중독증을 보이는 청소년은 밤새워 게임을 하고 낮에는 졸거나, 공부에 집중하지 못하며, 대인 기피증, 강박감, 편집증, 체력 저하 등의 현상이 발생한다. 또한 게임의 폭력성에 노출되기 쉬우며 지나친 승리욕으로 인하여 건전한 사회생활에 악영향을 끼치게 된다. 심할 때는 현실과 가상 세계를 혼동하게 되어 현실에서 폭력적인 행동 등을 보이는 경우도 발생하고 있다.

(2) 채팅 중독

채팅 중독은 과도하게 채팅방, 메신저 사용에 몰입하여 일상생활에 심각한 사회적 · 정신적 · 육체적 지장을 지속해서 받는 상태를 말한다. 또한 인터넷을 통해 타인과 대화를 나눔으로써 친밀감을 쌓고 관계 형성의 욕구를 충족시키기 위해 채팅에 몰두하는 것을 의미한다. 그리고 전자우편이나 정보 검색을 주로 이용하는 일반인들과 달리 정보 이용자가 대화방, 머드게임, 동호회 등의 순서로 인터넷을 과도하게 즐겨 현실 도피의 수단으로 사이버 공간에 빠져드는 것을 뜻한다.

(3) 음란물 중독

음란물 중독은 사이버 공간에서 음란물을 보고 몰입하는 것을 말한다. 즉, 인터넷을 통해 음란물 사진, 만화, 동영상, 소설을 보거나 음란 채팅이나 자기 신체를 노출하는 동영상 채팅 등의 형태에 과도하게 몰두하여 성적인 욕구를 충족시키는 성도착적 행동이다. 그리고 음란물에 지속해서 몰두하게 되면 잘못된 성 의식과 성 가치관을 갖게 되고 인터넷에서 본 비현실적인 내용들을 현실 속에서 실현하려고 함으로써 성범죄를 일으키게 되는 원인이 되기도 한다.

(4) 정보 검색 중독(IT 의존증)

특별한 목적 없이 여러 사이트를 돌아다니며 다양한 내용의 웹서핑을 하거나 한 가지 관심사만의 웹서핑하는 데 몰두하는 행동이다. 서핑중독의 경우 대부분 정보를 모은다는 생각에 인터넷을 건강하게 사용한다며 스스로 중독을 인정하지 않는 경우가 많다. 하지만 과제나 업무 또는 일, 학습과 관련되어 특정한 목적을 가지고 정보 검색을 하는 것을 제외하고 단순히 관심 있는 것에 대한 정보 수집을 하느라 시간 통제가 안 되고 할 일을 미루거나 못할 정도로 과도하게 몰두한다면 서핑중독이라 할 수 있다.

5) 개입

인터넷 중독자는 가족의 도움을 통해 본인이 인터넷 중독인지 먼저 자가 검사를 통하여 인터넷 중독의 정도를 파악한 후 인터넷 중독이면 치료받을 준비를 해야 한다.

인터넷게임 장애를 포함한 인터넷 중독자의 개입에는 정신역동적 치료, 현실치료, 가족교육 및 집단치료 등 다양한 치료적 접근이 있다. 이 중 인터넷 중독에 주된 개입인 약물치료와 인지행동치료의 주된 내용은 다음과 같다. [14)]

(1) 약물치료

현재 인터넷 중독의 치료에 허가받은 약물은 없지만, 다른 중독에 허가받은 약물을 사용할 수 있다. 인터넷 중독과 많이 동반되는 질환은 기분장애와 불안장애, 주의력결핍 과잉행동장애(ADHD) 등이 있다. 기분장애는 특히, 청소년의 경우 무단결석, 약물남용, 인터넷 중독, 가출 등의 행동 문제가 더 많이 나타난다. 정확한 진단을 통해 항우울제, 기분안정제 등을 사용하여 조절할 수 있다.

(2) 인지행동치료

인터넷 중독자의 경우 탐닉적 사용 시간 탓에 일상적 업무수행이 불가능한 경우가 많으므로 치료 개입의 첫 단계에서는 사용 시간 조절을 포함한 인지행동치료 기법이 활용되어야 함을 강조한다. 특히, 인지행동치료 기법을 사용하여 인터넷에 관한 역기능적인 비합리적 신념을 수정하고 인터넷 갈망을 유발하는 상황 및 정서, 그로 인한 결과의 과정에 대한 인식을 높이고, 촉발 요인에 대처할 수 있도록 활용한다.

인터넷 행동 변화를 촉진하기 위해 동기 강화 접근법(motivational enhancement therapy)을 활용할 수 있다. 이 접근법은 인터넷 중독자의 치료 참여도, 긍정적인 치료 결과와 관련되어 있고, 변화 동기를 유발하고 치료를 시작하도록 중독자를 준비시키며, 그가 치료에 참여하고 중도 탈락하지 않도록 돕는다. 또한 치료 참여도를 증가시키고 재발할 때 다시 치료 장면으로 돌아올 수 있도록 도와준다.

3. 도박중독

1) 개념

도박중독(gambling addiction)은 병이 아니고 심각한 정신질환의 일종이다. 술이나 마약과 마찬가지로 한 번 중독에 빠지면 스스로 헤어나기가 대단히 어렵다. 그러나 불행히도 대부분 사람은 그 심각성을 잘 모른다. 도박중독은 도박행위로 인하여 본인과 가족을 비롯해 경제적 · 직업적 기능에 이상이 오거나 대인관계 등에 여러 심각한 문제가 발생하였음에도 불구하고 제어하지 못하고 지속하게 되는 단계에 이르게 된다.

도박중독은 DSM-4에서 충동조절장애(impulsive control disorder)로 분류되었던 병적 도박(pathological gambling)이 DSM-5에서는 물질 관련 및 중독 장애(substance-related and addictive disorders) 중에 비물질 관련(non-substance-related disorders) 장애로 포함되었으며 병명도 도박장애(gambling disorder)로 불리게 되었다.

DSM-5에서 도박중독으로 간주한 도박장애는 개인 · 가족 · 직업 장애를 유발하는 지속적이고, 반복적인 부적응적 도박 행동으로 12개월 동안 진단기준 A에 기재된 4개 이상의 증상을 만족하는 경우로 정의될 수 있다. [15]

이처럼 본 장에서는 DSM-5에서 언급한 도박장애를 도박중독의 개념으로 정의하고자 한다.

2) 임상양상과 진단기준

(1) 임상양상

도박장애의 주된 임상 양상은 다음과 같다.[16)]

도박장애로 인하여 가족과 친구와의 중요한 인간관계가 어렵게 되고 흔히 경쟁적이고, 활력이 넘치며, 쉬지 않고, 쉽게 싫증을 내는 성격으로 인해 정신건강 기능 영역에 부정적인 영향을 미친다.

다른 사람들에게 인정받는 것을 중요하게 여기고 자신이 승리했을 때는 사치스러울 정도로 관대해지며, 도박을 숨기기 위해 반복적으로 거짓말을 하고, 도박하기 위한, 혹은 도박 빚을 갚기 위한 돈을 요구하기도 한다. 또한 시간이 지날수록 도박에 거는 돈의 액수가 커지고 도박하지 않게 될 때 우울, 불안, 안절부절못함 등을 보인다.

도박자금을 마련하기 위해 문서위조, 사기, 공금횡령, 거짓말을 하기도 하고 빚을 지거나 재정적 곤란에 직면하여 가족, 친지, 사회로부터 신용을 잃고 소외당하게 되며 반사회적 행동을 저질러 범법자가 되기도 하며, 직장도 잃게 되고 심지어 자살하기도 한다.

(2) 진단기준

도박중독은 DSM-5에서는 도박장애로 불리는데, DSM-5에 의한 도박장애의 진단기준은 다음의 〈표 4-3〉과 같다.[17)]

〈표 4-3〉 **도박장애의 진단기준(DSM-5)**

A. 지속적이고 반복적인 문제적 도박 행동이 임상적으로 현저한 손상이나 고통을 일으키고 지난 12개월 동안 다음의 항목 중 4개(또는 그 이상)가 나타난다

1. 원하는 흥분을 얻기 위해 액수를 늘리면서 도박하려는 욕구
2. 도박을 줄이거나 중지시키려고 시도할 때 안절부절못하거나 과민해짐
3. 도박을 조절하거나 줄이거나 중지시키려는 노력이 반복적으로 실패함
4. 종종 도박에 집착함(예, 과거의 도박 경험을 되새기고, 다음 도박의 승산을 예견해 보거나 계획하고, 도박으로 돈을 버는 방법을 생각)
5. 괴로움(예: 무기력감, 죄책감, 불안감, 우울감)을 느낄 때 도박함

(계속) 〈표 4-3〉 도박장애의 진단기준(DSM-5)

6. 도박으로 돈을 잃은 후, 흔히 만회하기 위해 다음날 다시 도박함(손실을 쫓아감)
7. 도박에 관여된 정도를 숨기기 위해 거짓말함
8. 도박으로 인해 중요한 관계, 일자리, 교육적 · 직업적 기회를 상실하거나 위험에 빠뜨림
9. 도박으로 야기된 절망적인 경제 상태에서 벗어나기 위한 돈 조달을 남에게 의존함

B. 도박 행동이 조증 삽화로 더 잘 설명되지 않는다

- 다음의 경우 명시할 것
- 삽화성 : 진단기준을 만족하는 것이 1회 이상이며, 도박장애 사이에 적어도 수개월 동안 증상이 줄어든 시기가 있는 경우
  - 지속성 : 진단기준을 수년간 만족시키는 증상이 지속되는 경우
- 다음의 경우 명시할 것
  - 조기 관해 상태 : 이전에 도박장애의 모든 진단기준을 만족했고 최소 3개월 이상 12개월 이내의 기간 동안 진단기준에 맞는 항목이 전혀 없는 경우
  - 지속적 관해 상태 : 이전에 도박장애의 모든 진단기준을 만족했고, 12개월 이상의 기간 동안 진단기준에 맞는 항목이 전혀 없는 경우
- 현재의 심각도를 명시할 것
  - 경도 : 4~5개 진단기준을 만족한다. 중증도 : 6~7개 진단기준을 만족한다. 고도 : 8~9개 진단 기준을 만족한다

*주의점: 비록 물질 복용과 관련되지 않은 일부 행동 양상이 물질관련장애의 양상과 유사하지만, 도박장애 하나만으로도 이 장애에 기술될 만큼의 충분한 자료가 존재한다

3) 원인

도박중독의 원인이 되는 신경생물학적 요인, 심리적 · 정서적 요인, 가족적 요인, 사회적 · 문화적 요인으로 나누어 설명하면 다음과 같다. [18)]

(1) 신경생물학적 요인

신경생물학적 요인은 알코올 등 물질사용장애와 마찬가지로 도박에도 뇌의 보상체계(reward system)가 관련된다고 한다. 즉, 도박에 관련된 쾌락에도 복측피개 부위(ventral tegmental area: VTA)에서 중격의지핵(nucleus accumbers: NA)을 거쳐 변연계와 전두엽으로 이어지는 보상 체계(reward ssytem)의 도파민(dopamin)성 작용의 증가가 관여하는 것으로 알려져 있다.

(2) 심리적 · 정서적 요인

심리적 요인은 개인의 심리적 특성에서 도박중독에 빠지게 되는 요인이 있다는 것이다. 즉, 스트레스에 적절하게 대처하지 못하는 개인의 대처방식이 취약함이 도박의 한 요인이 되는 것이다. 스트레스에 취약한 사람이 스트레스 상황에서 적절한 대처하지 못해 도박 행동을 선택하게 되고, 이는 도박중독의 악순환을 일으킨다고 했다.

도박의 정서적 요인인 충동성, 우울, 불안은 도박 행동을 촉진하는 취약 요인으로 상당한 지지를 받아왔다. 충동성이 높은 사람은 미래보다 현실의 자극에 더 영향을 받아 매달리는 경향이 있어 도박을 중단하는 데 어려움을 겪게 된다. 특히, 우울하거나, 불안하고, 외롭게 느끼고, 스스로 무력감, 죄책감을 느낄 때 이를 해소하기 위해 도박으로 도피한다.

(3) 가족적 요인

도박중독의 위험성에서 가족 요인이 중요한 역할을 한다. 도박중독자가 있는 가족의 경우, 가족구성원 간 관찰학습, 대리학습, 모방학습을 통해 도박중독에 빠지기 쉽다. 특히, 부모에게 도박 문제가 있는 경우 그들 자녀가 도박 관련 문제를 보인다.

(4) 사회적 · 문화적 요인

도박 행동은 개인의 선택과 결정도 중요하지만, 사회문화적 책임이 강조된다. 도박에 대한 사회적 태도 여부에 따라서 얼마나 도박에 쉽게 접근할 수 있는가 등이 달라진다.

우리나라의 경우 허용적인 도박문화에 의해 영향을 받는다. 도박이 하나의 친교 도구로 일상생활 깊숙이 파고들어 도박게임 참여에 대해서 허용적인 태도를 갖고 있다. 도박을 증가시키는 대표적인 현상으로 정부주도형 사행산업을 들 수 있다. 사행산업은 해당 도박 산업에 통제 정도를 완화하고, 참여자의 접근성을 확보하는 역할을 하여 도박중독의 대표적인 사회적 · 문화적 요인으로 지적되고 있다.

4) 유병률

우리나라에서는 도박에 대한 최근 대규모 역학조사는 없었지만, 평균 5% 정도로 보고되고 있다. 이는 우리 사회가 도박에 대해 허용적이고 카지노, 경마, 경륜 등 합법적인 도박은 물론이고 불법적인 도박이 성행하고 있어 도박에 대한 접근이 쉽기 때문이다.

우리나라 도박중독 유병률은 외국과 비교할 때 2~3배 높은 수준이라고 볼 수 있다. 그리고 도박중독의 유병률은 일반인구 집단에서 약 0.2~0.3%이며, 일반인구 집단에서 평생의 유병률은 약 0.4~1%로 나타났다. 여성의 평생 유병률은 약 0.2%였고, 남성의 평생 유병률은 0.6%로 보고되고 있다. [19]

5) 경과 및 예후

도박중독의 발생은 흔히 청소년기 혹은 성인기 초기에서 나타나지만, 중년 혹은 심지어 노년기에도 나타날 수 있다. 일반적으로 도박중독은 수년의 경과를 거쳐 발생하지만, 남성보다는 여성에서 더 빠른 진행을 보인다. 남성은 여성보다 더 어린 나이에 도박을 시작하고 도박중독의 발병 시기가 더 이른 경향이 있는데, 여성은 더 늦은 나이에 도박을 시작하고 남성보다 단기간에 도박중독으로 발전하기 쉽다.

도박중독을 갖고 있는 여성은 남성과 비교하면 우울장애, 양극성 장애 그리고 불안장애가 더 많이 있다. 여성은 더 늦은 나이에 발병하며 더 조기에 치료를 받으러 오지만 성별과 관계없이 도박중독을 가진 사람이 치료를 찾아오는 비율은 낮다.

많은 청소년과 초기성인이 긴 시간에 걸쳐 도박중독을 해결하지만, 미래 도박 문제의 가장 강력한 예측 요인은 이전의 도박 문제이다. 남성에서는 사춘기 때 여성에서는 중년기에 흔히 시작되며 만성적인 경과를 겪는다. [20]

6) 치료

도박중독 치료에는 약물치료, 정신 역동적 치료, 인지행동치료, 집단치료 등이 있다. 이 외에도 가족 교육, 단도박 모임(G.A. : Gamblers Anonymous) 등이 있다. 도박중독 환자의 개인과 환경에 따라 치료적 접근을 해야 하는데, 그 주된 내용은 다음과 같다. [21]

(1) 약물치료

최근 병적도박의 신경생물학적 측면에 관한 연구가 많이 나오면서 약물치료에 관한 관심이 높아지고 있으나 약물치료의 연구 보고는 많지 않다. 현재까지의 연구는 대부분 증례 보고에 그치고 있고 도박 자체를 억제하는 약물치료는 아직 없지만 도박으로 인해 이차적으로 정서적 문제가 동반되었을 때 일시적으로 약물치료를 하는 것이 도움이 된다. 현재까지 도박중독에 효과가 있다고 알려진 약물들로는 항우울제의 일종인 선택적 세로토닌 재흡수 억제제(selective serotonin reuptake inhibitors, 이하 SSRI)와 날트렉손(naltrexone), 아캄프로세이트(acamprosate)의 갈망억제제(craving inhibitors) 등이 있다.

(2) 정신 역동적 치료

도박중독을 강박적 도박중독으로 보고 도박 행동을 내적 갈등과 무의식적인 동기의 표현으로 설명한다. 도박중독자는 본능의 충동에 따라 사악하고 금지된 도박 행동을 통해 쾌락과 만족감을 달성하고자 하지만, 그로 인해 죄책감을 느끼고 지속적인 도박으로 인한 재정적 손실을 통해 자기를 처벌하려고 한다는 것이다.

도박중독에 대한 정신분석치료는 개인치료나 집단치료를 통해 도박 행동 이면에 숨겨진 원인이나 무의식적 욕구를 통찰하도록 하며 기저에 있는 내적 갈등을 해결하는 것을 목적으로 한다. 치료적 접근으로는 전통적인 정신분석, 자유연상, 전이의 해석, 아동기 탐색과 대상관계 치료 등이 있다. 그러나 구체적으로 도박 문제를 어떻게 다루는지에 대한 설명이나 도박자에 맞춘 치료 방법에 대한 세부적인 개발은 거의 없다.

(3) 인지행동치료

많은 도박중독자는 “도박하면 많은 돈을 딸 수 있을 것이다.”라는 잘못된 생각으로 인해 도박에 빠져 헤어 나오지 못하게 된다. 이러한 잘못된 생각을 교정하고 동시에 행동 조절훈련 등을 함으로써 도박중독을 치료하는 것이 인지행동치료이다.

인지행동치료는 인지적 교정(cognitive correction), 문제해결기술, 사회기술훈련, 재발방지 4단계로 구성되어 있다. 즉, 인지적 교정은 중독자가 흔히 가지고 있는 도박에 대한 오해와 잘못된 신념을 바로 교정해 주는 과정이다.

도박은 종류에 따라서는 자기 기술이 다소 필요한 일도 있지만 일종의 확률일 뿐인데 중독자는 자기 능력이나 기술로 이 확률을 조절할 수 있다는 확신을 하고 있다. 이런 잘못된 생각과 믿음을 체계적으로 교정하여 도박 충동을 조절할 수 있도록 하는 것이 치료의 기본이다. 또한 도박 충동을 부추기는 상황을 피하는 기술, 스트레스 관리, 가정 및 사회에서의 적응훈련 등을 통해 재발을 방지하는 작업 등이 치료적 방법에 포함된다.

(4) 집단치료

집단치료는 중독으로 고생하는 다수의 도박중독자를 모아서 치료할 때 전문가가 선택하는 대표적인 치료 방법이다. 습관성 도박중독자가 증가하고 사회문제화되면서 최근 몇 년 전부터 중독자 집단치료 프로그램들이 개발 및 활용되기 시작하였다. 또한 집단치료는 모든 도박중독자 집단구성원이 서로에게 친숙해지도록 하며 생활과 문제, 가치를 공유함으로써 생기는 친숙성을 충분히 활용하여야 한다.

중독자 집단구성원은 집단의 다른 구성원으로부터 자신에게 필요한 단순한 기법을 배울 수 있으며, 이 기법을 배우기 위해 인내심을 갖고 기다려야 한다. 이러한 기법에는 경청이나 질문, 집단 신뢰하기, 자기 노출과 같은 것들이 포함된다.

(5) 가족교육

중독자가 도박하는 것은 가족의 비난이나 집착, 과거 빚에 대한 잘못된 행동 등이 도박 행동을 더 강화해 준다는 사실을 교육해야 한다. 또한 도박으로 인한 빚이 얼마나 있는지, 과거 빚은 누가 어떻게 갚았는지 등에 관해 토론하고 가족이 더 이상 중독자의 도박 행동에 대하여 집착하지 않도록 해준다. 그리고 중독자의 도박 행동에 관한 결과에 대해 반드시 스스로 책임지도록 교육해야 한다.

중독자의 자녀가 도박 행동에 대해 알고 있는지 또 아는 경우 어떻게 생각하는지 등에 관해서도 토론하는 것이 좋다. 또한 가족의 지나친 간섭이나 집착과 같은 잘못된 태도나 가족 간의 갈등, 건강한 의사소통의 부족 등이 도박중독자의 치료를 방해하고 재발을 일으키는 요인이 될 수 있으므로 이들 가족과 자녀에 대한 교육이 필요하다.

그리고 도박중독자 자신의 정신건강에 대해서도 치료자가 관심을 두고 치료해 주는 것도 이들에게 큰 도움이 된다.

(6) 단도박 친목모임

단도박 모임(G.A. : Gamblers Anonymous)은 도박 문제에서 회복되도록 돕는 동료애를 가진 남성과 여성의 순수한 익명의 도박중독자 회복을 돕는 모임이다. 또한 도박중독자 자신의 힘으로 해결할 수 없는 도박 문제를 단도박 모임을 통해서 영적 프로그램과 공동체의 동질성으로 서로의 경험과 힘, 희망을 공유하게 해준다.

단도박 모임은 도박중독자의 상호 간 공통 문제를 해결하고, 지지와 동의를 통한 긴밀한 유대 속에서 도박중독이 병일 것을 알려 주는 데 도움을 준다. 그리고 이 모임(G.A.)은 도박중독자를 회복시키는 데 중점을 둔 회복프로그램의 12단계들을 실천함으로써 중독자 상호 간 도박을 끊고 정상적인 생활을 유지하도록 하는 데 기여하고 있다.

[단도박 모임의 회복프로그램의 12단계들]

제1단계 : 우리는 도박에 무력하며 정상적으로 생활할 수 없게 되었음을 시인했습니다.

제2단계 : 우리보다 위대한 힘이 우리를 정상적인 생각과 생활로 돌아오게 해주실 수 있다는 것을 믿게 되었습니다.

제3단계 : 우리 자신이 이해하게 된, 그 위대한 힘의 보살핌에 우리의 의지와 삶을 맡기기로 결정했습니다.

제4단계 : 우리는 철저하고 두려움 없이 우리 자신의 도덕적, 재정적 목록을 작성했습니다.

제5단계 : 우리 잘못의 정확한 본질을 우리 자신에게 그리고 다른 사람에게 시인했습니다.

제6단계 : 이러한 성격상의 결함을 없앨 완전한 준비가 되었습니다.

제7단계 : 겸손한 마음으로 (우리가 이해하고 있는) 위대한 힘에게 우리의 결점을 없애주시도록 간청했습니다.

제8단계 : 우리가 피해를 준 모든 사람들의 명단을 작성하여, 그들에게 기꺼이 보상할 용의를 갖게 되었습니다.

제9단계 : 우리가 직접 보상하는 것이 그들이나 다른 사람들에게 상처를 주지 않을 때는, 가능한 한 어디 서나 직접 보상했습니다.

제10단계 : 계속해서 우리 자신을 점검하였고 잘못이 있을 때는 즉시 시인했습니다.

제11단계 : 우리는 기도와 명상을 통하여 우리가 이해하고 있는 위대한 힘과 더욱 가까워지도록 노력하였고, 우리를 위한 위대한 힘의 뜻을 깨달아 그 뜻을 실행할 힘만을 주시도록 기도했습니다.

제12단계 : 우리 생활의 모든 일상사에서 이 원칙들을 실천하려고 노력하였고, 다른 도박중독자들에게 이 메시지를 전하려고 노력했습니다.

제5장
자살과 정신건강

1. 개념

자살(suicide)에 대한 개념적 정의는 학자마다 다양하게 제시하고 있고 접근방법에 따라 정신의학적 · 사회적 · 법적 · 종교적 · 윤리적 측면으로 정의될 수 있다.

자살의 영어단어인 suicide는 어원적으로 라틴어 sui(자기 자신)와 ceade(죽이다)의 합성어로 그 어원에서 볼 수 있듯이 자살이란 그 원인이 개인적이든 사회적이든 당사자가 자유의사에 의하여 자신의 목숨을 끊는 행위를 말한다. 즉, 어원적으로도 자살은 당사자가 자유의사에 따라 고의로 자신의 목숨을 끊는 행위를 말한다. 이는 '자기 스스로 죽는다'라는 뜻으로 곧, 타인의 강요가 아니라 스스로 결정하고 실행한다는 의미가 강하게 함의되어 있다. 또한 네이버 지식 사전 등 사전적 의미는 자기 죽음을 초래할 의도를 가지고 자신의 생명을 끊는 행위로 자살을 그 원인이 개인적이든 사회적이든 당사자가 자유의사에 의하여 자신의 목숨을 끊는 행위라고 정의한다.

세계보건기구(WHO, 1968)에서는 자살은 죽음에 대한 의지를 지닌 자살행위로 자신의 생명을 해쳐서 죽음이라는 결과에 이르는 자해행위라고 하였다. 여기서 자해행위는 어느 정도 자살 의도를 갖고 그 동기를 인지하면서 자기 자신에게 가한 상해라고 하였다. 이러한 자살의 개념은 자신의 생명을 빼앗는 행위일 뿐만 아니라 자기 손으로 죽는 사람 또는 자살을 시도하거나 자살할 경향이 있는 경우에 자살의 개념으로 적용될 수 있다.

Judith & Shapiro(1982), Durkheim(1897), Freud(1917), Jung(1918), Menninger(1933),

Gibbs(1985), Schneidman(1987), White(1989), Baumeister(1990) 등의 학자들이 내린 자살에 대한 개념적 정의는 정리하면 다음과 같다. [1)]

Judith & Shapiro(1982)는 자살은 자기 자신을 해롭게 하거나 위험에 빠뜨리게 하여 죽음의 결과를 초래하는 것이라고 정의하였고, Durkheim(1897)은 자살은 자살자 스스로 본인의 행위의 결과를 알고도 행하는 적극적 또는 소극적 행위의 직접적 또는 간접적 결과로 인한 죽음의 경우이며, 이에 따라 치명적인 결과를 초래하는 행위라고 정의하였다.

Freud(1917)는 자살은 자기 자신에게 향해 있는 죽음의 본능의 활동 요소가 극적으로 표현되는 것으로써 내부로 향한 분노로 자살을 개념화하였고, Jung(1918)은 자살은 이미 생의 모든 의미를 상실했다고 사무치게 느끼는 사람에게 정신적인 재생을 갈구하는 소원이라고 정의하였다.

Menninger(1933)는 자살은 자신에게로 향한 살인이라고 하였고 세 가지 소원 즉, 죽이고자 하는 소원, 죽임을 당하고자 하는 소원, 그리고 죽고자 하는 소원과 관련된다고 정의하였고, Gibbs(1985)는 자살은 자신의 행위가 그러한 결과를 초래할 것을 알면서 희생자 자신이 행하는 직 · 간접적으로 초래되는 죽음이라고 정의하였다.

Schneidman(1987)는 자살은 자신의 자기 파괴적인 행동이며 이러한 행위에 대한 묘사로 논리적이며 심리적인 현상이지만 합리적인 자살은 없으며 자살은 이론의 틀로 이해되기보다는 현실적 번민의 결과로 이해해야 한다고 정의하였고, White(1989)는 자살은 자살 생각을 시작으로 자살위험, 자살 시도, 자살로 이어진다고 주장하면서 자살 생각을 자살행위 중의 하나의 과정으로 보았다. 그리고 Baumeister(1990)는 자살을 자기로부터의 도피로 규정하면서 자신이 가진 혐오감으로부터 도피하기 위한 동기로 정의하였다. 즉, 혐오감은 자신의 기대나 기준에 미치지 못할 때 발생하며 이것을 심각하게 받아들여 결국 자살로 도피하게 된다고 하였다.

이처럼 자살(suicide)에 대한 개념적 정의는 학자마다 다양하게 제시하고 있고 접근방법에 따라 정신의학적 · 사회적 · 법적 · 종교적 · 윤리적 측면으로 정의될 수 있다.

따라서 본 장에서는 자살을 죽음에 대한 의지를 지닌 자살행위로 자신의 생명을 해쳐서 죽음이라는 결과에 이르는 자해행위라고 정의한 세계보건기구(WHO)의 자살 개념을 따르고자 한다.

2. 유형

자살유형은 일반적으로 자살 사고(suicide accident)와 자살 시도(suicide attempt), 완전한 자살(completed suicide)로 나누어 설명할 수 있다.

먼저 자살 사고는 자살과 관련된 행동에 몰두하는 생각이나 사고이며 살면서 누구나 한 번쯤 일시적으로 갖게 되는 죽고 싶다는 보편적 현상에서부터 자신이 정말 죽기 위해 구체적인 계획을 세우는 것까지 포함하고 있다. 자살 사고는 자살에 대한 구체적인 계획보다 자살 시도보다 먼저 나타나며 자살 사고가 반드시 자살 시도 및 자살로 이어진다고 할 수 없으나 자살 사고는 자살 시도의 중요한 예측 지표가 되므로 자살 사고를 감소시킴으로써 자살 시도에 대한 예방이 가능하다.

그다음 자살 시도는 자살 사고가 자살에 관한 생각, 계획 등 사고적 측면에 초점을 두지만 자살 시도는 구체적인 행동으로 표현되는 경우이다. 또한 자살 시도는 정말 죽으려는 의도를 가지지 않고 자살 행동을 통해 다른 목적을 달성하려는 것으로부터 죽으려고 하였으나 다른 사람의 개입으로 인해 결과적으로 그 목적을 달성하지 못한 경우를 모두 포함한다. 이전의 자살 시도는 완전한 자살로 이끄는 가장 위험한 요인인 동시에 정서적 스트레스의 중요한 지표이다. 그리고 완전한 자살은 자살 행동의 결과로 죽음에 이르렀을 때를 말하며 일반적으로 남자가 여자보다 많다는 여러 연구 결과가 있다.

자살유형에서 가장 많이 사용하고 있는 유형은 먼저 Durkheim(1987)의 이기적 자살(egoistic suicide), 이타적 자살(altruistic suicide), 아노미적 자살(anomic suicide), 숙명적 자살(fatalistic suicide)이 있다. 그다음 DSM-5에서의 자살유형이다. DSM-5에서는 정식 진단명은 아니지만 '더 연구가 있어야 하는 상태' 부분에 포함하고 있는 자살 행동장애와 비자살 자해를 자살의 유형으로 보고 있다.

다음은 Durkheim과 DSM-5에서의 자살유형으로 나누어 설명하면 다음과 같다. [2)]

1) Durkheim의 자살유형

(1) 이기적 자살

이기적 자살(egoistic suicide)은 개인이 사회와 고립되고 대치되어 있다고 느끼기 때문에 자살하는 상황을 말한다. 이는 왕따와 같이 사회구조적인 문제가 이유가 될 수 있다. 사회통합이 너무 약해져 개인을 사회에 연결하는 역할을 하지 못하기 때문에 발생한다.

이기적 자살은 개인의 반사회적 태도와는 무관하다. 오히려 당사자가 사회에 적응하려 하지만 사회가 그를 받아들이지 못해서 발생하는 현상이라고 보는 것이 타당하다. 오직 자신의 의지와 능력에만 의존하고, 개인이 소속감 상실 등 사회 통합되지 못한다.

현대사회의 지나친 개인주의 경향으로 인해 일어나며, 오직 자살자 자신만의 자원에 의존한 채로 스스로 죽음을 맞이한다. 그리고 사회가 지원해 주는 정서적 안정감과 치료적 효과를 받아들이지 못한다. 예를 들면 개신교도의 자살, 이혼자, 미망인. 독신자, 교육자 등이 이 유형에 속한다.

(2) 이타적 자살

이타적 자살(altruistic suicide)은 개인이 사회에 지나치게 밀착해 있어 사회를 위해 자살하는 상황을 말한다. 사회적 결속이 너무 강하여 사회 가치가 가장 중시돼 일어나는 자살로, 개인이 집단에 매몰되는 경우 발생할 수 있다. 즉, 자살 이유가 오직 다른 사람을 위해 죽는다는 의미를 지니고 있다.

강력한 소속감 등의 통합력이 작용하는 주로 기계적 연대에 기초한 사회이다. 그리고 환경에서의 자살로, 개인이 집단에 완전히 동화되어 있어 집단목적이나 정체가 자기 자신 것과 동일시될 때 발생한다. 예를 들면 단순 농경사회에서의 노약자의 자살, 전투에 패한 장군이나 무사의 자살, 정치적 메시지 전달의 방법으로서의 분신자살, 종교인의 순교, 가문의 영광을 지키기 위한 자살, 침몰하는 선박과 함께 자살하는 선장 등의 유형으로, 이러한 유형은 현대사회에서는 가끔 일어난다.

(3) 아노미적 자살

아노미적 자살(anomic suicide)은 아노미 상태, 즉 사회 규범이 통째로 흔들리면서 그 여파로 개인의 가치관이나 기반이 무너질 때 자주 발생한다. 집단의 무질서 자살로 이기적 자살과 유사하며, 사회적 환경이 급격히 변화하여 개인이 그 새로운 변화 상황에 대처할 수 있도록 사회가 더 이상 강력한 구속력을 행사할 수 없을 때 발생하는 현대의 자살유형이다.

사회의 규제 정도가 낮아지고 무규범 상태인 아노미 상태에서, 미래에 대한 불확실성으로 말미암아 끊임없이 변화를 추구하는데 그 결과 좌절, 불안, 불만 등이 증가하여 극단적 경우 자살을 선택하기도 한다. 예를 들면 로또복권 당첨으로 인한 졸부의 자살, 주식폭락으로 인한 가난한 사람의 자살, 인기가 순식간에 폭락, 폭등한 연예인의 자살, 갑작스러운 실직에 따른 자살, 대공황의 사건 등이 이 유형에 속한다.

(4) 숙명적 자살

숙명적 자살(fatalistic suicide)은 아노미적 자살과는 반대로 사회의 규율이 필요 이상으로 심할 때 발생할 수 있다. 자기 죽음 이외에는 그 어떤 자율적인 행동도 할 수 없는 아주 강력한 압력이 따르며, 구속적 통제가 가해지는 극단의 상황에서 일어나는 자살의 유형으로 실제로 아주 드물게 발생한다.

예를 들면 사람은 감옥 안에 있거나 정신병원에 수용되어 있거나, 전체주의적 정권에 의해 속박을 받고 있다고 느끼거나, 또는 목숨은 연장해 주지만 병을 고쳐주지는 못하는, 육체적 또는 정신적 고통을 완화해 주지 못하는 의료 기관에 송치되어 구속당하고 있다고 느끼는 경우가 이 유형에 속한다. 또한 의료인의 도움을 받아 행해진 자살, 만성통증 속에서 말기 환자가 저지르는 자살 또는 너무 심하게 능력이 박탈된 상태라서 삶이 살만한 가치가 없다고 느끼는 사람이 저지르는 자살, 노예의 자살, 전쟁포로나 장기복역수의 자살 등이 여기에 속한다.

2) DSM-5의 자살유형

(1) 자살 행동장애

현재 이 병명은 DSM-5에서는 독립적 범주로 사용되기보다 다른 정신장애들, 양극성 장애(bipolar disorder), 우울장애(depressive disorder), 조현병(schizophrenia), 불안장애(anxiety disorder) 중 특히, 공황장애(panic disorder), 외상 후 스트레스 장애(Post-traumatic Stress Disorder : PTSD), 물질사용장애(substance use disorder), 경계성 성격장애(borderline personality disorder), 반사회적 성격장애(antisocial personality disorder), 신경성 식욕부진증(anorexia nervosa), 적응장애(adjustment disorder) 등에서 병발 상태로서 기술되고 있다. 즉, 각 장애에서 환자가 보이는 자살위험도, 자살 사고, 자살 행동 또는 병력 상 자살 시도로서 기술되고 있다.

정신병리(psychopathology)가 없는 사람에게서는 이 장애가 드물다. 그러나 정신병리가 없어도 고통스러운 질병이 있을 때, 정치적·종교적 이유로 순교자적 관심을 얻는 방법으로 또는 동반자살 약속의 파트너로서의 자살 행동이 있을 수 있다. 이러한 경우는 이 진단에 해당하지 않으며, 제3의 정보제공자가 자살 행동을 숨기려 한다면 정신병리를 알 수 없게 되어 이 진단을 내릴 수 없다.

이 진단의 핵심은 자살 시도이다. 자살 시도란 최소한 죽으려는 의도로 행동한 것으로 정의된다. 이 진단을 내리려면 최소한 한 번의 자살 시도가 있어야 한다(자살 시도 전에 마음을 바꾸었다면 이 진단에는 맞지 않음). 비자살적 상해도 이 진단에 맞지 않는다. 섬망 상태(delirium state)에서 이러한 행동을 하였거나 시도 전에 불안을 덜었다면 이 기준에 맞지 않는다. 그러나 시도 전에 불안을 덜기 위해 약물 혹은 물질을 복용하였다면 이 진단에 맞는다(〈표 5-1〉 참조).

〈표 5-1〉 DSM-5의 자살 행동장애

최근 24개월 이내에 자살 시도를 하였다(이 자살 시도는 개인이 스스로 시작한 것으로 시작 시점에는 그 행위로 죽음에 이르기를 기대한 것이다. '시작 시점'이란 생각한 방법이 행동으로 실제 벌어진 시점을 말한다). 이 행위는 비자살 자해의 기준에 맞지 않으며(즉 이 행위는 피부에 자해하여 부정적인 느낌인지 상태를 해소하거나 기분 좋은 상태를 만들어 내려는 것이 아니다), 자살 생각이나 자살을 준비하는 행위는 이 진단에 맞지 않는다. 또한 이 행위는 섬망 혹은 혼돈의 상태에서 시작된 것이 아니고 오로지 정치적이나 종교적 목적을 위해 벌어진 것도 아니어야 한다. 특정형으로 현재형(가장 최근 시도가 12개월을 넘지 않은 경우), 조기관해형(가장 최근 시도가 12~24개월 된 경우) 등을 두고 있다.

자살 행동은 인생의 어느 단계에서나 나타날 수 있다. 그러나 5세 이하 소아에서는 드물다. 문화권에 따라 빈도나 방법이 다양하다. 한 번 자살 행동을 하였던 사람의 25~30%는 또 시도하게 된다.

또한 자살 행동은 의도적인가 충동적인가 하는 범주화도 있다. 자살 의도가 얼마나 심각한가 하는 것을 평가하기 쉽지 않다. 계획에 있어 구출될 가능성이 적은 시간이나 장소의 선택, 자살 시도 시의 정신장애, 입원으로부터 최근 퇴원한 상태 최근 항조증약물(antimanic medication)이나 항우울제(antidepressants) 또는 항정신병 약물(antipsychotic medication)을 끊은 상태, 최근 암 같은 치명적 병을 진단받으면 가까운 사람의 죽음이나 이별, 실직, 이주 등으로 위험성을 평가해 볼 수 있다.

실제로 죽는가 하는 것은 계획, 선택된 방법의 치명성에 대한 지식, 진지한(또는 양가성), 타인 개입의 기회 등에 따른다. 방법으로 범주화한다면 비폭력적 방법으로 약물이나 비합법적 물질 과량 복용이 있고 폭력적 방법으로는 뛰어내리기, 총기 사용 등이 있다.

자살 행동의 의학적 결과로 범주화한다면 치명성 여부인데, 치명성은 응급실 경유 입원까지 하게 되는 상태로 볼 수 있다. 자살 행동의 결과 신체 상처, 출혈로 인한 빈혈 상태, 저혈압, 쇼크 상태, 호흡곤란, 구토, 질식 상태, 독약에 의한 간 기능장애 등이 동반되는 것을 볼 수 있다. 자살 행동이 현재 평가 12~24개월 전에 있었다면, 이는 조기관해 상태로 진단된다.

(2) 비자살 자해

비자살 자해는 자살의 의도 없이 일어나는 자살행위로서 그 행위가 부정적인 감정이나 인지를 해소하거나, 대인관계 어려움을 해소하거나, 짜릿한 감각을 느끼기 위해서인 경우를 말한다. 그러나 자해 현상의 상당 부분은 자살을 목적으로 한 것이기 때문에 비자살 자해의 경우와 어떤 공통점이나 차이점이 있는지를 잘 살펴야 한다.

비자살 자해는 보통 십 대 초기에 시작되어 수년을 지속하며 20대에 병원 입원 빈도가 최고조를 보이고 이후로는 줄어든다. 여성이 남성보다 3~4배 많다. 정신과 환자 중에 자해자가 일반인보다 50배나 많다고 한다.

비자살 자해의 원인에 대해서는 2개의 이론이 있다. 먼저 학습이론에 근거하여 양성강화와 음성강화 때문에 나타난다. 양성강화는 자해 시 느끼는 만족스러운 상태, 다른 사람들의 시선이나 주목을 받는 것, 분노를 표출하는 것 등에 의해 자해가 일어나는 것이다. 그다음 음성강화는 자살과 같은 괴로운 생각이나 불유쾌한 감정을 피하려는 것 등에 의해 자해가 일어나는 것인데 대개 자해를 자기 처벌의 한 형태로 여겨 피해나 걱정을 끼친 대상을 향해 자기 처벌적인 행동을 보여주는 것이다.

정신 역동적으로 자해는 자신 또는 내부화된 대상을 벌하고자 하는 무의식적인 욕구로 생긴 공격적 충동이다. 비자살 자해는 자살에 가까운 행태로서 극소화된 자기 파괴의 한 형태로 나타난다. 대표적인 자해 행동은 칼 등으로 손목 피부를 긋는 행동이며 그다음으로 팔등과 무릎 위 피부를 긋는 행동이 많다. 얼굴이나 유방, 복부에 대한 자해는 드물다. 대개 칼, 필기구, 유리 조각 등이 사용된다. 대체로 거칠게 자해하기보다는 신중하게 상처를 낸다. 우리나라에서는 피부를 담뱃불로 지지는 형태의 자해가 발견된다.

3. 원인

자살의 원인은 다양하며 각 원인이 상호작용을 할 수 있다. 사회학적 또는 정신건강 측면에서는 역학을 이용하여 자살의 위험을 높이는 구체적인 요인들을 찾아냄으로써 자살을 예방할 수 있다고 본다.

지금까지의 연구 결과는 성, 연령과 같은 인구학적 요인 이외에 정신과적, 생물학적, 사회 및 환경요인들 그리고 개인의 성장 배경과 같은 요인들이 자살과 관련되어 있다고 말한다. 또한 자살의 현실적인 원인에는 흔히 갈등적인 가족 또는 인간관계, 사별 또는 이혼, 경제적 어려움과 실업 그리고 건강 문제로서 만성 질병, 약물남용(substance abuse), 건강염려증(hypochondria), 우울증(depression), 정신병적 장애(psychotic disorder), 일반 성격장애(personality disorder) 등이 있다. 그러나 그 배후에는 여러 생물학적 · 정신적 · 사회적 원인이 있다. 우리나라의 경우 최근의 자살률이 높은 배경에는 실직 문제, 독거노인, 학교 폭력 등 수많은 사회문제가 숨어있다.

정신건강 전문가들이 강조하는 자살의 원인을 크게 유전적 소질, 성격적 특성 등의 생물학적 · 정신학적 요인 및 경기침체의 사회경제적 요인으로 분류하고 있다. 즉, 생물심리학적 요인과 사회경제적 요인 중 대부분 우울증을 거쳐서 자살에 이르게 되며 나머지 충동적인 상태에서 자살한다고 알려져 있다.

이처럼 자살의 원인을 생물학적 요인, 심리 사회학적 요인, 정신의학적 요인, 사회환경적 요인, 기타 영향 요인(생애 경험 요인, 대중매체 미디어 영향, 모방 자살 영향, 사회 분위기 영향)으로 나누어 설명할 수 있는데, 그 주된 내용은 다음과 같다.[3)]

1) 생물학적 요인

대뇌 세로토닌(serotonin) 기능의 저하, 세로토닌(serotonin)의 대사물질(metabolites)인 5-히드록시인돌 아세트산(5-hydroxyindole acetic acid; 이하 5-HIAA)의 함량 감소, 부신피질 자극 호르몬(adrenocortical stimulation hormone), 방출인자(releasing factor)의

분비 등 생물학적 요인이 자살의 주된 원인으로 보고되고 있다. 특히, 생물학적 요인에 관해서 충분한 연구가 이루어지지 않은 상태이지만, 가족 내 단순 모방 같은 스트레스의 공유에 따른 시도나 또 다른 유전적 소인에 대한 가능성 등이 고려되고 있다.

자살은 가족적인 경향이 있어 자살자의 가족 중에 자살률이 높다. 1명이 자살한 149쌍의 쌍둥이 연구에서도 쌍둥이 2명 모두가 자살한 경우가 9쌍이었는데 이들은 모두 일란성 쌍둥이였고 세로틴과 밀접히 관련되는 것으로 추측된다. 특히, 난폭한 방법으로 자살한 사람의 뇌 연구 결과 세로토닌의 대사물질인 5-HIAA의 감소가 발견되었고 자살 전 뇌척수액(cerebrospinal fluid)에서도 5-HIAA의 감소가 나타났다.

2) 심리 사회학적 요인

어떤 사람이 충격적 사건이나 어려운 상황에 부닥치면 이에 대한 평가를 하고 그 사건이 본인에게 무엇을 의미하며 어떻게 처리할 것인가를 결정하고 문제를 해결하여야 한다. 필요하다면 다른 사람의 도움을 청하여야 한다. 이런 일련의 대처방식과 문제해결 능력에 따라 어떤 사람은 쉽게 상황을 극복하나 해결 능력의 부족, 자신감의 부족, 좌절과 어려움에 인내심이 약한 사람들은 당황하고 무기력해진다. 더구나 충동적이고 분노조절력이 부족한 사람은 사건을 잘 처리하기보다는 더 크게 만들고 깊은 좌절과 절망에 빠질 수 있고 자살 충동을 느낄 때 자살 행동을 충동적으로 실행할 가능성이 높다.

충격적 사건이나 어려운 상황을 해결하는 데 필요한 자아 능력, 자아 건강성 성격은 어린 시절 부모의 적절한 양육을 통해 이루어지는데 이 과정에 문제가 있었다면 자아 능력 발달이 크게 손상된다. 특히, 아동기나 청소년기의 외상(trauma)이나 해소되지 않은 정서적·행동적 문제가 성인기까지 영향을 주고 성격적 결함 내지 패배적 행동양식으로 남을 수 있다. 사건이나 자신의 장래에 대해 부정적, 염세적으로 보는 충동적이고 폭력적인 성격, 남의 비판에 너무 민감하고 자존심이 강한 자기애적 성격 등이 특히 자살 성향이 높은 것으로 보고되고 있다.

자살행위로 이끄는 심리 사회적 스트레스 요인은 다수이며 대개 서로 관련되어 있다. 이런 요인에는 사망이나 이혼에 의한 가까운 인간관계의 상실, 실직 및 다른 업무 관련

상실, 만성 질환이나 장애, 만성통증, 소송 관계, 대인관계 갈등 및 기타 생활사건 등이 있다. 이혼이나 별거 중인 사람은 결혼한 사람보다 2~3배 자살할 생각을 더 많이 가지고 있을 수 있고 3~5배 자살 시도의 가능성이 높다.

3) 정신의학적 요인

최근 정신의학 분야에서는 실제 정신장애가 있다고 해서 다 자살로 사망하지는 않지만, 일반인보다는 매우 높은 자살 행동을 보이는 것으로 나타났다. 정신장애를 가진 사람이 생활상의 충격이나 어려움에 당면하면 일반인보다 더 극복하기 힘들고 자살 충동을 갖게 될 것이다. 특히, 우울장애, 양극성 장애, 알코올중독, 성격장애, 조현병, 불안장애에서 자살률이 높은 것으로 보고되었다. 이들 장애는 유전학적 · 생물학적 원인 요소가 강하며 생물학적 취약성이 있는 사람이 감당하기 힘든 생활사건의 스트레스에 접하면 발병이 촉발되고 자살의 위험성은 증가하는 것으로 볼 수 있다. 가족에 자살력(suicidal history)이 있는 사람들을 자살 고위험군으로 보는 이유는 자살 자체가 유전한다기보다는 자살위험이 매우 큰 정신과 질환이 유전적으로 강한 것으로 보기 때문이다.

정신의학적 장애요인으로는 자살을 시도하거나 자살한 사람의 대다수가 주요우울장애, 조현병, 약물남용, 알코올중독, 불안장애, 성격장애 등이 있는데, 그 주된 내용은 〈표 5-2〉와 같다.

〈표 5-2〉 자살에 대한 정신적 장애요인

장애요인	내용
주요 우울장애	• 청소년과 노인 모두의 자살에 있어 중요한 요소이지만 우울증이 늦게 발병할수록 더욱더 자살 위험이 큼. • 우울증을 가진 환자들의 자살위험을 증가시키는 요소는 25세 이하의 남자, 질병의 초기, 알코올 남용, 양극성 장애의 우울 삽화시, 혼재성(조증-우울) 삽화시, 정신병적 조증 사실로 미루어 자살이 뇌의 염증과 관련된다는 보고가 있음.

(계속) 〈표 5-2〉 자살에 대한 정신적 장애요인

장애요인	내용
조현병	• 조현병을 경험하는 환자의 절반 이상이 자살 시도 경험. 사회적으로 격리되거나 고립된 조현병 환자는 자살 위험성이 더욱더 높음. • 조현병에 이환된 청소년의 대부분이 약물남용과 관련된 자살의 위험성을 더욱 증가시키는 요인임. • 자살은 조현병 환자들에 있어 조기사망에 이르게 하는 단일 원인 중 가장 큰 부분을 차지함. • 자살과 관련 있는 특정한 위험 요소는 젊은 남자 실업자, 반복적인 재발, 황폐화에 대한 공포 특히, 지능이 높은 사람들, 의심, 망상과 같은 양성증상, 우울 증상 등임. • 질병의 초기, 재발 초기, 회복 초기가, 자살위험도가 가장 높아지고 자살위험은 질병의 이환 기간이 길어질수록 감소함.
약물남용	• 알코올을 비롯한 약물의 과다 사용은 개인의 감정, 사고, 행동에 영향을 미쳐 억제력을 감소시키고 충동성을 높임. • 순간적이고 즉각적인 자살 행동에 이르게 하는 위험 요인인 동시에 촉발 인자 특히, 우울한 청소년이 약물남용을 하면 자살의 위험성은 심각할 정도로 높아짐.
알코올 중독	• 알코올중독(알코올 남용, 알코올의존)에는 특히, 자살을 시도한 젊은 사람들에게 있어 자주 진단됨. • 자살과 알코올중독 사이에는 생물학적 · 심리학적 · 사회학적 원인이 연관됨. • 알코올 중독자 사이에서 자살위험을 증가시키는 특정한 요소들 즉, 알코올중독이 일찍 발병되었을 경우, 음주 기간이 길 때, 의존도가 높을 때, 우울감이 동반될 때, 신체적 건강이 나쁠 때, 업무수행이 떨어질 때, 알코올중독의 가족력이 있을 때, 최근 중요한 대인관계의 중단이나 상실 등임.
불안장애	• 불안장애 중에 공황장애가 자살과 가장 관련성이 높고, 다음은 강박장애임. • 신체화 장애와 섭식장애(거식증과 과식욕증) 또한 자살 행동과 관련이 있음.
성격장애	• 자살을 시도한 젊은 사람들을 대상으로 한 최근 연구에서 성격장애의 높은 유병률(20~50%)이 보고되었음. • 자살과 가장 빈번하게 동반되는 성격장애는 경계선 성격장애와 반사회적 성격장애임. • 연극성 성격장애와 자기애성 성격장애, 충동과 공격성과 같은 심리적 경향 또한 자살과 관련이 있음.

4) 사회환경적 요인

사회환경적 요인은 개개인과 사회와의 관계가 잘못되었을 때 발생한다고 보는 관점으로 개인이 살고 있는 가정, 사회 안에서 일어난다. 즉, 자살 행동의 시작은 우선 개인이 당면한 충격적 사건이나 어쩔 수 없이 일어난 생활 변화로 이는 사회환경 안에서 일어나는 것이다. 이러한 생활의 변화는 친지의 사망, 성폭력, 입시 실패 등 충격적 사건일 수 있고 대인관계의 어려움 특히 애인의 배신, 배우자와의 불화, 결별, 이혼 등일 수 있으며 직장, 학업 등에서 오는 견디기 힘든 스트레스와 극심한 피로 등이다. 실직이나 파산, IMF 같은 경제적 위기에 자살이 증가함은 많은 국가에서 경험하였다.

사회환경적 요인 중 스트레스로 기대 상황과 현실 상황 사이에 거리가 존재하면 그로부터 개인은 스트레스를 경험하고 그 결과로 자살 충동이 유발된다. 중대한 생활사건은 가까운 사람의 죽음, 갑작스러운 질병 등 대부분의 사람에게 빈번하게 발생하지는 않으나 당사자에게는 큰 변화를 일으키는 생활사건 등이 있다. 또한 일상생활에서 벌어지는 생활사건인 외로움, 소중한 물건의 분실, 가족구성원 간의 다툼과 갈등, 성적하락 등이 자살을 비롯한 다양한 부적응 행동을 일으킨다. 그 이외에도 빈곤, 사회적 지지의 결여, 대중매체의 부정적 영향, 친구나 동료와 원만하지 못한 인간관계 등이 스트레스를 유발하여 자살 충동 등을 일으킬 수 있다.

5) 기타 영향 요인

(1) 생애 경험 요인

살아가면서 개인적 생애에 경험하게 되는 요인은 절망감, 자살 시도 경험, 성 정체감, 신체적 · 성적 학대, 자아존중감, 공격성 및 충동성 등이 있다. 이러한 요인은 가까운 사람의 상실, 대인관계의 갈등과 단절 그리고 법적인 혹은 일과 관련된 문제가 포함된다. 특히, 가까운 사람의 죽음, 이혼, 별거와 같은 상실은 심한 우울감에 빠지게 할 수 있고, 직장, 가정, 학교에서의 대인관계 문제도 절망감과 우울의 감정을 만들 수 있다.

자살의 위험을 높이는 생애 경험으로써 사회적 고립감을 들 수 있다. 사회적 고립은 사회적으로 연결이 불충분한 상태를 의미한다. 자살을 시도하는 사람은 자살을 생각만 하고 있을 때보다 더 사회적으로 움츠러드는 경향이 있다. 또한 배우자의 죽음과 같이 눈에 보이는 사회적 고립뿐만 아니라 지지하는 사회적 관계망이 없어졌다는 인식으로 사회적 고립감을 가진다는 의견도 있다. 이러한 사회적 고립은 흔히 노인에게서 자살 생각과 관련된 요인으로 지적되고 있다.

(2) 대중매체 미디어 영향

자살과 대중매체 미디어의 관계에 관한 많은 연구는 미디어에 공개된 자살 사건이 뒤따르는 자살 사건에 일정한 영향을 준다고 제안하며 베르테르 효과를 지지하였다. 즉, 신문이나 TV를 통해서 묘사되는 자살에 관한 기사와 소설 속의 가상 자살 묘사가 일반인 특히, 기사 내용의 자살자와 비슷한 현실적 · 심리적 문제를 갖고 있거나 잠재적인 자살 시도 가능성을 안고 있는 사람에게 영향을 미쳐 자살을 유도할 수 있다는 제안이 여러 연구자에 의해 지지가 되고 있다.

대부분의 연구가 윤리적인 제한 때문에 인과관계를 직접 밝히지는 못하지만, 일반적으로 자살 사건이 대중매체 미디어 등을 통해 일반인에게 넓게 공개되면 자살률이 평소보다 급증한다는 보고가 있다.

(3) 모방 자살 영향

모방 자살은 '전염병 모델'로 설명되기도 한다. 특정한 병이 특정한 집단의 사람들에게서 더 잘 발병한다면 그 집단의 사람들을 특별 관리하는 것이 발병을 막는 가장 좋은 예방법이 될 것이다.

연령층으로는 청소년과 노년층이 자살 위험군에 속하는 사람들인데, 이들 중에서도 특정한 조건을 만족시키는 사람들이 자살 보도의 영향을 더 크게 받는다고 볼 수 있다. 청소년 중에서도 TV를 많이 보고, 과거에 자살 시도 경험이 있으며, 우울 증세를 심하게 보이는 아동이나 청소년이 자살할 가능성이 높다. 노년층에서도 경제적으로 어렵고 신체적 질병에 시달리는 노인이 자살 위험성이 크다. 성별로는 남성이 여성보다 5배 정도 모방 자살 시도율이 높다고 알려져 있다.

(4) 사회 분위기 영향

전반적으로 사회 분위기가 고-실업률, 고-이혼율, 종교적 위기 등 침체한 상황일 때, 위기 상황에 놓인 사람이 자살 보도의 영향을 많이 받는다고 한다. 이런 사람은 자살 보도에 좀 더 선택적으로 높은 관심을 보이는 것으로 보이며 위기 상황에 놓이지 않은 사람보다 모방 자살을 할 가능성도 그만큼 높다고 할 수 있다.

4. 임상양상

자살 방법에 있어 남성이 총기, 목맴, 투신 등과 같은 난폭한 방법을 택한다. 여성은 대개 음독자살한다. 민간인 총기 소지 금지 국가에서는 음독자살이 압도적으로 많다. 음독의 경우 수십 년 동안 진정제 · 최면제로 쓰이는 약물, 바르비투르(barbiturate)계 약물이 으뜸이었으나 근래에는 향정신성 약물, 농약, 살충제, 쥐약, 비소(arsenic), 사이나이드(cyanide) 등이 많이 사용된다.

생애주기 중 자살에 가장 영향을 주는 청소년기, 청년기 · 장년기, 노년기의 자살시도자에 대한 임상양상의 주된 내용은 다음과 같다. [4)]

(1) 청소년기

- 알코올, 약물남용을 하는 경우.
- 집단 따돌림을 당하고 있는 경우.
- 등교 거부 또는 무단결석을 하는 경우.
- 또래 관계에서의 갈등이 있는 경우(동성과 이성 친구).
- 성 정체감 또는 성적 성향으로 불편감을 느끼는 경우.
- 부모, 형제 등 가족에게 지속적인 학대를 당하고 있는 경우.
- 급격한 성적 하락으로 인한 우울감, 절망감을 가지고 있는 경우.

(2) 청 · 장년기

- 자식 세대 및 미래 준비로 인한 과업 수행의 부담감이 생기는 경우.
- 부모와의 사별, 실직, 퇴직 등으로 인한 심리적 부담감을 가지게 되는 경우.
- 가정, 직장, 사회에서의 과업 수행에 따른 역할 상실감, 절망감 등이 있는 경우.

(3) 노년기

- 노년기 우울증을 겪고 있는 경우.
- 알코올이나 약물남용을 하는 경우.
- 혼자 생활하는 것이 불가능해진 경우.
- 가족이나 지역사회에서 역할, 지위 등을 잃은 경우.
- 스스로 자신의 인생을 절망적이고 무력하게 느끼는 경우.
- 경제적인 어려움이 지속되거나 당장 해결하기 어려운 경우.

- 일상적인 기능이 쇠약해지거나 독립적인 생활이 어려워진 경우.
- 일자리 혹은 노인이 의미 있게 여기는 생산적인 활동을 상실한 경우.
- 이외의 여러 유형의 신체적 · 심리적 · 사회적 소외를 느끼는 경우.

5. 유병률

한 대규모 역학적 연구에서 자살은 모든 연령대에서 발생할 수 있지만 특정 연령대에 더 자주 발생한다. 예를 들어 10대의 아동과 청소년에게도 있을 수 있다. 하지만 이는 아주 드문 일로 전체 자살의 1% 미만이다. 청소년(15~24세)과 노년층(75세 이상)이 모든 연령대 중 가장 자살의 위험이 크다.

자살은 암 같은 질병이 있을 때, 이혼 등 혼자 사는 사람, 종교가 없는 사람, 더 높은 교육을 받은 경제 수준이 높은 도시인, 젊은이 등에 높았다고 보고하고 있다. 또한 여성은 남성보다 자살할 생각을 표현할 가능성이 약간 더 높으며 자살 시도의 경우에는 최대 2~3배 가능성이 높다. 하지만 실제 자살에 이르는 경우는 남성이 훨씬 높은데, 남성들의 경우 여성보다 치명적인 방법을 사용하기 때문이다.

정신의학적으로 볼 때 기분장애(주요우울장애, 양극성 장애)는 자살 위험성이 높고, 양극성 우울장애, 양극성 I형 장애, 양극성 II형 장애의 평생 자살 시도율은 각각 12%, 17%, 24%로 조사되었다. 자살 사망의 60%가 기분장애와 관련 있는 것으로 보고되고 있다.

조현병의 경우 조기사망이 많고, 조기사망이 자살에 의한 경우가 많다. 평생 자살 시도율은 25%~50%나 되며 10명 중 1명이 자살로 사망하며 일반인보다 자살위험이 30~40배 높게 나타나는 것으로 보고되고 있다. [5)]

6. 치료 및 예방

자살을 시도하는 환자는 가족의 도움을 통해 본인이 자살 경향이 있는지 먼저 자가 검사를 통하여 알코올중독의 정도를 파악한 후 알코올중독일 때 치료를 받을 준비를 해야 한다.

자살시도자를 위한 치료는 위기 개입, 정신의학적 치료, 약물치료, 외래 치료, 입원 치료 등이 있고, 예방에는 자살 예방 대책, 자살시도자 치료 그리고 사후관리 등이 있는데 그 주된 내용을 살펴보면 다음과 같다. [6)]

1) 치료

(1) 위기 개입

적극적이고 직접적 위기 개입을 위하여 자살시도자를 담당한 상담자나 치료자는 응급적인 대처를 하면서 동시에 개입하여야 한다.

먼저, 치료기관과 치료자가 누가인가를 밝히고 그 후 가능한 상대의 주소, 전화번호, 성명을 물어 자살시도자의 확보가 필요하다. 자살시도자의 고민과 아픔, 좌절감, 절망, 불안, 우울감 등을 따뜻한 마음으로 들어주도록 하고 가능한 초기에는 말하는 것에 대해 자제하도록 한다. 면접 시 가능하면 말을 계속 시켜 현재의 공격성과 흥분성을 가라앉히도록 하고 평소의 여유를 찾게 도와주는 것이 무엇보다 중요하다.

가족이나 친지 등 상대가 대화할 수 있는 자가 있는지 확인하고 있다면 면접 후 연결해 준다. 면접 동안 자살시도자가 진정되고 여유를 갖도록 해주며 만일 미진하거나 의심이 갈 때 다시 응급 상담센터나 정신과 의사에게 의뢰해야 한다. 그리고 음독, 또는 다른 방법으로 자살 시행 중일 때는 담당자는 경찰서, 119, 상담 기관의 사무실, 지역사회의 응급 자살예방센터에 의뢰하여야 한다. 의뢰 시 위급신호를 보내 구조를 요청한다.

(2) 정신의학적 치료

급작스러운 스트레스로 인해 자살위험을 보이는 경우는 환자를 보호 · 지지해 주는 치료가 중요하며, 그럴 때 신속히 호전된다. 반대로 스트레스 없이 자살위험이 있는 경우는 정신질환을 앓고 있는 경우가 많으므로 치료자에게 맡긴다.

이때 환자를 혼자 두지 말아야 하는 데 원칙적으로 입원 치료해야 한다. 치료 원칙은 응급조치하고 추후 정확한 평가에 기초한 진단에 따라 정신의학적 치료를 시행해야 한다. 특히, 자살 시도를 할 경우가 위기일 경우 치료자는 위기 개입을 하여 일단 자살을 사전에 막아야 한다.

(3) 약물치료

항우울제, 항불안제를 주로 쓰며 심한 우울증과 망상 상태에서는 항정신병 약물을 사용한다. 자살의 위험성이 아주 큰 우울증의 경우에는 전기충격요법을 이용하기도 한다.

(4) 외래 치료

밀착된 추적이 가능하면 외래 치료를 시도할 수 있다. 자주 의사를 방문하도록 해서 매번 평가받게 하고 지지 치료와 약물치료를 한다. 이때 처방 약물이 자살 시도에 이용되지 않게 한 번에 많이 주지 않도록 한다. 가족도 무기 등 자살에 사용될 수 있는 물건들을 치우는 등 환자를 감시하고 환자가 강한 자살 충동을 보일 때는 의사에게 연락한다. 치료자는 늘 대기상태에 있어야 한다.

(5) 입원 치료

사회적 지지체계가 없고, 환자가 난폭하고, 충동적이며, 자살 계획성이 뚜렷할 때는 강제로라도 폐쇄 병동 입원이 권장된다. 이때 위험성이 큰 환자는 병동 간호사실 가까이 두거나 가족이 지키도록 해야 하며 자해용으로 사용할 수 있는 위험한 물건은 환자로부터 멀리 분리해야 한다. 의사명령에서 반드시 자살 시도 주의를 기재하고 일대일의 감시 보호도 명령한다.

(6) 자살 유가족의 개입

자살로 인해 사랑하는 가족을 잃게 되는 것은 삶의 과정에서 고통스러운 경험 중의 하나이다. 세계보건기구(WHO)의 기준에 의하면 한 명이 자살하면 주변에 미치는 영향은 평균 5-10명에 이른다. 자살 유가족은 정신적인 충격, 혼란, 분노와 우울 그리고 죄책감 등의 감정을 경험하지만, 그 감정을 드러내어 주변 사람으로부터 이해를 받거나 스스로 극복하는 방법을 찾기 어려운 경우가 많다.

자살 유가족을 위한 다양한 프로그램 중에서 자살 유가족은 자신의 회복 과정에서 슬픔을 나누고 서로 지지하는 자조 모임이나 유가족 지원모임에서 도움을 받고 있다. 자조 모임을 통해서 자살자의 이해, 심리·정서적 지원, 애도 과정의 이해와 상처치유, 스트레스 대처 방법, 삶의 회복 등의 서비스를 제공받으며 사랑하는 사람의 자살로 인해 생기는 고통에서 벗어나서 일상생활을 회복하는 힘을 자살 유가족 스스로 얻게 된다.

2) 예방

자살 예방은 개인의 정신적 안정에서부터 국가의 정책에 이르기까지 광범위하다. 자살 예방의 핵심은 자살의 가능성이 있으면 즉각적으로 응급입원을 시키되 환자 단독으로 행동하게 해서는 안 된다는 것이다. 세계보건기구(WHO)에서 제시한 자살 예방 대책은 지역 응급처치 장소를 두어 항시 숙련된 의료 요원을 대기시키고 즉각적으로 적절한 정신과 의사에게 의뢰하며 정신과 응급진료소의 적절한 운영 등이다.

우리나라에서도 아동기와 청소년기, 성인기와 노년기로 크게 두 가지로 구분된 서비스에 따른 자살 예방 대책 및 자살시도자 치료 및 사후관리 등을 마련했다(〈표 5-3〉, 〈표 5-4〉 참조).

〈표 5-3〉 아동 및 청소년기 서비스에 따른 자살 예방 대책

사회환경적 접근(지역사회 대상)		
· 학교교육 정상화	· 학교폭력 감소	· 저소득층 학생 교육권 보장

정신건강 증진(일반인구 대상)
• 아동 · 청소년 대상 정신건강 증진 교육 • 우울증 위험인자(학습장애, 왕따, 학교폭력 등) 감소 • 부모 대상 정신건강 중요성 홍보 교육, 올바른 양육 방법교육

자살위험요인 예방(정신건강 위험 인구 대상)
• 이혼 또는 부모 사망, 극빈층, 알코올중독, 정신질환자, 자살경력 부모 아동 · 청소년 등 위험군 대상 우울증 예방프로그램 제공

자살위험자 조기 발견 및 조기 개입(자살위험자 대상)
• 인터넷 상담 활성화 • 정신건강의학과 치료 상담에 대한 편견감소 홍보 • 위험군에 대한 정기적 선별검사 시행 • 보건교사, 상담교사, 교사, 학부모에 대한 정신보건 교육 • 아동기와 청소년기 우울증 및 자살에 대한 홍보 책자 배포

자살시도자 치료 및 사후관리(자살시도자 대상)
• 우울증 및 자살시도 아동 · 청소년의 치료연계 및 사례관리 강화 • 저소득층에 대한 정신과 치료비 지원

〈표 5-4〉 성인기 및 노년기 서비스에 따른 자살 예방 대책

사회환경적 접근(지역사회 대상)	
• 공동체 의식 강화	· 경제성장률 제고 및 실업률 감소
• 개인워크아웃제도 등 신용불량자에 대한 대책	
• 인터넷 자살사이트 단속 폐쇄	· 고층 건물 및 강다리 관리 강화
• 수면제, 독극물 판매의 적절한 규제	· 생명존중 문화 조성
• 매스컴 선정적 자살보도 억제	· 자살위험도 모니터링 체계 구축

정신건강 증진(일반인구 대상)
• 일반 국민 대상의 정신건강의 중요성 홍보 • 정신보건센터에서 스트레스 관리프로그램 제공 • 직장 정신보건사업(직무스트레스 관리) 시행

(계속) 〈표 5-4〉 성인기 및 노년기 서비스에 따른 자살 예방 대책

자살위험요인 예방(정신건강위험 인구 대상)
• (성인기) 이혼, 실직, 저소득층, 알코올중독, 정신분열증 환자 등 대상 우울증 예방 프로그램 제공 • (노년기) 배우자 사망, 독거노인, 만성질환자 대상 우울증 예방 프로그램 및 사회지지체계 연결 사업

자살위험자 조기발견 및 조기개입(자살위험자 대상)
• '우울증 선별의 날' 등 국가적인 행사로 우울증에 대한 조기발견 분위기 조성 • 정신보건센터의 조기발견체계 구축 · 자살상담 등 정신건강전화 구축 • 인터넷상담 활성화 · 생명의 전화 활성화 • 생명의 전화 상담 이후 정신보건센터로의 연계 활성화 • 자살 징후에 대한 주민교육 홍보 • 정신과 치료 상담의 편견 감소 홍보

자살시도자 치료 및 사후관리(자살시도자 대상)
• 정신보건센터 상담전화 및 생명의 전화와 119연계 강화 • 우울증 및 자살시도 대상자의 치료연계 및 사례관리 강화 • 저소득층에 대한 정신과 치료비 지원 • 자살시도로 응급실에서 치료받은 자에 대한 정신과 치료 강화

제6장
정신장애인 인권과 정신건강

1. 인권의 개념 및 원칙

1) 인권의 개념

인권(human rights)은 보편적이고 절대적인 인간의 권리 및 지위와 자격을 의미하는 개념이다. 즉, 인권은 사람은 사람답게 살 수 있는 권리가 있다는 생각이며, 법의 담당 지역이나 민족이나 국적 등 지역적인 변수나, 나이와 관계없이 적용되는 보편성을 지닌다고 정의된다.

1945년 「유엔헌장」은 기본적 인권, 인간의 존엄과 가치, 여성과 남성의 평등한 권리에 대한 신념을 재확인(전문)하고, 유엔의 목적 중 하나로 인종, 성별, 언어, 종교와 관계없이 모든 인간의 인권과 기본적 자유의 존중을 증진하기 위한 국제협력 달성(제1조 제3항)을 규정함으로써 유엔을 중심으로 한 국제사회에서의 인권 논의의 확고한 토대를 마련하였다.

1948년 선포된 유엔의 「세계인권선언」(UDHR, Universal Declaration of Human Rights)은 이전부터 나라별로 발전되어 온 인권 기준을 국제적인 차원에서 처음으로 집대성한 것으로, 인류 모두의 존엄과 권리에 대한 최소한의 보편적 기준을 담고 있다. 또한 세계인권선언은 오늘날 사회권과 자유권이라고 부르는 다양한 인권을 포괄하고 있으며, 이후 국제사회는 유엔을 통해 사회권, 자유권, 인종차별, 고문, 여성 차별, 아동, 이주노동자, 장애인, 강제 실종 등 다양한 분야에 대한 국제 인권 조약을 발전시켜 왔었고,

수많은 국가의 헌법에 영향을 미침으로써 현대사회의 기본적인 인권 기준이 되었다.

1966년에 세계 유엔총회는 시민적 · 정치적 권리에 관한 국제규약(자유권 규약), 경제적 · 사회적 · 문화적 권리에 관한 국제규약(사회적 규약)을 제정하며 인간의 기본적인 권리 보장에 대한 국제기준의 기반을 다져 왔다. 그러나 이와 같은 인권 규약은 정신장애인을 포함한 모든 사람의 보편적인 인간 권리를 선언하고 있지만 감금, 신체 자유의 박탈, 지역사회통합 등 정신장애인의 주요 이슈에 대한 논의는 언급되지 않았다. 「세계인권선언」을 선포한 후 약 반세기가 지난 2006년에서야 비로소 장애인을 위한 권리협약이 세계 유엔총회에서 채택되었다.

1993년 「유엔 세계 인권대회」 비엔나 선언 및 행동강령은 냉전 종식 이후의 국제사회가 인권의 중요성을 재확인하는 계기를 마련하였다. 여기에는 모든 인권은 인간에게 고유한 존엄과 가치로부터 연유하며, 인간이 인권과 기본적 자유들의 중심적 주체이므로 인간은 이러한 권리와 자유의 실현에서 주요한 수혜자가 되어야 하며 그 실현에 적극적으로 참여해야 함을 인정하고 확인하며, 이들 권리와 자유가 「국제연합헌장」과 「세계인권선언」에 포함된 목적과 원칙에 이바지함을 재확인 등의 내용이 포함되었다.

「대한민국헌법」 제10조에서는 모든 국민은 인간으로서의 존엄과 가치를 가지며, 행복을 추구할 권리를 가진다. 국가는 개인이 가지는 불가침의 기본적 인권을 확인하고 이를 보장할 의무를 지닌다고 선언하고, 이하 제37조까지 평등권, 자유권, 참정권, 사회권, 청구권 등을 규정하고 있다. 다시 말하면 인권은 모든 사람은 성별, 나이, 인종, 피부색, 출신 민족과 지역, 장애, 신체조건, 종교, 언어, 혼인, 임신, 사회적 신분, 성적지향, 정치적 또는 그 밖의 의견 등에 관계없이 인간의 존엄성을 가진다는 가치에서 비롯된 것이라고 정의한다.

우리나라 국가인권위원회법 제2조 제1호에서는 인권의 법적 정의를 규정하고 있는데, 인권이란 헌법 또는 법률에서 보장하거나 대한민국이 가입, 비준한 국제 인권 조약 및 국제관습법에서 인정하는 인간으로서의 존엄과 가치 및 자유와 권리라고 정의하였다.[1)]

이처럼 본 장에서는 위에서 언급한 인권의 개념 중 우리나라 국가인권위원회법 제2조 제1호에서 정의한 인권의 개념을 따르고자 한다.

2) 인권의 원칙

인권의 개념을 근거로 한 인권 원칙은 보편성, 불가분성, 상호 의존성, 도덕성, 근본성, 추상성, 우월성 등이 있는데, 그 주된 내용은 다음과 같다. [2)]

(1) 보편성

「세계인권선언」 제1조에는 모든 인간은 태어날 때부터 평등한 존엄과 권리를 갖는다고 명시되어 있다. 이는 인권은 어른이 된 다음이나 일정한 자격을 갖춘 후에 주어지는 것이 아니라 태어나면서부터 주어지는 권리라는 뜻이다. 다시 말하면 특권에 대한 도전으로부터 성장한 인권은 인종, 피부색, 성별, 언어, 종교, 정치적 또는 기타의 견해, 민족적 또는 사회적 출신, 재산, 출생 또는 기타의 신분 등 어떠한 종류의 차별이 없이 누구나 보편적으로 누려야 할 권리이다.

인권은 모든 인간이 누구나 누릴 수 있는 권리로, 보편적 주체성이 있는 보편적 권리로 볼 수 있다. 이는 부나 권력, 인종이나 성별, 장애 여부 등 인간의 어떤 환경이나 조건 등과 상관없이 모든 사람에게 인권이 보장되어야 함을 의미한다.

(2) 불가분성

시민적 · 정치적 권리와 경제적 · 사회적 · 문화적 권리는 서로 분리할 수 없는 불가분의 권리를 지니고 있어 어느 한쪽의 권리가 침해되면 나머지 권리도 보장될 수 없게 되는 상보적 관계에 놓여 있다.

국제인권규약에서는 인권을 시민적 · 정치적 권리, 경제적 · 사회적 · 문화적 권리로 구분하기도 하고 제3세대 인권에서는 평화권, 연대권, 집단권 등이 있다고 설명하기도 하지만, 이러한 분류는 편의를 위해 또는 어떤 부분을 강조하기 위한 분류에 불과하다.

인권은 본질적으로 나눌 수 없는 성격으로, 자유권이 전제되지 않으면 사회권의 보장이 불가능한 경우가 많고, 사회권이 보장되지 않는다면 자유권의 행사도 어려울 것이다.

(3) 상호 의존성

한 개인이 인권과 관련하여 갖는 책임은 자신의 권리를 알고 누려야 하는 책임과 타인의 권리를 존중하면서 지켜주어야 하는 두 가지 측면이 있다. 즉, 인권은 상호 의존적 권리 때문에 다른 사람의 권리를 침해하는 경우 부득이하게 자신의 인권을 제한받을 수 있다.

대한민국헌법은 공공의 안전이나 복리를 위해 인권을 제한하고 있다. 특히, 인권을 제한할 수 있다고 해도 자유와 권리의 본질적인 내용은 침해할 수 없다. 그것은 필요한 만큼 최소한의 범위에서, 합리적으로 인권을 제한하여야 하고, 제한당하는 사람이 공동체가 얻을 이익보다 인권의 피해가 너무 커서는 안 된다는 원칙을 가지고 있다.

(4) 도덕성

인권은 어떠한 시대와 공간에서도 인증되어야만 보편적 효력이 인정되는 도덕적 권리이므로 특정한 시대나 특정한 공간에서만 제한적으로 효력이 인증되는 권리는 인권이라고 부를 수 없다. 특히, 일정한 권리가 대단히 중요한 경우에는 각국의 형편에 따라 헌법상의 권리로 보장될 수는 있다.

인권은 인간이기에 도덕적 우월이 있고, 이를 바탕으로 인권을 구체화하는 것이다. 인권의 기본적 권리가 반드시 도덕성을 가져야 하는 권리는 맞지만, 자유 헌법이 아닌 개인의 독단을 위한 도덕성도 있기에 도덕성의 기준에 따라 달라지기도 한다.

(5) 근본성

인권은 모든 인간에게 필수적으로 요구되는 근본적 권리 또는 기본적 권리로, 다른 권리는 포기하더라도 이 권리는 결코 포기할 수 없는 가장 기초적인 권리를 의미한다.

인권은 인간이 인간으로서 존엄하고 가치 있는 존재가 되기 위해서 최소한 보장되어야 하는 필수적인 권리로 이해된다. 이러한 의미에서 인권은 인간이 가지는 최소한의 권리이다.

(6) 추상성

인권은 의미 내용의 경계가 매우 불확정적인 추상적 권리를 가지며, 구체적 권리가 되기 위하여 의미 내용의 경계가 확정될 필요가 있는 권리를 뜻한다.

인권의 추상성은 인권의 다른 특성, 즉 보편성, 도덕성, 근본성에서 유래한다. 모든 시대와 공간을 뛰어넘어 모든 인간에게 반드시 인증되어야 하는 권리는 그만큼 추상적일 수밖에 없다는 것이다.

(7) 우월성

인권은 실정법보다 우선한다는 점에서 우월적 권리를 가진다. 이것은 실정법과 인권이 충돌할 때 인권이 실정법을 판단하는 기준이 되고, 실정법의 효력을 상실시킬 수 있는 권리가 된다는 뜻이다.

이처럼 인권은 모든 실정법의 존재 목적이고, 모든 실정법은 원칙적으로 또는 적어도 간접적으로라도 인권을 보장하기 위하여 존재한다.

2. 정신장애인의 인권침해

1995년 「정신보건법」의 제정으로 적법한 절차에 따른 비동의 입원이 자리를 잡기 시작하였지만, 정신보건 체계의 변화를 끌어내지 못하고 오히려 가족에 의한 정신장애인의 강제 입원을 합법적으로 제도화함으로써 정신장애인의 인권침해라는 점에 대해 비판받게 되었다.

「정신보건법」은 20여 년이 지난 2016년에 「정신건강복지법」으로 전면 개정되어 2017년 5월 시행되었다. 「정신건강복지법」은 제1조에서 "정신질환의 예방 · 치료, 정신질환자의 재활 · 복지 · 권리보장과 정신건강 친화적인 환경 조성에 필요한 사항을 규정함으로써 국민의 정신건강 증진 및 정신질환자의 인간다운 삶을 영위하는 데 이바지함"을 법의 목적으로 명시하여 인권 기반의 법 이념적 틀을 마련하였다.

정신장애인의 기본권이 제한되는 주요 영역을 알아보고, 그다음 정신장애인 인권침해의 실제 사건과 조치에 관한 주된 내용을 살펴보면 다음과 같다. [3)]

1) 정신장애인의 기본권이 제한되는 주요 영역

정신장애인의 인권은 대부분 사람에게 소외됐고, 이들의 인권침해에 대한 논의가 제대로 이루어지지 않았음은 주지의 사실이다. 정신장애인의 자해 · 타해 위험성을 이유로 강제 입원 및 강제 치료가 사회적으로 쉽게 용인되고, 격리 · 강박, 면회 · 통신의 자유 등 헌법상 기본권이 사전동의나 고지 없이 쉽게 침해당하고 있다. 그리고 정신장애가 있다는 이유로 자격 · 면허 취득이 제한되기도 한다.

국가인권위원회(2021)는 현행법상 정신장애인의 기본권이 제한되는 영역을 〈표 6-1〉과 같이 제시하였다.

〈표 6-1〉 정신장애인의 기본권이 제한되는 주요 영역

헌법 근거(조항)	주요 제약 내용
신체의 자유(제12조)	강제 이송, 본인 의사에 반한 입원과 치료, 격리, 강박
직업 선택의 자유(제15조)	정신질환자 직업 취득 자격 제한 규정
사생활의 비밀과 자유(제17조)	정신의료기관 퇴원 환자 개인정 보의 통지, 입원 · 입소 시설 내 CCTV 설치 운영, 입원 중 면회 제한
통신의 자유(제18조)	통신의 자유 제한(휴대전화 소지 제한), 통신의 비밀 미보장(공개된 장소에 공중전화 설치)
선거권(제24조)	금치산자 선거권 제한 규정
인간다운 생활권(제34조)	정신장애인의 사회복지시설 이용 제한, 각종 장애인복지서비스 이용 제한 (장애인복지법 제15조 관련)

출처 : 국가인권위원회, 2021.

2) 정신장애인 인권침해의 실제 사건과 조치

2017년 5월부터 시행된 「정신건강복지법」을 통해서 정신장애인 인권이 지속해서 개선되고 있지만 부당입원 등에 의한 신체의 자유 침해, 격리 및 강박 등에 의한 신체의 자유 침해, 노동 강요, 외부 교섭권 및 통신의 자유 침해, 사생활 자유 침해 등 정신장애인의 인권침해가 빈번히 일어나고 있는데, 다음은 실제 이들의 인권침해 사건과 조치의 주된 내용이다.

(1) 부당입원 등에 의한 신체의 자유 침해

① 입원 절차를 위반한 부당입원

가정폭력의 급박함을 호소한다는 이유로, 배우자 1인에게 나머지 보호의무자의 서명을 대필하게 한 후 진정인을 임의 입원 조치한 행위는 「정신건강복지법」을 위반하여 「헌법」 제12조가 보장하는 신체의 자유를 침해한 행위에 해당한 것으로 판단하였다. 이에 국가인권위는 피진정인에게 재발 방지 대책을 마련하고, 소속 의사와 직원들에 대해 입원 절차를 엄격히 준수하도록 직무교육을 시행할 것을 권고하였다.

② 자의 입원환자 퇴원 불허 및 부당한 통신 제한

자의 입원(환자 스스로 입원)한 진정인이 퇴원을 요구했음에도 불구하고 퇴원시키지 아니하고 입원을 지속시킨 피진정인의 행위는 「정신건강복지법」 제41조 제2항을 위반하여 「헌법」 제10조에서 도출된 자기결정권 및 제12조에 따른 신체의 자유를 침해한 것으로 판단하였다. 이에 국가인권위는 자의 입원환자가 퇴원을 요구하는 경우 바로 퇴원시키고, 향후 같은 사례가 발생하지 않도록 소속 직원들을 대상으로 인권 교육을 시행할 것 등을 피진정인에게 권고하였다.

③ 정신의료기관 간 부당한 입·퇴원 등에 의한 인권침해

○○병원 퇴원 당일 △△병원에 구급차를 이용해 강제 이송한 후 동의입원 서류에 서명하지 않는다는 이유로 격리실에 감금하고, 자의 입원환자의 퇴원 의사를 2개월 간격으로 확인하지 않은 행위는 「정신건강복지법」을 위반하여 「헌법」 제12조가 보장하는 신체의 자유를 침해한 행위에 해당한다고 판단하였다. 이에 국가인권위는 고발 조치하고, 보건복지부 장관 및 관할 지방자치단체장에게 상시 모니터링 강화와 더불어 구체적이고 효과적인 대책을 마련할 것, ○○, △△병원장에게 관련자들을 징계 조치할 것 등을 권고하였다.

(2) 격리 및 강박 등에 의한 신체의 자유 침해

① 부당한 격리와 통신 제한 등 인권침해

격리 · 강박의 사유 및 기간을 기록하지 않고, 격리 시행 전후 그 이유를 환자 또는 보호자에게 설명하지 않은 피진정인의 행위는 「정신건강복지법」을 위반하여 「헌법」

제10조와 제12조에서 규정하고 있는 인간의 존엄과 가치 및 신체의 자유를 침해한 것으로 판단하였다.

이에 국가인권위는 피진정인에게 「정신건강복지법」 등 관련 법령을 지킬 것과 소속 직원들에 대한 인권 교육을 시행할 것, 관할 지방자치단체의 장에게 관내 정신보건시설에서 입원환자에 대한 부당한 격리로 인한 인권침해가 발생하지 않도록 지도·감독을 강화할 것을 권고하였다.

② 정신병원에서의 부당한 처우

진정인에게 자·타해 위험성이 없었음에도 타 환자의 수면을 보호한다는 이유로 격리실 입실을 조치한 피진정인의 행위는 「정신건강복지법」 제75조 제2항을 위반하여 「헌법」 제12조에 따른 신체의 자유를 침해한 행위에 해당한다고 판단하였다. 이에 국가인권위는 피진정인에게 「정신건강복지법」 제75조 및 「격리 및 강박 지침」 등 관련 법령 및 규정을 준수하여 향후 유사 사례가 발생하지 않도록 하고 격리를 시행하는 안정실의 사생활 보호 등의 조치를 할 것 등을 권고하였다.

③ 부당한 강박 및 폭행

피진정인의 부인에도 불구하고 관련 기록 및 진술 등을 종합하여 보았을 때 강박 과정에서 늑골 골절(전치 4주)의 폭행을 당했다고 주장하는 진정인의 주장에 이유가 있다고 판단하였다.

이에 국가인권위는 「정신건강복지법」 제72조 제2항 위반 혐의에 대해 수사 의뢰하였다.

(3) 노동 강요

① 부당 노동행위 등에 의한 인권침해

작업요법을 위한 적절한 시설과 전문 인력도 갖추지 않은 채, 진정인을 포함한 입원환자에게 병원 운영을 위한 단순노동을 작업요법인 것처럼 속이고 강요한 피진정인의 행위는 헌법 제10조 및 제12조에서 보장하는 쾌적하고 안전한 환경에서 치료받을 권리와 신체의 자유 등을 침해한 것으로 판단하였다.

이에 국가인권위는 ㅇㅇ병원장에게 작업치료를 시행하면서 병원 운영을 위한 노동 부과 중단 등 작업요법 업무를 개선할 것, 자의 또는 동의입원 환자 중에서 자신의 입원

형식의 의미를 이해할 능력이 없는 환자를 보호 입원 등으로 전환하거나 퇴원 조치를 진행할 것을 권고하였다. 동시에 관할청에 ○○병원에 대해 특별지도점검을 시행하고 위반 사항에 대해 행정처분 등 지도감독을 강화할 것을 권고하였다.

② 배식, 청소, 간병 등 노동을 강요한 인권침해

정신병원 입원환자에게 배식, 청소, 간병 등 노동을 강요한 병원장의 행위는 「정신건강복지법」 제75조 제2항을 위반하여 「헌법」 제12조에 따른 신체의 자유를 침해한 행위에 해당한다고 판단하였다.

이에 국가인권위는 관할 구청장에게 병원 운영상 편의를 위해 입원환자에게 노동을 강요하는 일이 없도록 피진정병원에 대한 지도 · 감독을 강화할 것을 권고하였다. 그리고 입원환자에게 노동을 강요하는 일이 없는지 점검하고 유사 사례가 재발하지 않도록 조치할 것을 권고하였다.

(4) 외부 교섭권 및 통신의 자유 침해

① 정신병원 환자 전화 및 면회 제한 등

전화 제한 기간 중 다른 환자의 공중전화카드를 사용했다는 이유로 2차 전화 제한을 하면서 제한 사유에 대한 기록을 작성하지 아니하고, 보호자가 요청했다는 이유로 치료 목적 외 면회를 제한한 피진정인의 행위는 「정신건강복지법」 제30조 제1항 제7호 및 제74조 제1항을 위반하여 「헌법」 제10조 및 제18조에서 보장하는 일반적 행동의 자유 및 통신의 자유를 침해한 것으로 판단하였다.

이에 국가인권위는 ○○병원에 관련 규정을 준수하고 재발을 방지하기 위해 소속 의사와 직원들에 대해 직무교육을 할 것과 관할 감독기관에 피진정병원의 「정신건강복지법」 제30조 및 제74조 위반 행위에 대해 행정처분하고, 향후 유사 사례가 재발하지 않도록 관내 정신의료기관에 대한 지도 · 감독을 강화할 것을 권고하였다.

② 정신병원 입원환자에 대한 일률적 휴대전화 소지 제한

전문의의 개별 판단 없이 병원 내부 지침에 따라 일괄적으로 휴대전화의 반입을 금지한 피진정인의 행위는 「정신건강복지법」 제30조와 제74조를 위반하여 「헌법」 제10조 및 제17조, 제18조 및 제21조가 보장하고 있는 사생활의 자유, 통신의 자유 및 표현의 자유를 침해한 것으로 판단하였다.

이에 국가인권위는 △△병원장에게 입원환자의 휴대전화 소지를 원칙적으로 허용하되,「정신건강복지법」제74조에 따라 치료 목적으로 최소한의 범위 안에서 정신건강의학과 전문의 지시에 따라 제한하고, 같은 법 제30조에 따라 통신 제한의 사유 및 내용을 진료기록부에 기재할 것과 이와 관련하여 직원을 대상으로 인권 교육을 시행할 것을 권고하였다.

(5) 사생활 자유 등의 침해

① 정신의료기관 병실 및 화장실 CCTV 설치로 인한 인권침해

신체 노출을 피할 수 있는 최소한의 가림막도 제공하지 않은 채 병실 내 일률적으로 CCTV를 설치하여 환자들의 24시간 일상생활을 촬영하는 것은 피진정인이 완화된 수단이나 방법을 모색함으로써 침해를 최소화하기 위해 노력을 했다고 보기 어렵고 환자 보호 및 사고 방지라는 목적에 비해 환자의 사생활 비밀과 자유를 제한하는 정도가 과도하여 침해의 최소성 원칙에 어긋났다.

이에 국가인권위는 병동 내 격리실, 중증 환자 병실 등 환자의 안전 및 보호를 위해 필요한 때에만 CCTV를 최소한으로 설치 · 운영할 것을 피진정인에게 권고하였다.

② 정신질환 치료사실에 대한 무단 발급으로 인한 인권침해

서울 소재 ㅇㅇ정신병원은 정신질환 치료 경력이 기록된 진정인의 진단서를 사회복지시설 직원에게 무단으로 발급해 주어 국가인권위에 진정된 사건이다. 이 사건은「헌법」제17조(사생활의 비밀과 자유)에서 모든 국민은 사생활의 비밀과 자유를 침해받지 아니한다고 규정하고 있다.

또한「의료법」제20조 제1항(기록 열람 등)에서는 의료인 또는 의료 기관 종사자는 이 법 또는 다른 법령에서 특히, 규정된 경우를 제외하고는 환자에 관한 기록의 열람 · 사본 교부 등 그 내용 확인에 응하여서는 아니 된다고 규정하고 있다.

다만 환자, 그 배우자, 그 직계존속 또는 배우자의 직계존속(배우자 · 직계존속 비속과 배우자의 직계존속이 없는 경우에는 환자가 지정하는 대리인)이 환자에 관한 기록의 열람 · 사본 교부 등 그 내용 확인을 요구한 때에는 환자의 치료 목적상 불가피한 경우를 제외하고는 이에 응하여야 한다는 단서 조항이 있다.

그러나 ○○정신병원의 정신건강의학과 의사는 정신장애인의 진단서를 발급하면서 진정인의 법령상 정당한 보호의무자인지를 확인하지 않고 정당한 보호의무자가 아닌 사회복지시설 직원에게 발급하여 준 사실이 확인되었다.

이에 국가인권위는 헌법 제17조와 의료법 제20조 제1항을 침해한 행위로 판단하고 ○○정신병원에 대하여 진정인의 진단서를 권한 없는 자에게 발급해 준 정신건강의학과 의사를 주의 조치할 것과 위 행위에 대한 재발 방지를 권고하였다.

3. 정신장애인 인권 증진을 위한 기본원칙과 핵심 추진 과제

정신장애인 인권 보고서(2021)에서는 정신장애인 인권 증진을 위한 4대 기본원칙과 7대 핵심 추진 과제를 제시하고 있고, 각 핵심 추진 과제 안에는 27개의 정책과제가 포함되어 있다. 정신장애인 인권 증진을 위한 4대 기본원칙과 7대 핵심 추진 과제의 주된 내용은 다음과 같다.[4)]

1) 정신장애인 인권 증진을 위한 4대 기본원칙

(1) 인간 존엄성에 기반을 둔 자율과 자립의 보장

사회가 한 개인을 온전한 인격체로 대한다는 것은 그 개인의 사적 사안에 대해 국가나 타인이 부당하게 간섭하지 않고 스스로 결정하고 행동할 수 있도록 존중한다는 것을 의미한다. 이러한 권리는「헌법」에 의해 보장되며, 국가안전보장 · 질서유지 또는 공공복리를 위하여 필요한 때에만 일부 제한될 수 있다. 특히, 자기결정권은 개인이 삶의 중대한 사항에 대해 스스로 결정하고 그 결정에 따라 자유롭게 행동할 권리를 의미하는바, 인간으로서의 존엄과 가치를 유지함과 동시에, 여타 권리를 누리기 위한 전제 조건이 된다.

그럼에도 정신장애인은 '자 · 타해 위험성'과 '치료 필요성'만 인정되면 본인 의사에 반한 입원 치료가 가능하도록 법과 제도가 유지됐고, 그 과정에서 정신장애인의 자율성과 자기결정권은 간과되었다. 특히, 사회가 불안정할수록 정신장애인에 의한 범죄가 두드러질수록 정신장애인의 자율성을 제한하려는 입법적 시도와 여론은 강화되었다.

정신장애인에 대해서는 개인의 자율성보다 치료의 필요성이 강조되었고, 회복의 가능성보다는 불확실한 미래의 위험성이 주목받아 왔다. 아울러 정신장애인의 주체적인 삶은 지역사회 보호에 우선해야 하며, 이를 위해 정신장애인의 자립을 촉진하는 각종 주거 · 고용 · 동료 지원 등 정책에 대한 적극적인 추진이 필요하다.

(2) 국가의 정신장애인 인권에 대한 존중 · 보장 · 실현 의무

정신장애인의 경우 다른 집단에 비해 인권침해를 받을 가능성이 높음에도 불구하고 자신의 권리를 스스로 주장하기 어려워 국가의 적극적인 노력이 수반되지 않는 한 인권 보장이 일반적 수준에 도달하는데 사실상 어려움이 따른다.

정신장애인의 인권을 증진하는 것은 국가의 정책적 노력과 인식의 개선, 사회구성원의 합의 없이는 불가능하다. 국가는 정신장애인에 대한 사회적 편견과 낙인이 강화되는 상황, 정신장애인이 사회로부터 고립되는 상황, 사회 안전을 이유로 개인의 자유가 희생되는 상황을 용인해서는 안 되며, 이러한 문제가 발생하지 않도록 관련 법과 정책, 관행을 정비해야 할 책임이 있다.

그러므로 국가는 정신장애인 인권 보호에 대한 책임을 다하는 동시에 이들의 인권을 존중 · 보장 · 실현할 의무를 다함으로써 인권침해가 발생하지 않도록 해야 한다.

(3) 비차별과 사회통합

정신장애인 등과 같은 특정 집단에 대한 차별과 편견은 개인의 사회적 고립을 강화해 사회통합을 저해하고 있다. 그뿐만 아니라 이들에 대한 편견의 원인이 된 사실을 은폐하는 결과를 낳아 사회 전체적으로 부정적 효과를 가져올 수 있다.

특히, 정신장애인이라는 이유만으로 사회적으로 논쟁거리가 된 범죄자와 같은 낙인의 시선을 받는 것은 그 자체가 사회적 부당함과 무례함이 될 수 있다.

국가는 정신장애인에 대한 법적 차별에서 야기되는 사회적 차별에도 주목할 필요가 있다. 「헌법」상 보장된 기본권이 정당한 사유 없이 정신장애인에게만 제한될 때 그 자체로 정신장애인 차별을 정당화하는 근거가 될 수 있고, 사회통합을 저해하기 때문이다.

이처럼 정신장애인에 대한 차별과 편견의 개선은 국가가 법으로 금지하는 것만으로는 부족하며, 이들에 대한 인식의 개선도 실천됨으로써 비차별과 사회통합이 이루어져야 한다.

(4) 인간다운 삶이 보장되는 지역사회 중심의 정신건강복지서비스

모든 사람은 태어날 때부터 자연스럽게 공동체의 한 일원이 되므로 타인과 격리해야 할 부득이한 사유가 있지 않는 한, 삶의 터전을 박탈당해서는 안 된다. 정신장애를 가진 사람 역시 다른 사람과 동등한 수준의 삶을 살아갈 권리가 있으며, 이는 지역사회에서 증상을 관리하며 가족을 이루고, 직장생활하며, 이웃과 함께 어울려 살아가는 평범한 삶을 의미한다.

이를 위해서는 정신장애인에 대한 치료와 보호, 지원이 기본적으로 지역사회를 기반으로 해야 한다. 근본적으로는 병원과 시설 중심의 치료 및 서비스는 탈원화 패러다임으로 전환되어야 하고, 기존의 재원과 인력은 지역사회로 옮겨져야 한다.

국가는 정신장애인이 정신의료기관 등으로 강제 입원이 되거나 장기 입원이 되는 것을 막기 위해 지역사회 서비스 기관을 확대해야 하고, 개인별 지원 계획에 따른 서비스가 정신건강 관리 및 치료의 필수적인 부분임을 인식, 법에 이와 관련한 조항을 명시해야 한다. 그리고 이 모든 사항이 실현될 수 있도록 지역사회 정신건강 예산을 대폭 확충해야 한다.

2) 정신장애인 인권 증진을 위한 7대 핵심 추진 과제

(1) 지역사회 거주 정신장애인의 사회권 강화

정신장애인의 사회권과 관련한 규정은 「정신건강증진 및 정신질환자 복지서비스 지원에 관한 법률」(이하 「정신건강복지법이라 함) 제4장(복지서비스의 제공)에 마련되어 있고, 구체적인 사항은 보건복지부령으로 정하도록 하고 있으나 시행령 대부분이 구체화되지 못했거나 입법불비의 상태여서 정신장애인의 고용 및 주거 등이 열악한 실정이다.

정신장애인 특화형 일자리 개발 및 직업재활시설 확대, 「장애인복지법」 제15조 폐지 등을 통해 정신장애인의 노동권을 증진하고, 「장애인 · 고령자 등 주거약자 지원에 관한 법률」에 따른 주거약자에 「정신건강복지법」상 정신질환자를 포함하는 등 주거 지원을 확대할 필요가 있다. 정신장애인을 둔 가족의 경우 돌봄의 무게가 상당하므로 가족에 대한 정보 제공 및 서비스 역시 「장애인복지법」 및 「발달장애인 권리 보장 및 지원에 관한 법률」에 준하는 수준으로 강화하여야 한다.

따라서 지역사회 거주 정신장애인의 사회권 강화를 위한 정책과제는 정신장애인 사회권 보장의 법적 근거 및 실행계획 마련, 노동권 보장, 주거권 및 일상생활의 보장, 가족에 대한 정보 제공 및 교육권 보장 등이 있다.

(2) 차별과 편견 없는 정신장애인 사회통합

「헌법」 제11조는 모든 국민은 법 앞에 평등하며, 성별 · 종교 또는 사회적 신분에 의해 차별받지 않아야 한다고 명시하고 있으나, 우리 사회에서 정신장애인은 위험하거나 무력한 존재로 인식되어 차별 대우를 받는 경우가 많다.

정신장애인에 대한 편견은 사회통합을 저해할 뿐만 아니라 이들에게 질환을 은폐하게 하여 적절한 시기의 치료를 놓치게 하고, 불필요한 장기 입원을 일으키게 할 여지가 높다. 장애인에 대한 차별 행위를 명시한 법률로는 「장애인차별금지 및 권리구제 등에 관한 법률」이 있고, 해당 법률 제4조에 의해 장애를 이유로 장애인을 정당한 사유 없이 제한 · 배제 · 분리 · 거부하는 행위는 법이 금지하는 차별 행위에 해당한다.

따라서 차별과 편견 없는 정신장애인 사회통합을 위한 정책과제는 이들에 대한 사회적 인식 개선, 정신장애인 취업 자격 제한 법령 폐지, 보험 가입 차별 금지 등이 있는데, 이는 이들의 인권을 보호하는 것일 뿐만 아니라 사회적으로는 경제적 비용을 절감하는 것이기도 하다.

(3) 탈원화를 통한 지역사회 중심의 정신건강복지체계 구축

지역사회에 기반한 치료는 정신장애인 인권 보호의 궁극적인 목표임에도 불구하고 그 달성이 매우 어렵다. 왜냐하면 정신장애인을 지역사회 안전을 위협하는 존재로 인식하게 되면 이들의 자유와 권리 제한은 불가피하다고 여겨지기 때문이다. 실제 국제기구의 권고에 따르면 수용 위주의 치료는 효과도 높지 않을 뿐만 아니라 비용 대비 효과도 낮다.

따라서 탈원화를 통한 지역사회 중심의 정신건강복지체계의 구축을 위한 정책과제는 탈원화를 위한 제도적 기반 마련, 지역사회 정신건강복지 예산 및 정신 재활시설 확대, 재정운용방식의 개선, 정신건강복지센터의 전문적 기능 강화, 외래 치료지원제도 활성화, 동료 지지체계 마련 등이 있다.

(4) 입 · 퇴원 절차 및 심사제도 개편

지역사회 중심의 정신보건 복지서비스를 구축한다고 하더라도 부득이 정신의료기관 등에 입원해야 하는 상황이 발생할 수 있다. 이때의 입원(소)은 본인의 의사에 반한 경우가 많을 것이므로, 이들에게 설명 및 고지를 충분히 하고, 신체의 자유 및 자율성을 최대한 보장하는 등 기본권 제한으로 인한 피해를 최소화하는 것이 필요하다.

2017년 5월 「정신건강복지법」 시행을 전후해 자발적 입원(자의 입원과 동의입원)의 비율이 많이 늘고, 비자의 입원(보호 입원과 행정입원)은 현저하게 감소하여 외견상 「정신건강복지법」의 기본이념인 자발적 입원의 우선 원칙이 현실에서 구현되는 듯한 양상을 보였다. 그러나 실제 현장에서는 의사결정 능력이 부족한 사람도 자발적 입원으로 유인해 강제 입원 심사를 회피하는 사례가 발생하고 있고, 이에 동의입원 제도가 통계적으로만 유의미한 제도가 아니냐는 비판도 제기되고 있다.

따라서 입 · 퇴원 절차 및 심사제도 개편을 위한 정책과제는 자의 · 동의 입원 절차 개선, 지도 · 감독 강화, 비자의 입원제도 개선, 비자의 입원 심사기관 및 절차 개편, 비자의 입원 병원 별도 지정, 공공이송체계 마련 등이 있다.

(5) 존엄성에 기반한 치료 환경 마련

1991년 유엔총회에서 결의된 MI 원칙(정신장애인 보호와 정신보건의료 향상을 위한 UN 원칙)은 정신장애인이 가능한 한 제한적이지 않은 치료를 받을 권리(원칙 9)와, 학대 및 착취 등 비윤리적 대우를 받지 않을 권리(원칙 1), 사생활 및 의사소통 · 통신의 자유 등을 존중받을 권리(원칙 13), 고지된 동의에 따라 치료받을 권리(원칙 11)가 있음을 규정했다. 정신보건시설 내의 환경 및 생활 조건은 비슷한 나이의 일반인 생활과 최대한 유사해야(원칙 13) 하고, 정신보건시설의 자원은 다른 보건시설과 같은 수준을 유지해야 한다고도 명시하고 있다(원칙 14)(〈표 6-1〉 참조).

〈표 6-1〉 MI 원칙(정신장애인 보호와 정신보건의료 향상을 위한 UN 원칙)

원칙	주 제	원칙	주 제
1	근본적 자유와 기본권	14	정신보건시설의 자원
2	미성년자의 보호	15	입원 원칙
3	지역사회 내에서의 삶	16	비자발적 입원
4	정신장애 판정	17	심사 기관
5	의학검사	18	절차상 보호조치
6	비밀보장	19	정보 열람
7	지역사회와 문화의 역할	20	범죄 피의자
8	의료기준	21	이의 제기
9	치료	22	감시과 구제
10	약물치료	23	실행
11	치료의 동의	24	정신보건시설 관련 본 원칙의 적용범위
12	권리의 고지	25	기존 권리의 구제
13	정신보건시설 내에서의 권리와 조건		

출처 : UN 총회 결의문에 의해 채택(1991년 12월 17일).

이처럼 MI 원칙은 장애, 인종, 성별, 언어, 종교, 정치 또는 기타 견해, 국가나 민족, 혹은 사회적 출신, 법적 혹은 사회적 지위, 나이, 출생적 특성을 근거로 하는 어떤 치료가 공존하는 환경 등의 차별도 없이 적용되어야 한다고 강조하고 있다

따라서 존엄성에 기반한 치료 환경 마련에 대한 정책과제는 정신의료기관 시설 · 인력 기준 강화, 격리 · 강박 등 신체 제한 최소화를 위한 대체 프로그램 개발, 환자의 알권리 및 통신의 자유 등 기본권 보장, 그리고 의료급여환자 차별의 개선 등이 있다.

(6) 자기결정권 존중을 위한 의사결정 제도의 개선

세계보건기구(WHO)는 정신장애인의 자기결정권 허용 범위를 결정할 때 능력(capacity)과 역량(competence)의 개념적 차이를 이해하는 것이 중요하다고 말한다. 여기서 능력이란 일반적으로 의사결정을 할 수 있는 정신적 능력의 존재 여부를 말하며, 역량은 정신적 능력을 갖추지 못할 때 생기는 법적인 결과를 의미한다.

현재 정신장애인의 의사결정을 지원하는 제도로는 공공후견인제도와 절차 보조인 시범사업이 있다. 이 제도들은 정신장애인의 역량을 보조하기 위한 제도이지만 잘못 운영될 때 오히려 역량을 제한하는 결과를 일으킬 수 있다.

따라서 자기결정권 존중을 위한 의사결정 제도의 개선에 관한 정책과제는 후견제도의 의사결정 지원 제도로의 개편, 비자의 입원환자를 위한 지정 조력 제도 마련, 정신장애인의 정책 결정 및 참여 확대 등이 있다.

(7) 재난 상황에 따른 정신장애인 지원 및 인권 보호

정신장애인은 이전과 다른 유형의 인권침해와 차별을 겪고 있다. 병원 내 감염 요인 유입 방지를 위한 외출 · 면회의 원천 불허, 면회 제한에 따른 타 병원 정신과 전문의 2차 진단의 내부 전문의 대체, 산책 금지에 따른 흡연권 박탈, 코로나 진단 결과 대기 과정에서 보호실 임의 격리 등이 그것이다. 이러한 상황은 대체로 국가인권위원회 진정을 통해 파악되고 있다.

공동생활을 하는 정신건강 증진시설의 구조상 집단감염을 예방하는 것이 무엇보다 중요한 과제이겠으나, 그렇다고 하여 합리적인 이유나 대체적인 수단의 고려 없이 법에 명시된 인권이 제한 없이 침해되는 것은 적절하지 않다.

대체적 수단 마련 방법에는 면회를 제한하는 대신 화상 면회시스템의 도입, 외부 전문가에 의한 2차 진단 및 입원 적합성 심사위원회 조사를 화상 진단 및 조사로 대체, 자치단체별로 코로나 선별 진료 및 검사 결과 대기 장소 마련 등이 있다. 이처럼 기본권 제한을 최소화할 수 있는 대체적 수단 마련이 필요하다.

따라서 재난 상황에 따른 정신장애인 지원 및 인권 보호를 위한 정책과제는 정신의료기관의 감염 관리체계 개선, 재난 상황에서 정신의료기관 입·퇴원 상황 개선 등이 있다.

제7장 재난과 정신건강

1. 재난의 개념

재난(disaster)은 태풍 · 홍수 · 호우 · 가뭄 · 지진 등 자연현상의 변화, 또는 화재 · 붕괴 · 환경오염 사고 등 대통령이 정하는 규모 이상의 인위적인 사고로 인한 인명이나 재산의 피해를 말한다.

유엔국제재해경감기구(UNISDR)에서는 재난을 "갑작스럽게 발생하여 지역사회의 기본조직과 정상 기능을 와해시키는 큰 규모의 사건으로서 그 영향을 받은 지역사회가 외부의 도움이 없이는 극복할 수 없고 생명과 재산, 사회 간접시설과 생활수단에 일상적인 능력으로 처리할 수 없는 피해를 일으키는 단일 또는 일련의 사건"이라고 정의하고 있다.

미국의 연방재난관리청(FEMA)은 재난을 정부의 평상시 관리 절차 및 자원으로 대응하기 어려운 규모의 인적 및 물적 피해를 가져오는 돌발적이고 심각한 사건으로 정부와 다양한 민간 조직이 체계적이고 효과적인 대처와 대응이 필요한 사건으로 정의한다. 또한 국제연합개발계획(UNDP)은 재난을 자연 또는 인간에 의해 야기된 위험 요인과 자연 사회구조의 취약한 환경의 상호작용으로 인해 발생되는 해로운 사건으로 보며 이에 따라 생명 및 재산의 피해 사회구조의 붕괴 등이 나타나는 것으로 정의하였다.

세계보건기구(WHO, 1992)는 재난이란 한 지역사회가 감당할 수 있는 정도의 한계를 훨씬 넘어설 만큼 심각한 생태적 · 사회 심리적 붕괴로 정의하고 있어 정신적인 영향을 크게 강조하고 있다.

우리나라는 재난 및 안전관리기본법 제3조에서 재난을 "국민의 생명, 신체 및 재산과 국가에 피해를 주거나 줄 수 있는 것"으로 정의하고 있다. 즉, 국민의 생명·신체 및 재산과 국가에 피해를 주거나 줄 수 있는 것으로 태풍, 홍수, 호우, 지진 등 자연현상으로 인하여 발생하는 재해와 화재, 붕괴, 폭발 등 이와 유사한 사고로 대통령령이 정하는 규모 이상의 피해 등 국가기반체계의 마비와 전염병 확산 등으로 인한 피해를 말한다.[1)]

이처럼 우리나라의 재난 및 안전관리기본법 제3조에서 정의한 재난 개념이 유엔국제재해경감기구, 미국의 연방재난관리청, 세계보건기구에서 주장하는 재난의 개념을 포함하고 있는 것으로 본다. 따라서 본 장에서는 재난의 개념을 우리나라의 재난 및 안전관리기본법 제3조의 재난의 정의를 따르고자 한다.

2. 재난경험자의 반응

재난경험자의 반응에는 경고반응(제0기), 영웅반응(제1기), 허니문반응(제2기), 희망과 좌절과 현실 폭로반응(제3기), 재건반응(제4기)의 5단계가 있는데, 그 주된 내용은 다음과 같다.[2)]

1) 경고반응(제0기)

경고반응의 시기는 임박한 재난에 대한 뉴스가 확산하는 충격기 시기이다. 재난경험자는 강렬한 정서 반응과 함께 자율신경계가 각성하여 심장박동 증가, 혈압상승, 소화기능 문제 등의 신체 반응이 나타나지만, 가용한 정보와 사실을 최대한 취합하려고 하고, 적절한 재난 대비에도 노력한다(〈표 7-1〉 참조).

〈표 7-1〉 재난경험자의 경고 반응

정서적 반응	행동적 반응	유용한 자원
• 물리적 현상(멀리서 다가오는 태풍이나 빈번해진 화산 활동 등)을 목격하며, 불안과 초조, 짜증과 같은 복합적인 정서 반응을 보이게 됨. • 초기 재난의 피해를 입어 충격을 받고, 멍해지는 경우도 있음.	• 안전한 장소를 찾거나 주변 사람의 안위를 걱정하지만, 재난의 위험에 대해 과소평가하며 평소와 다름없이 지내는 일도 있음. • 우왕좌왕하면서 적절한 행동을 보이지 못하는 때도 있음.	• 가용한 대피소나 비상 물자 등에 대한 정보 및 보급, 탈출로, 연락망의 점검 등이 필요함.

2) 영웅반응(제1기)

〈표 7-2〉 재난경험자의 영웅반응

정서적 반응	행동적 반응	유용한 자원
• 가장 핵심적인 심리적 반응은 애도와 상실임. • 그러나 동시에 강한 이타성의 감정이 집단 내에서 일어남. • 영웅 반응이 일어난 사람들은 주변 사람을 구조하고 피해자에게 필요한 것을 제공하려는 강한 동기를 보이게 됨. • 종종 자신의 안위에 대해서는 큰 관심을 보이지 않음.	• 집단 전체가 영웅 반응을 보이게 되면, 집단의 에너지는 생명과 재산을 구하는 활동에 집중됨. • 자신의 생명이나 재산보다 공동체의 자원을 더 우선시하는 경향을 보이기도 함. • 자신의 재산이 파괴되었거나 심지어 가족이 죽거나 다친 경우에도, 용감히 다른 사람을 구하려는 이타적 행동이 일어나기도 함.	• 이 시기에는 가족, 이웃 그리고 위기 대응팀의 이타적 협력이 가장 요구됨. • 대개 재난 후 첫 몇 시간 동안 의구조 활동에 필요한 심리적 자원임.

재난이 일어나면 즉각적인 후폭풍이 발생한다. 영웅반응 시기에는 지역사회의 식량과 식수, 보호소 등을 제공하는 응급 활동이 가장 두드러지게 된다(〈표 7-2〉 참조).

3) 허니문반응(제2기)

허니문반응은 재난경험자의 재난 이후 수일에서 수개월(주로 3~6개월) 사이에 일어나는 반응으로 재난의 종류나 양상, 심각성에 따라서 기간이 좌우된다(〈표 7-3〉 참조).

〈표 7-3〉 재난경험자의 허니문반응

정서적 반응	행동적 반응	유용한 자원
• 생존자나 그들의 가족은 살아남았다는 안도감을 느끼게 되며, 종종 감정적인 고양을 느끼기도 함. • 일단 살아남았으니, 그 외의 문제들은 잘 해결해 낼 수 있을 것이라는 확신을 두기도 함. • 끔찍한 경험을 공유한 지역사회와 사회의 다른 구성원에 대한 강한 결속감을 느끼게 됨. • 구조 상황에 대한 집중적인 언론 보도 등을 통해서 피해자들에 대한 동정심과 구호 요원에 대한 긍정적 평판이 확산함. • 실제로 복구와 지원에 대한 다양한 공적 약속이 이 시기에 주로 맺어짐.	• 이 시기에는 자원봉사자를 구하기가 상당히 쉬우며, 물적 지원이나 재정적 도움도 쉽게 획득할 수 있음. • 재난 통제 기구는 각 행위자, 즉 생존자, 지역사회, 일반 대중 등의 기대와 희망을 조율하는 역할을 하여야 하며 원활한 의사소통이 요구됨. • 이 시기의 생존자들은 약속받은 지원을 기대하면서, 자원봉사자와 힘을 합쳐, 주로 재난의 물리적 흔적을 지우는 일에 주력함.	• 재난 이전부터 존재하던 지역사회자원이 가장 핵심적인 자원임(지역사회가 완전히 와해된 것이 아니라면). • 재난 이후에 새로 결성되거나 유입된 집단도 회복에 큰 도움이 되는 자원이 될 수 있음.

4) 희망과 좌절과 현실 폭로반응(제3기)

사건에 대해 반추하면서 악몽, 불안, 불면, 외상 후 스트레스 반응을 경험하며, 신체적 에너지가 고갈되어 피로감과 기분 변화로 인해 갈등 발생이 증가하게 된다. 또한 보상, 보험금과 행정절차 진행 과정에서 스트레스가 가중되며, 재난 피해로부터 완벽하게 회복하는 것이 불가능하다는 인식이 증가하면서 상실감, 슬픔, 무력감, 분노 등을 경험한다(〈표 7-4〉 참조).

〈표 7-4〉 재난경험자의 희망과 좌절과 현실 폭로반응

정서적 반응	행동적 반응	유용한 자원
• 더 이상 세상 혹은 해당 지역의 집중적인 관심을 받지 못함. • 생존자들은 분노와 분개, 비탄, 깊은 실망감을 느끼게 됨. • 점점 지쳐가면서 상당한 스트레스를 경험하게 됨.	• 이 시기에 생존자들은 정부나 구호 기구의 약속이나 의도에 대해 의심하고, 원하는 지원이 제공될 것인지에 대해 의구심을 품게 됨. • 정상적인 생활로 돌아가는 데 얼마나 시간이 걸릴지 부정적 전망을 하게 됨. • 많은 사람이 점점 개인적인 사람과 개별적인 문제를 해결하는 데 주력하게 됨. • 공동체에 대한 결속감은 사라짐.	• 이전까지 활동하던 외부 기구들이 철수함. • 해당 지역사회는 자금을 지원하고, 직접적인 도움을 지속할 수 있는 대안적 자원을 확보해야 함. • 종종 피해자 스스로 기존 구호 기구의 도움 외에 대안적인 지원을 개별적으로 확보하여야 함.

5) 재건반응(제4기)

재건반응은 재난 이후 수년 이상 지속되며, 개인 및 재난의 심각도, 외상 경험에 따라 회복에 걸리는 기간이 다르다. 또한 대중의 관심이나 대중매체의 반응은 완전히 중단되므로 상당히 오랫동안 외로운 재건 작업이 이어질 수 있다(〈표 7-5〉 참조).

〈표 7-5〉 재난경험자의 재건반응

정서적 반응	행동적 반응	유용한 자원
• 피해자들의 정서 반응은 다음의 세 가지 요인에 의해서 결정됨. ① 기존의 정서적 혹은 재정적 상태 ② 이전 단계에서 겪은 경험 ③ 실제 가용한 자원의 수준임	• 대개 재건 시기에 주로 보이는 행동은 자기 책임감임 • 적절한 행동이 어렵거나 혹은 필요한 자원이 제공되지 않으면, 행동은 점점 역기능적으로 진행하여 문제가 악화할 수 있음	• 이 시기에는 지역사회와 집단의 장기적 관점의 재정적 투자가 가장 필요함

3. 재난 정신건강 서비스

재난 정신건강 서비스에는 재난 정신건강 서비스 추진체계와 대응체계, 재난 정신건강 서비스 지원 범위와 내용, 그리고 서비스 과정 등이 있다. 이러한 서비스의 주된 내용은 다음과 같다. [3)]

1) 재난 정신건강 서비스 추진체계와 대응체계

재난 정신건강 서비스란 재난경험자의 심리적 고통을 완화하고 정신적 안정을 도모하며, 정신건강 고위험군을 조기 발견하여 적절한 치료 개입을 제공함으로써 궁극적으로 개인뿐만 아니라 지역사회의 회복을 지원하는 활동으로, 재난 대비부터, 대응, 그리고 재난 사후관리까지의 일련의 활동을 의미한다.

재난경험자는 재난에 수반되는 충격과 상실, 2차 스트레스 등으로 개인의 정신건강에 악영향을 끼칠 뿐 아니라 사회 전반에 걸쳐 스트레스가 누적되고 사회통합을 저해하므로, 재난 심리지원은 재난피해자와 그 가족뿐만 아니라 현장 대응 업무 종사자, 재난 목격자 등 일반 국민에게도 요구되며 기존 정신보건 체계와 긴밀한 협력을 위하여 재난 정신건강 서비스의 다양한 지원 등이 시행되고 있다.

재난 정신건강 서비스에는 추진체계와 대응체계가 있다. 먼저 재난 정신건강 서비스 추진체계에 있어서 재난경험자 지원을 위한 협력 체계인 중앙 재난심리회복지원단, 시도 재난심리회복지원단, 관련 학회와 협회, 보건복지부, 행정안전부, 재난관리 주관기관이 기관 간 협력 체계를 구성하고 있다. 그다음 재난 정신건강 서비스 대응체계는 재난피해자 및 재난업무종사, 관계기관과 지역주민 등으로 구성되어 있다. 재난피해자 및 재난업무종사, 재난 발생 시 정신건강복지센터 의뢰, 관계기관과 지역주민 등은 초기 및 심층 사정 평가, 정신건강의학과 진료 필요, 정신건강의학과 진료 의뢰 추천, 정기적인 추적관찰 및 상담 요구, 정신건강복지센터 등록, 재평가, 종결 후 추적관찰 전화 평가, 사례관리 서비스, 정신보건 서비스 등을 제공받는다.

2) 재난 정신건강 서비스 지원 범위

재난 정신건강 서비스는 재난 및 안전관리 기본법 제66조, 동법 시행령 제73조의2에 명시되어 있는 재난경험자에 대한 지원에 근거하여 재난지역에 대한 국고보조 등의 지원, 재난피해자에 대한 상담 활동 지원 등을 실시하고 있다.

재난 정신건강 서비스 지원 범위는 크게 재난 발생 전(재난 대비 단계), 재난 발생(재난 대응 단계), 재난 발생 후(재난 사후관리단계)의 세 가지로 분류할 수 있다([그림 7-1] 참조).

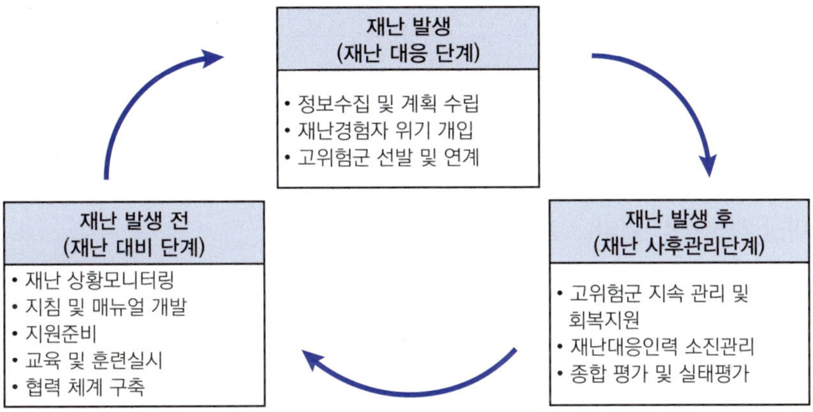

[그림 7-1] 재난 정신건강 서비스 지원의 종합평가 결과 환류

출처 : 2024년 재난 정신건강 위기대응 표준 매뉴얼. 보건복지부·국가정신건강센터 국가트라우마센터

3) 재난 정신건강 서비스 지원 내용

재난 정신건강 서비스 지원 내용은 대상자 명단 확보, 정신건강 서비스 지원 안내 및 최초 개입, 재난 정신건강 서비스 지원 시행, 재난 정신건강 서비스 지원 이후 관리 등 크게 네 가지가 있다.

(1) 대상자 명단 확보

재난 정신건강 서비스 지원에 동의한 유가족, 부상자 명단 등을 확보한 경우, 재난 심리지원 수행기관으로 명단을 전달한다. 재난 발생지역 등에서 산발적으로 명단이 확보되면 재난 발생 지자체에서 초기 개입 후 해당 기관으로 연계하여 개입한다. 또한 재난경험자

요청 및 발굴기관 판단 등에 따라 직접 개입도 가능하다. 그리고 대상자의 구분 기준은 1차 경험자부터 5차 경험자까지 크게 다섯 가지로 나누어 지원한다(〈표 7-6〉 참조).

〈표 7-6〉 대상자 구분 기준

구분	세부 내용
1차 경험자	재난으로 인해 직접적으로 충격이나 손상을 당한 사람, 부상자 등
2차 경험자	1차 경험자의 가족(배우자, 부모, 자녀, 형제 · 자매), 친인척, 관련 지인
3차 경험자	재난 대응 인력(소방, 경찰, 의료인력, 행정인력 등)
4차 경험자	재난이 일어난 지역사회에 거주하는 지역주민
5차 경험자	매스컴이나 대중매체 등 간접적인 재난 경험으로 심리적 스트레스를 겪는 사람

(2) 재난 정신건강 서비스 지원 안내 및 최초 개입

재난 정신건강 서비스 지원에 동의한 1차(생존자와 부상자 등)와 2차(유가족, 생존자의 가족 등) 재난경험자를 대상으로 시행한다. 명단을 확보한 후 이른 시일 내 개입하는데, 이때 유가족의 경우 장례 일정 등을 고려하여 발인 이후 개입하도록 한다.

또한 심리지원 개입 시 안내 문자 발송 후 개입하며, 재난 심리지원 안내 문자 발송 후 전화 연결이 안 되는 경우 1~2일 간격으로 2~3차례 추가로 연락을 시도한다. 지속해서 연결 실패 시 명단 제공기관을 통해 연락처가 맞는지 확인한다.

그리고 재난 발생 이후 아급성기까지는 재난 심리지원에 대한 정보를 지속해서 제공한다. 3차(재난 대응 인력) 및 4차(재난 지역주민) 5차(일반 국민) 등 대상자 요청 시 재난 심리지원을 시행하며, 관계기관을 통해 연계된 경우, 이른 시일 내 개입(문자 또는 전화 등)을 한다.

(3) 재난 정신건강 서비스 지원 시행

급성기(재난 후 1개월 이내)에는 대상자 상태와 의사에 따라 개별 개입하며, 아급성기(재난 후 3개월)까지는 대상군별 평가 결과에 따라 심리지원 빈도를 조정하며 평가 결과에 따라 재난 심리지원 종결을 계획 수립한다.

상담자가 재난경험자의 정신건강 및 일상생활 기능을 종합적으로 평가하기 위해 '전반적 임상 인상 척도(Clinical Global Impression-Scale: CGI-S)'를 활용하며, 필요시 심리평가(척도)를 참조한다.

평가 결과(정상군, 관심군, 고위험군)에 따라 개별 개입계획을 수립하며 기초정신건강복지센터 등록관리 여부를 판단한다. 기초정신건강복지센터 등록이 필요하다고 판단되면 상담 및 평가 이후 슈퍼비전이 가능한 사례가 된다.

또한 회의를 통해 대상자 등록 관리의 필요 여부를 판단하고 등록 시 개별 서비스 계획을 수립하고 대상자 특성에 따라 재난 특화 심리지원 서비스 연계, 전문적인 치료가 필요하다고 판단된 경우, 의료 기관으로 연계해 준다. 그리고 응급 상황 발생 시 정신과적 응급 상황 대처에 따른 절차에 따라 즉시 개입한다. 동시에 세부적인 정신건강 문제 평가를 위해 척도를 활용하여 심리 평가를 시행한다.

(4) 재난 정신건강 서비스 지원 이후 관리

재난 정신건강 서비스 지원은 재난 발생 후 3개월까지 제공한다. 필요시 재난 발생 시기와 상관없이 재난 심리지원 서비스 제공이 가능하다. 또한 재난 심리지원 동안 대상자의 상태에 따라 종결 여부를 판단하며, 종결 형태에 따라 추후 관리 방안을 수립한다(〈표 7-7〉 참조).

〈표 7-7〉 종결 기준 및 관리 방안

구분	기준 내용	추후 관리 방안
안정 종결	• CGI 1(괜찮다): 최소 2주간 상담을 진행하는 동안 지속해서 심리적 안정감 유지 시 • CGI 2~3(조금 괜찮다): 경미한 슬픔, 분노 등이 상황에 적합한 반응이라고 판단되며, 일상생활에 복귀하여 심리적 안정감 유지 시	• 재난 심리지원 서비스에 동의한 모든 대상자에게 6개월, 12개월 시점에 모니터링 실시(문자 발송 또는 전화상담) • 모니터링 결과 고위험군은 단기 위기 개입 서비스 제공 후 필요시 지역사회 지속 관리 서비스 등록하여 지속 관리

(계속) 〈표 7-7〉 종결 기준 및 관리 방안

연계 종결	• CGI 1~3(괜찮다~조금 괜찮다): 본인이 의료기관 또는 정신건강복지센터 제공기관 등 관리 요청 시 • CGI 4이상(조금 안 좋다~아주 안 좋다): 대상자 동의 시 지역사회 심리지원 서비스 또는 병원 연계	• 지속 관리가 필요하여 기초정신건강복지센터에 등록한 경우로 연계 종결 후 6개월, 12개월 시점에 모니터링 실시 • 기초정신건강복지센터 등록은 거부하였지만, 정신의료기관 연계에 동의하여 치료 서비스를 받는 경우로 연계 종결 후 6개월, 12개월 시점에 모니터링 실시
거부 종결	• 재난 심리지원 서비스에 대한 강력한 거부, 최초 상담 연결 이후 3개월 이상 연결이 안 되는 경우	• 정보제공 문자메시지 발송 후 종료 • 재난 심리지원 서비스를 강력히 거부한 경우 모니터링 미실시 • 강력한 거부가 아닐 경우 6개월, 12개월 시점에 모니터링 실시
연락 안됨	• 재난 심리지원 대상자이나 접촉이 이루어지지 않은 경우	• 명단제공 기관에 연락처 재확인, 변동 없을 시 안내 문자메시지 발송 후 종료 • 재난 초기부터 아급성기까지 지속해서 연락이 닿지 않는 경우로 6개월, 12개월 시점에 모니터링 실시

사후 모니터링 동의 여부 확인 후 종결 문자를 발송하며, 상담 종결 후 모니터링(6개월, 12개월)을 통해 대상자 상태를 확인한다. 또한 단순문의 상담 및 일회성 정보 제공 상담은 모니터링을 제외하고, 대상자 모니터링 중 지속적 또는 새로 발생한 정신건강 문제가 확인되는 경우 단기 위기 개입 후 필요시 지역사회 등록 후 지속 관리한다. 그리고 지속 관리가 필요하다고 판단된 고위험군은 기초정신건강복지센터에 등록하여 지속 관리하고, 상담 및 평가 이후 슈퍼비전이 가능한 사례 회의를 통해 대상자 등록 관리의 필요 여부를 판단하고 등록 시 개별 서비스 계획을 수립한다.

4) 재난 정신건강 서비스 과정

재난 정신건강 서비스 과정은 1단계 정보수집, 2단계 계획수립, 3단계 개입, 4단계 종결 및 사후관리로 크게 네 단계로 나누어 설명할 수 있다([그림 7-2] 참조).

재난 발생	
↓	
1단계 정보수집	• 재난 규모 및 발생상황 확인 • 재난 경험자 현황 파악 • 인적 · 물적 가용자원 확인
↓	
2단계 계획수립	• 관계 부처, 관련 기관 협업체계 구축 • 재난 심리지원 서비스팀 구성 • 현장상황실 및 상담 공간 설치 • 업무분장, 보고체계, 위기 대응, 실행계획 확립
↓	
3단계 개입	• 심리적 응급처치(PFA), 안정화 기법 • 위기 개입 • 고위험군 선별 • 의료기관, 관련 센터 등 연계
↓	
4단계 종결 및 사후관리	• 지속 관리기관 선정 • 재난 경험자 모니터링 • 회복프로그램 운영 • 재난 대응 인력 소진관리 및 전문교육

[그림 7-2] **재난경험자의 정신건강 서비스 과정**

출처 : 2024년 재난 정신건강 위기대응 표준 매뉴얼. 보건복지부·국가정신건강센터 국가트라우마센터

(1) 1단계 : 정보수집

〈표 7-8〉 **재난 정신건강 서비스 과정 : 정보수집**

1. 재난경험자
• 명단 및 연락처 • 재난 상황모니터링 및 추가 피해자 확인 • 주요 거점지(대피소, 이송 병원, 임시생활시설, 장례식장 등)
2. 재난 정신건강 지원 인력 파악
• 자원봉사단체 및 인력 • 외부 기관 및 인력(관련 학 · 협회, 민간 전문가 등) • 참여기관 및 인력(정신건강 또는 트라우마 관련 센터, 보건소, 지방자치단체 등)
3. 지원 정책 및 자원정보
• 지역사회 의료기관 리스트 • 구호물자, 지원 물품 확보 및 관리 • 취약계층별 지원기관 또는 단체 • 관련 예산 확인(치료비 지원, 재해비 지원 등) • 공공지원 정책 확인(재난 유형에 따른 물적 · 인적 지원 정책)

재난경험자의 정보수집을 통하여 계획수립, 개입, 종결 및 사후관리까지 재난 정신건강 서비스를 제공해 줄 수 있다.

매 회상담 시 재난경험자에게 확인해야 할 정보는 현재 가장 필요한 것, 주 호소, 자·타해 여부, CGI-S, 다음 상담 일정 등이다. 특히, 재난경험자 명단 확보가 필요하며, 사전 '개인정보 활용 동의'가 필요할 수 있다.

재난 정신건강 서비스 과정의 정보수집은 크게 재난경험자, 재난 정신건강 지원 인력 파악, 지원 정책 및 자원정보의 세 가지로 나눈다(〈표 7-8〉 참조).

(2) 2단계 : 계획수립

재난경험자의 재난 정신건강 서비스 두 번째 과정은 계획수립이다. 재난경험자가 서비스받기 위해서는 참여기관 선정 및 업무 분담, 물리적 공간 마련, 의사소통 체계 구성, 심리지원 자원 준비 등 계획을 체계적으로 수립해야 한다(〈표 7-9〉 참조).

〈표 7-9〉 재난 정신건강 서비스 과정 : 계획수립

1. 참여기관 선정 및 업무 분담
(1) 재난 발생 권역 내 관계기관 회의 소집 • 재난 현황 관련 정보 공유 및 재난 심리지원 세부 계획수립 • 피해 및 기관별 대응 현황, 재난경험자 명단 및 개인 정보 활용 동의 여부 등 • 재난 심리지원 참여기관 및 기관별 역할 논의 • 총괄기관 선정 후 참여기관별 업무 분담 (2) 통합심리지원단(또는 재난 심리지원을 논의할 수 있는 회의체로 대체 가능)을 구성·운영
2. 물리적 공간 마련
• 현장상황실(컴퓨터, 인터넷, 실적 현황판, 책상, 의자, 전화 등) • 독립된 상담 공간 • 물품 보관실(상담일지, 지원 물품 등) • 정신건강 교육 전달 시스템(집단 임시생활시설 등)
3. 의사소통 체계 구성
(1) 실적 보고 체계 • 재난 규모에 따라 국가 트라우마센터에서 총괄 취합 및 복지부 보고, 또는 광역정신건강복지센터 취합 및 지자체 보고 (2) 실시간 의사소통 체계 • 모바일 메신저 등 실시간 의사소통 체계를 통해 정보 공유 및 진행 상황 논의

4. 심리지원 자원 준비
(1) 담당 인력배치 • 인력 파견의 결정 주체는 재난의 규모에 따라(소 · 중규모 재난) 결정 (2) 실무자 교육 • 재난 심리지원 관련 교육 및 모의훈련 등 시행 (3) 사례 회의 및 슈퍼비전 체계 • 재난 지원기관 연합 사례 회의 및 슈퍼비전 주관 기관 등 구축 (4) 심리지원 물품 • 재난 규모 및 특성에 따라 지급, 필요시 국가 트라우마센터에 물품 지원요청

(3) 3단계 : 개입

① 초기 개입

재난경험자가 심신의 안정을 유지할 수 있는 상담 부스, 이동상담소, 마을회관, 재난 경험자 자택, 기관 내소 등 안전한 장소를 확보할 수 있도록 권고한다.

초기 개입에서는 「마음건강안내서」 선별검사 등 심리 검사를 활용할 수 있으며, 정신건강복지센터에서 기존에 사용하고 있는 정신건강 척도를 활용하여 신체 · 정신건강 상태를 평가한 후 개인정보, 재난 유형, 필요 평가, 위험 요인 등 정보수집, 정상군, 관심군, 고위험군에 대한 평가 결과를 설명해 준다. 또한 심리적 응급처치를 제공하고 서비스 지원 안내를 해준다(〈표 7-10〉, 〈표 7-11〉 참조).

〈표 7-10〉 초기 개입 내용

정신건강 평가		정보수집 및 상담		상담 종결
• 정신건강 척도 활용[1)] • 신체 · 정신건강 상태 평가	→	• 개인정보, 재난 유형, 필요 평가, 위험 요인 등 정보수집 • 평가 결과 설명(정상군, 관심군, 고위험군) • 심리적 응급처치 제공 • 지원 서비스 안내	→	• 추가문의 사항 확인 • 필요시 심층 상담 연결 • 다음 상담 일정 안내

〈표 7-11〉 고위험군 선별 기준

• 선별검사 결과 고위험군
• CGI(전반적 임상 인상 척도, Clinical Global Impression) 점수 4점 이상(특히 6점 이상 중점 관리)
• 기존 정신질환자 · 과거 외상 경험자
• 지지기반이 취약한 대상(독거노인, 보육원, 한부모가정, 다문화 가정)
• 뚜렷한 스트레스 요인(재산 손실, 신체질환 등)

*관심군 이상은 심층 상담 또는 전문기관 연계를 권유하며 모든 재난경험자에 대해 지속 상담 여부 결정

초기 개입 시 거주지, 경험자 구분(1차 경험자~5차 경험자), 재난 후 반응, 필요 평가, 주관적 고통 정도 · 지지체계 · 재난 전 치료력 · 현재 생활상의 스트레스, 선별 내용 및 결과의 주요 내용을 고려하여 정보수집과 심리지원 서비스를 제공한다. 또한 경과기록지 작성 시에는, 변화된 정보를 파악하고 상담계획에 참조하거나 서비스 연계 계획 등을 수립할 수 있다. 그리고 재난 이후 거주지는 임시대피소, 병원 등의 주소일 수 있으며, 이런 경우(가능하다면) 임시대피소명, 병원명을 입력한다.

② 지속 개입

A. 상담 간격

재난 발생 이후 아급성기까지는 재난 심리지원 서비스를 제공하며 재난경험자의 심리상태에 따라 간격을 조절한다. 또한 재난의 종류, 현재 진행 중인 어려움, 재난경험자의 신체적 · 심리적 건강 상태에 따라 다를 수 있으나 아급성기까지는 재난 정신건강 서비스 제공을 위해 노력하고 이후에도 지속 관리가 필요한 재난경험자는 사례 관리기관 혹은 정신의료기관으로 연계한다.

B. 상담 내용

매 상담 시, "현재 가장 필요한 것, 현재 상태(CGI-S 포함) 등 중심으로 상담한다. 상담 종결 시 다음에 상담할 계획을 함께 세워보도록 한다, 또한 심리교육 및 대처 방법 안내, 필요한 정보전달 등을 알려 준다. 그리고 재난 관련기관이나 센터로 찾아와서

상담받도록 하지만, 어려운 경우 방문 상담도 시행할 수 있다. 상담 방법은 주로 지지적 상담이지만, 상황에 따라 인지적 상담, 행동수정 상담 등을 적용할 수 있다.

C. 상담 거절 시의 대응

상담을 거절하는 경우 재난경험자의 의사를 최대한 존중하며, 적극적 거부가 아니면 5~7일 간격을 두고 재시도해 볼 수 있다.

D. 기타 제공 서비스

A) 심리교육

재난 경험 후 일반적인 스트레스 반응 및 대처법, 일상과 건강 돌보기 등의 내용을 포함하는 심리교육을 개인 또는 집단으로 실시한다.

B) 안정화 기법 소개

재난 경험 후 발생하는 불면, 불안 등의 불편감을 감소시키고 심리적 안정에 도움이 되는 나비 포옹, 복식호흡, 점진적 근육 이완, 착지 기법 등 기법을 소개한다.

C) 기타 기관 보유 서비스자원 활용

재난경험자들의 자율신경 안정도, 스트레스 지수, 심장 안정도 등을 평가하기 위해 심박 변이도 검사(HRV) 등을 실시하며, 재난경험자의 신체적 불편 완화와 심리적 안정에 도움을 줄 수 있는 심리안정 용품 등을 지원한다.

③ 개입 종결

A. 개입 종결 기준

재난경험자의 개입 종결 기준은 크게 안정 종결, 연계 종결, 거부 종결, 정보 제공 종결의 네 가지로 설명할 수 있다(〈표 7-12〉 참조).

〈표 7-12〉 개입 종결 기준

구분	기준 내용
안정 종결	• CGI 1(괜찮다) : 최소 2주간 상담을 진행하는 동안 지속적으로 심리적 안정감 유지 시 • CGI 2~3(조금 괜찮다) : 경미한 슬픔, 분노 등이 상황에 적합한 반응이라고 판단 되며 일상생활에 복귀하여 심리적 안정감 유지 시

(계속) 〈표 7-12〉 개입 종결 기준

구분	기준 내용
연계 종결	• CGI 1~3(괜찮다~조금 괜찮다): 본인이 의료기관 또는 사례관리 제공기관 등 관리 요청 시 • CGI 4 이상(조금 안 좋다~아주 안 좋다) : 재난경험자 동의 시 지역사회 심리지원 서비스 혹은 병원 연계
거부 종결	• 심리지원 서비스에 대한 강력한 거부가 최소 3회 이상 반복되는 경우 안내 문자 메시지 발송 후 종료 정보 제공
정보 제공 종결	• 3회 이상 전화를 받지 않는 경우 관련 기관 통해 전화번호 확인. 변경 없을 시 안내 문자 메시지 발송 후 종료

B. 지속 관리 대상자 지역사회 지속 관리 서비스 연계

지역 내 전문 서비스자원 목록 확보 및 이용 가능 여부를 확인하며, 평가를 통해 고위험군으로 선별된 재난경험자는 전문기관 연계 서비스를 권유하고 동의할 시 지역사회 심리지원 서비스 혹은 정신의료기관으로 연계해 준다. 또는 고위험군이 아니지만, 당사자가 연계를 원하거나 지속 관찰이 필요하다고 판단되는 경우 전문기관에 연계한다.

C. 종결 시 종결 문자 발송

종결 시 재난경험자에게 종결한다는 문자를 발송한다(종결 문자 예시 참조).

종결 문자 예시
귀하의 몸과 마음의 회복을 기원합니다. 향후 사고로 인한 심적 고통으로 도움이 필요하시거나 문의하실 사항이 있으면 아래 번호로 전화 주시기를 바랍니다. ㅇㅇ심리지원단 또는 기관명 문의 : △△ 정신건강복지센터 02-0000-0000

출처 : 「국가트라우마센터 회복프로그램」 소개 및 연계 방법, 국가 트라우마센터

(4) 종결 및 사후관리

재난경험자에 대한 종결 및 사후관리에는 재난경험자의 지속 관리기관 선정, 관련 기관 연계 체계 유지, 재난 정신건강 중장기 서비스 제공 등이 있다.

① 재난경험자 지속 관리기관 선정

관내의 정신건강복지센터가 우선으로 고려될 수 있으며, 재난 규모에 따라 거점센터가 설립될 수 있다. 그러나 거점센터가 설립되기 위해서는 재난 정신건강 서비스가 지속될 수 있는 인력이 확보되는 것이 핵심적인 요인이다.

② 관련 기관 연계 체계 유지

고위험군 연계, 사례 자문회의, 자원 확보, 모니터링 등에 필요한 관련 기관 연계 체계를 유지하여 재난경험자들에게 필요한 서비스가 지속되도록 해야 한다.

③ 재난 정신건강 중장기 서비스 제공

재난 정신건강 중장기 서비스 제공에는 재난경험자와 업무 종사자가 대상이다.

먼저 재난경험자 대상에게는 모니터링, 고위험군 및 취약계층 대상 개인 · 집단 · 자조 모임 등 지원, 지역 정신건강 서비스, 재난 정신건강 서비스 DB 관리, 필요시 별도의 센터 설치 및 운영 등 중장기 서비스에 대한 사후관리를 할 수 있다. 그다음 업무 종사자 대상에게는 이들의 소진관리, 전문교육 등을 지속해서 시행하도록 한다(〈표 7-13〉 참조).

〈표 7-13〉 재난 정신건강 중장기 서비스 제공

재난경험자 대상	업무 종사자 대상
(1) 모니터링 • 종결 후 전화 또는 대면 모니터링(예시: 6~12개월)으로 신체적 · 심리적 상태 파악 및 필요 서비스 연계 (2) 고위험군 및 취약계층 대상 개인 · 집단 · 자조 모임 등 지원 • 개인, 집단 단위의 지속적 관리 서비스 제공 (3) 지역 정신건강 서비스 • 사례관리 서비스 • 대피소, 가설주택 현장 방문 • 재난 경험 후 회복, 일상 관리 등에 대한 지역주민교육 • 추모 및 기념행사 마련 • 재난 정신건강 서비스 DB 관리 • 필요시 별도의 센터 설치 및 운영	(1) 업무 종사자 소진관리 • 재난 심리지원 업무 종사자 심리평가 및 상담을 통한 스트레스 관리 • 업무 종사자 소진 예방을 위한 활동(업무 종사자의 업무강도 조절, 업무 재배치, 적절한 휴가, 소진관리 프로그램(개인 · 그룹) 운영 등을 고려함) (2) 업무 종사자 전문교육 • 재난 심리지원 업무 종사자의 전문성을 높이고 조절감을 증진시키기 위한 지속적 재난 정신건강 교육 실시

Mental Health

제3부 주요 정신장애와 정신건강

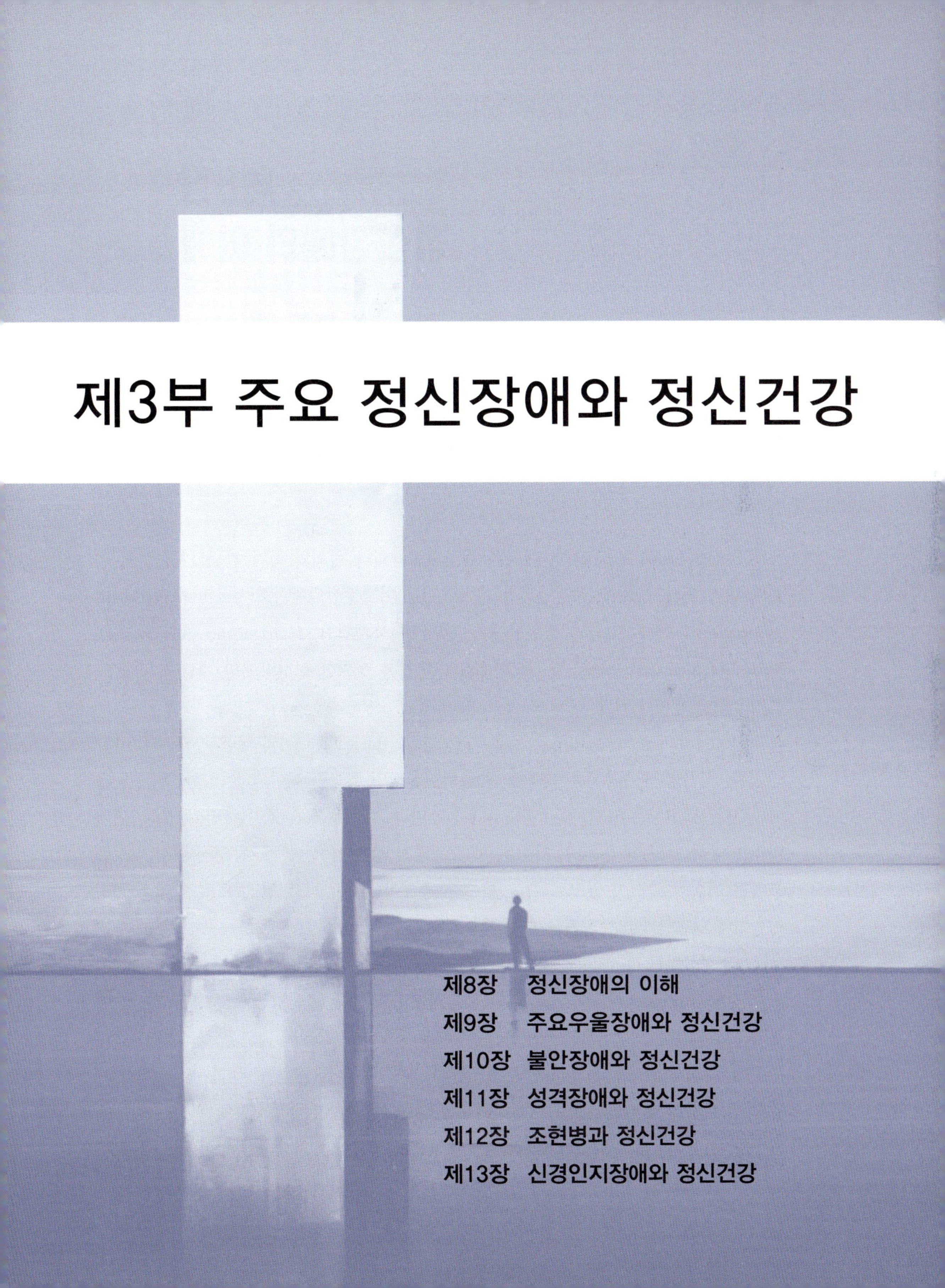

제8장 정신장애의 이해

제9장 주요우울장애와 정신건강

제10장 불안장애와 정신건강

제11장 성격장애와 정신건강

제12장 조현병과 정신건강

제13장 신경인지장애와 정신건강

제8장
정신장애의 이해

1. 정신장애의 개념

정신장애(mental disorder)의 개념은 정신의학학회나 협회와 학자 간 합의를 아직 이루어 내지 못하고 있지만, 정신건강 분야에서는 미국정신의학협회(American Psychiatric Association ; 이하 APA)의 정신장애의 진단 및 통계편람-5(Diagnostic and Statistical Manual of Mental Disorders-5 : 이하 DSM-5)에서 정의한 정신장애의 개념을 가장 보편적으로 사용하고 있다.

정신장애의 개념은 정신병(psychosis)과 정신질환(mental illness)의 개념과 구분이 된다.

첫째, 정신병(psychosis)은 특수한 증상(비현실적인 엉뚱한 이야기, 이상한 행동 등)을 가리킨다. 정신병은 크게, 기질적(organic) 측면과 기능적(functional) 측면이 있다. 먼저 머리를 다쳐 뇌 손상 후 뇌의 기능이 제대로 되지 않아 사고, 행동, 감정에 이상 현상을 보이는 기질적 측면이 있고 그다음 특수한 증상이나 기질적 원인 등으로 인해 사회적 역할이나 인간관계를 잘하지 못하는 기능적 측면이 있다.

둘째, 정신질환(mental illness)은 질병의 개념을 강화한 용어로, 정신병적(psychotic)이고 신경증적(neurotic)인 것 모두를 다 포함하며, 정신병적 · 신경증적 증상을 진단하여 질병으로 진단하여 정신과적 병명을 부여하고 이에 대한 적절한 치료를 강조한다.

셋째, 정신장애(mental disorder)는 정신병과 정신질환의 개념을 포괄하는 용어로 사고, 감정 및 행동이 병리학적으로 특징지어지는 장애를 일컫는다. 정신장애는 정신 기능에 이상을 나타내어 사회생활에 적응하지 못하고 일상생활에 지장을 초래하는 장애를 의미하며, 질병 자체의 활발한 진행 외에도 질병으로 인한 기타 기능의 파손까지를 포함한다. 질병의 증상이 없어진 후에도 사회적 기능 등이 질병 이전의 상태로 회복이 어려워 사회적응에 어려움을 겪는 경우를 말하는데, 만성 정신장애가 여기에 속한다.

미국정신의학협회(APA, 1994)의 DSM-5에서는 정신장애란 개인의 인지, 감정조절 또는 행동에서 나타나는 임상학적으로 중요한 행동적 · 심리적 증후군이나 양상으로 정의하였다. 이는 정신 기능의 기초가 되는 생물학적 · 정신적 또는 발달 과정에서의 기능장애를 반영하는 것으로 보았다. 이러한 증후군이나 양상은 현재의 고통스러운 증상이나 무능력을 동반하거나, 고통스러운 죽음이나 통증, 상실위험을 증가시키게 된다. 그러나 사랑하는 사람의 죽음 등 어떤 특정한 사건에 대해 기대할 만하고 문화적으로 허용되는 반응이어서는 안 된다는 것으로 정의하였다.

또한 DSM-5에서는 정신장애는 대개 사회적 · 직업적 또는 기타 중요한 활동에서 의미 있는 고통과 기능장애와 관련되지만, 사랑하는 사람의 죽음 같은 흔한 스트레스 요인 또는 상실에 대한 예측할 수 있거나 문화적으로 용인되는 반응은 정신장애가 아니며 또한 정치적, 종교적, 성적 등 사회적으로 변이된 행동 및 주로 개인과 사회와의 사이에서 일어나는 갈등도 개인의 기능장애 때문이 아니라면 정신장애가 아니라고 정의하였다.

이처럼 DSM-5의 정신장애 개념은 현재 정신건강 임상 분야에서 사용되고 있으며, 본 장에서도 정신장애의 개념으로 정의하고자 한다. [1)]

2. 원인

정신장애는 신체질환에서처럼 단순하게 원인과 결과를 지적하기 어렵다. 또한 원인은 개체 내에 있는 소인(predisposing factors) 등 내적 원인(endogenous etiology)과 유인(유발인자, precipitating factors) 등 외적 원인(exogenous etiology)으로 구분할 수도 있다.

정신장애의 원인을 크게 네 가지 요인 즉, 생물학적 요인, 기질적 요인, 정신적 요인, 사회문화적 요인으로 나눌 수 있는데, 그 주된 내용은 다음과 같다.[2)]

1) 생물학적 요인

(1) 유전

유전(genetics)이란 개인의 타고난 성향을 결정함으로써 개체가 환경과 상호작용하는 양상을 결정한다. 부모의 형질 즉, 피부의 색깔, 모발의 형태, 대머리, 색맹 등 신체적인 것과 함께 정신장애의 유전인자도 발현되므로 대체로 유전 하나만으로 발병이 결정되지는 않는다. 대체로 병이 유전되기보다는 그 병에 걸릴 소질이 유전되는 경우가 많고, 유전된다고 하더라도 환경과의 상호작용에 따라 신경가소성(neuroplasticity)이나 후성유전학(epigenetics) 요인으로 유전표현이 변화될 수 있기 때문이다.

유전인자도 하나이기보다는 다중적 인자(polygenic)인 경우가 많다. 또한 유전 소질이 정신장애를 출현시키는 정도를 투과도(penetrance)라 하는데 이것 역시 질병마다 다르다. 따라서 유전에 의한 정신질환이라 하더라도 그 유전 방식을 밝혀내기는 어려운 일이다.

(2) 체질

체질(constitution)은 유전과 산전(before childbirth) 상태, 주산기(perinatal: 임신 20주 이후 분만 28일 사이) 외상, 소아기의 질병 등의 출산 전후의 여러 영향에 의해 결정되며 이후 사회적 대인관계에 의한 학습을 통해 다소 변화한다. 특히 신생아의 수면 습관, 과민성, 울기 같은 감수성은 체질과 관련하여 흥미 있는 연구 대상이 되고 있다.

중요한 체질적 요인은 체격(physique), 기질(disposition), 내분비선(endocrine glands)의 기능 및 신체 생리학적 제 측면들이며 이러한 요인이 어떤 정신장애와 관계가 있지만 그 원인과 결과에 대하여 어떤 작용을 하는지 확실히 밝혀진 것이 없다.

(3) 신체적 결함

잘못된 발달의 결과 때문인 경우도 있겠으나 어떤 사고나 혹은 질병의 결과로 결함이 있게 되는 일도 있다. 신체적 결함의 유형에 따라 흔히 나름대로 한계가 설정되어 있다. 예를 들면 뇌성마비(cerebral paralysis)는 활동에 심각한 장애를 주게 되어 행동이나 정서적 · 사회적 발달에 영향을 받게 되는 것이고 또 신체적 결함을 가진 어린이들에 대해서는 주위의 과잉보호로 인하여 건전한 성격 형성에 방해받기도 한다.

(4) 외상

외상은 뇌에 조직적인 손상을 입히든가 또는 상당한 기간 지속되는 정서적인 장애를 일으킨다. 뇌 조직의 기능장애가 왔을 때의 정신적인 반응은 기질적인 것으로, 그것이 급성이건 만성이건 지남력 · 기억 · 판단 · 지능 그리고 감정의 장애를 초래하게 된다. 외상은 직접 또는 간접으로 머리에 오며 이에 따라서 기질적인 성격 변화나 치매가 생겼을 때 이를 외상성 정신병(traumatic psychosis)이라 한다.

뇌에 조직적인 손상을 입지는 않았지만, 오랫동안 감정적인 장애를 일으키는 경우를 말한다. 대조적으로 몸의 어떤 부분에 손상을 입었을 때 신경증적으로 정신적인 반응을 보이면 외상성신경증(traumatic neurosis)이라고 한다.

2) 기질적 요인

기질(temperament)은 유전적으로 타고난 것과 어린 시절 경험으로 결정되는 비교적 영구적인 성격유형을 의미한다. 뇌에 영향을 미치는 모든 질병, 외상, 감염, 내분비 장애(endocrine disorder), 면역 결핍 장애(immune deficiency disorder), 독성물질 등은 신경정신장애를 일으키거나 정신건강에 영향을 미칠 수 있는 기질적 요인(organic etiology)이다. 이때 정신과적 증상은 뇌장애의 직접적 표현이기도 하고 그 장애에 대한 방어 또는 적응의 결과이기도 하며 두 가지가 겹쳐 나타나기도 한다.

건강한 성격 기능 유지를 위해서는 적절하고 지속적인 자극이 필요하다. 사람은 청각, 시각 등 감각자극이 박탈되면 불안(anxiety), 망상(delusion), 환각(hallucination) 등 정신병적 상태가 초래된다. 특히, 어린 시절에서 결정적 시기의 감각박탈은 영구적 손상을 초래한다.

3) 정신적 요인

정신역동적 이론(psychodynamic theory)에 의하면 개인의 본능적 충동과 그에 관련된 감정반응의 영향력이 갈등을 일으켜 정신장애의 원인이 되며 그에 대한 비적응적 반응으로 정신장애가 발생한다. 특히, 소아기의 경험(childhood experiences) 중 애착, 이별, 외로움, 학대 또는 태만, 어릴 때의 부모 죽음, 기타 스트레스 등의 정신적 요인은 정신장애 발생에 의미 있는 영향을 주는 소인이 된다는 여러 연구 결과가 있다.

개인의 본능적 충동과 그에 관련된 감정은 정신장애의 원인이 되는데, 이는 신체적 · 문화적 요인과도 관계가 있다고 한다. 그러나 내적인 본능적 충동들은 대인관계 및 사회관계를 통해 여러 가지 형태의 관련된 심리적 감정반응을 만들어 낸다. 여기에서는 갈등, 사랑과 미움, 공포, 불안, 우울, 기쁨과 슬픔, 시기와 질투, 고독, 수치와 죄책감 등이 있다. 이에 따라서 부정적 감정은 적응에 문제를 일으키고 있으며 병적 행동과 정신장애의 원인이 된다.

정신장애의 주된 원인에는 갈등(conflict)과 상실(loss)을 들 수 있다, 먼저 갈등은 DSM-5의 신체 증상 및 관련 장애(somatic symptom and related disorders) 중 전환 장애(기능성 신경학적 증상 장애, conversion disorder)에서 볼 수 있다. 그다음 상실은 심리적 반응으로 주로 우울증의 애도 반응(grief reaction)에서 나타난다.

4) 사회 · 문화적 요인

(1) 가족문제

가족의 질병, 사망, 이혼이나 별거 등의 가족 위기(family crisis)와 부모 사랑의 결핍, 부모 부재 등은 자녀의 정신장애 증가와 관련이 있다. 또한 부모의 양육 방식도 문제인데, 이는 과잉보호, 증오, 거부, 학대, 무관심 등이 영향을 주고 있고 소아 학대의 대상이나 가족 내 성적 학대(sexual abuse), 근친상간(incest)은 심각한 병적 원인이 된다.

미혼자와 이혼한 사람이 결혼한 사람보다 정신질환의 빈도가 높은 편이지만 아내 학대 같은 배우자와의 갈등이나 고부간의 갈등도 정신질환의 유발인자가 되는 경우가 많다.

특히, 출산 후에 산모에게 나타나는 정신병적 장애를 총칭하여 출산 후 정신병(postpartum psychosis)이라 한다. 또한 자식이 성장하여 출가한 이후에 집안에 노부부만 남게 되는 경우 우울증 같은 정신질환으로 병에 걸릴 확률이 높아지는데, 이를 빈둥지증후군(empty nest syndrome)이라 한다.

(2) 사회적 요인

정신장애의 임상양상은 시대와 지역에 따라 다르다. 기분장애(또는 정동장애, affective disorder)는 북유럽에 많고 알코올 습관성 중독은 아일랜드와 러시아에 많으나 유대인에게는 적은 것이 그 예이다. 한국의 경우 고 3병, 직장스트레스, 생활고 등 사회적 문제들도 중요한 정신장애의 원인이 될 수 있는데, 이러한 환경적 · 사회적 스트레스에 의한 정신장애의 전형적 예로는 적응장애(adjustment disorder)가 있다. 친구, 직장 등은 환자에 대한 지지체계로써 원만한 대인관계, 공격성의 해소, 창조적 승화, 성취감 등에 큰 도움을 주고 있다.

사회적 고립 또는 경험박탈은 창조성, 불안과 스트레스에 대처하는 능력과 성행동 그리고 의미 있는 대인관계에서 능력을 감퇴시킨다. 경제적 빈곤도 사회적 고립이 될 수 있지만 경제적 수준이 낮을 때 발병이 증가하는 것은 원인에 의해서라기보다 병 때문에 경제적으로 빈곤해진다는 결과로 보는 견해도 많다. 도시 사회에서는 각종 사건, 소음, 공해 등 물리적 스트레스가 많고 경쟁, 소외, 좌절 등과 같은 심리적 스트레스도 많다. 또한 정신장애에 대한 사회적 편견이나 낙인은 정신장애의 발병, 악화에 중요한 부정적 요인이 될 수도 있다.

(3) 문화적 요인

사회문화와 정신장애 사이의 관련을 보여주는 좋은 예는 문화 충격, 이민 또는 사회적 소수자(minority) 등 문화적 요인 및 인류학적 요인이다. 이는 한 문화 속에서 성장한 개인이나 집단이 다른 외래문화에 급격하게 접하게 되었을 때 생기는 현상이다. 특히, 정신병에 대한 사회적 낙인이나 정신질환에 대한 사회적 무지와 편견은 정신질환의 발병, 악화, 치료 기회의 박탈, 재발 등 중요한 부정적 요인이 된다.

이와 유사하게 개인의 적응기제나 사회적 지지를 능가하는 문화의 급격한 변화는 불안, 우울, 고립감, 비현실감 등 충격을 일으킬 수 있다. 각각의 문화에 특유한 스트레스 적응 양식이 있고 정신장애의 개념이나 정의가 문화마다 다를 수 있다.

3. 증상론

증상은 환자 자신의 실존을 유지하기 위해 나름대로 가장 효과적인 적응 방법을 택한 결과이므로 환자에게 병적인 방어기제를 인식하도록 하여 더 건강하고 보다 성숙한 대응 전략과 방어기제를 사용하도록 해주는 것이 무엇보다 중요하다. 그러므로 환자 치료를 위해서는 환자의 증상에 대한 이해가 선행되어야 한다. 다음은 정신장애를 가진 환자들을 이해하기 위한 증상들이다.[3)]

1) 표정과 태도의 장애

정신장애 환자가 면접실에 들어오는 순간부터 정신과적 진찰과 치료는 시작되며 환자의 용모와 거동뿐 아니라 습성, 자세, 눈빛 등도 자세히 관찰해야 한다. 환자의 표정과 태도의 장애(disorder of expression and attitude)는 비언어적 의사소통의 수단으로서 환자의 내면세계를 보여준다.

환자의 의복, 걸음걸이, 몸짓 등은 환자의 정신상태와 성격의 반영이고 하나의 의사소통 수단이므로 증상으로도 나타날 수 있다. 그리고 환자가 면접에 임하는 태도를 보는 것도 중요하다. 특히, 환자의 표면적인 거동은 흔히 내면적 문제에 대한 보상적 혹은 방어적인 것이 많다는 것이다.

예를 들면 힘없는 표정과 태도와 무표정함은 우울증에서 볼 수 있다. 의심하는 듯 방어적 또는 거부적 태도, 괴상한 자세, 무의미한 웃음이나 찌푸린 얼굴 등은 조현병에서 흔히 본다. 바보스러운 표정은 지적장애에서, 무례한 태도는 성격장애에서, 과장적 · 연출적,

의존적 또는 유혹적 태도는 연극성 성격장애에서 볼 수 있다. 공격적이고 거친 표현은 밑바탕에 내적인 불만이 깔려 있고 표면적인 것은 여기에 대한 방어일 경우가 많다.

2) 의식의 장애

의식(consciousness)이 정상적일 경우는 감각, 지각, 인식, 지남력(orientation), 주의집중 등에 이상이 없고 정상적 통각(apperception)을 사용하여 경험을 통해 새로운 관념을 형성할 수 있다. 또한 관념 간에 합리적 연관을 시킬 수 있고 일이나 사태의 이해와 파악에 장애가 없어야 한다. 그리고 여러 정신적 원인과 뇌 기능장애에 의해 의식에 장애가 온다.

의식의 장애(disorders of consciousness)에는 주의의 장애(disorders of attention), 고양된 의식 상태(heightened consciousness), 의식의 혼탁(clouding of consciousness), 착란(confusion), 몽롱 상태(dream state, twilight state), 섬망(delirium), 혼미(stupor), 혼수(coma), 피암시성(suggestibility)의 장애, 일몰증후군(sundowner's syndrome) 등이 있다.

3) 행동의 장애

정신장애의 환자가 면접 시에 보이는 운동이나 동작의 질적, 양적 변화 등을 세심하게 여러 행동에 대해 관찰해야 한다. 예를 들면 환자의 행동에는 자발적인가, 수동적인가, 안절부절못하는가, 목적이 있는 과다함인가, 목적이 없는 과다함인가, 이치에 맞지 않는 행동이 있는지, 느리고 지체되어 있는가 혹은 전연 움직이지 않는가, 이상야릇한 행동이나 동작을 반복하는가, 계속해서 손을 비벼댄다든가, 가만히 있지 못하고 왔다 갔다 하는가, 어떤 동작이나 자세, 말 등이 똑같이 반복되는가, 똑같은 자세를 병적으로 오랫동안 지키고 있는가, 면접자의 행동을 자동으로 복종하는가, 행동이 돌발적이며 충동적인가, 파괴적인가, 공격적인가, 아니면 자신을 해치는 행동인가, 환자 자신이 하고 싶지 않으면서도 하지 않고는 견딜 수 없어 행동하는가, 의식을 행하듯 절차가 있는 행동을 하는가, 전혀 의식이 없이 무의식 가운데 행동하는가 혹은 모든 행동을 거부하는가 등이 있다.

행동의 장애(disorders of behavior or activities)에는 행동 증가(increased activity), 행동 감퇴(decreased activity), 자동증(automatism), 거절증(negativism), 반복 행동(repetitious activity), 강박행동(compulsion), 공격성(aggression), 자살(suicide), 실행증(apraxia) 등이 있다.

4) 지각의 장애

지각(perception)이란 물리적 자극을 심리적 정보로 변화시키는 과정으로 감각자극이 의식화되는 정신 과정이다. 외계에서 일어나는 감각적 자극을 잘못 판단하는 착각은 없는지 혹은 아무런 외계의 자극이 없는데도 불구하고 지각이 일어나는 환각(hallucination)이 있지는 않은지, 환자가 병실에 머물러 있는 동안 혼자서 누군가와 대화하고 있다면 그것은 환청(auditory hallucination)이 있는 증거이며 밖에 누가 왔다고 하며 아무도 없는 바깥을 내다보고 "들어오세요!"라고 하는 사람이 있다면 그는 환시(visual hallucination)를 가지고 있다.

지각의 장애(disorders of perception)에는 착각(illusion), 환각(hallucination), 환청(auditory hallucination), 환촉(tactile hallucination), 환취(olfactory hallucination), 실인증(agnosia) 등이 있다.

5) 사고의 장애

사고란 목적을 향한 생각들의 흐름으로 문제점이나 과제에 의해 시작되어 현실적인 결론에 도달하는 연상 행동이다. 사고의 장애(disorder of thought)에는 크게 사고형태의 장애(disorders in the form of thought), 사고과정의 장애(disorders in process of thought), 사고내용의 장애(disorders of content of thought)의 세 가지가 있다.

(1) 사고형태의 장애

정상적 사고란 이성과 논리에 따른 합리적 사고이고, 비현실적 사고(dereism)는 정신기능이 논리적 경험과 일치하지 않는 것이다. 자폐적 사고(autistic thinking)나 백일몽(day dreaming), 마술적 사고(magical thinking) 등은 무의식적 · 자기중심적 또는 본능적 욕구에 따른 것으로 현실을 무시한 비논리적 사고이다. 구체적 사고(concrete thinking)란 문자적 은유의 사용이 없고 의미의 뉘앙스를 이해하지 못하는 일차원적 사고이다. 반면 추상적 사고는 의미나 뉘앙스를 알고 다차원적이며 은유와 가설을 이해하는 사고이다.

(2) 사고과정의 장애

사고 과정이란 연상(association)의 속도와 방식을 의미한다. 대개 완전한 연결이 없이 한 내용에서 다른 내용으로 이동되어 언어가 지리멸렬할 때는 연상의 이완으로 표시되는데, 그 주된 사고과정의 장애는 관념 불일(flight of ideas)과 사고 지체(retardation)가 있다. 사고 지체의 종류에는 압축(condensation), 엉뚱한 대답(irrelevant answer), 보속증(perseveration), 차단(blocking), 신어증(neologism), 우원증(circumstantiality), 음향연상(clang association), 지리멸렬(incoherence), 헛소리(glossalalia), 음송증(verbigeration) 등이 있다.

(3) 사고내용의 장애

사고내용의 장애에는 크게 사고 경향(thought trend)과 망상(delusion)이 있다.

① 사고 경향

사고 경향을 과잉결정적 사고(overdetermined idea)라고도 하는데, 이는 비정상적인 믿음으로 믿음의 근거를 이성적으로 설명할 수 없다. 그러나 망상의 정도까지는 이르지 않았고 그렇다고 강박적 사고라고 할 수 없는 사고를 말한다. 이러한 비정상적 믿음의 배경은 반드시 근거가 없는 것은 아니다. 비정상적인 믿음을 결정하는 것은 강력한 감정 요소이며 열정적인 정치적 또는 종교적 열정, 믿음과 비슷한 성질을 가지고 있다.

② 망상

망상은 불합리하며 잘못된 생각 또는 신념을 말하며, 정도가 약할 때는 지배적 관념(overvalued idea)이라고 한다. 사람에게는 인격 균형을 유지하기 위해 가공적 사고를 발달시키는 경향이 있는데 편견이나 사상 등이 그 예이다. 이러한 경향이 개인에게서 병적으로 나타날 때 망상이 되는데 단순히 이성과 논리적 설명만으로는 이러한 망상을 바꾸지 못한다.

망상에는 과대망상(delusion of grandeur), 피해망상(delusion of persecution 또는 편집망상(paranoid delusion), 관계망상(delusion of reference), 자책망상(delusion of self-accusation), 조종망상(delusion of control, passivity feeling), 질투망상(delusion of jealousy, infidelity), 연애망상(delusion of loving), 빙의망상(delusion of possession), 빈곤망상(delusion of poverty), 병망상(illness delusion), 허무망상(nihilistic delusion), 고상적 거짓말(pseudologia fantastica), 자아광(egomania), 단일광(單一狂, Monomania), 대양적 느낌(oceanic feeling) 등이 있다.

6) 언어장애

언어(language)는 생각이나 감정의 외적 표현으로, 언어장애(disturbance of language)가 오면 사고의 장애, 발성 상의 장애, 신경학적 장애 중 실어증이나 발음장애가 오고 언어 압박(pressure of speech)이나 언어 빈곤(poverty of speech) 등이 초래된다.

언어장애에는 언어 압박, 다변증(logorrhea), 언어 빈곤, 무언증(alogia), 억양 장애(dysprosody), 발음장애(dysarthria), 실어증(aphasia: 운동성 실어증, 지각성 실어증, 전도성 실어증, 어의성 실어증, 문장적 실어증, 명칭실어증, 총체적 실어증)이 있다.

7) 감정장애

감정(emotion)은 정동과 기분에 관련된 정신적 · 신체적 · 행동적 요소들이다. 정동은 자신에 의해 표현되고 타인에 의해 관찰되는 감정 경험을 말한다. 기분(mood)은 자신에 의해 주관적으로 경험되고 보고되는 전반적이고 지속적인 감정이다. 감정장애(disturbances of emotion)에는 크게 기분장애(mood disorder), 불안(anxiety), 정동장애(affective disorder)로 나누어 설명할 수 있다.

(1) 기분장애

기분이란 전반적이고 지속적인 감정으로 주관적으로 경험되어 환자가 보고하거나 타인에 의해 관찰된다. 우울이나 고양된 기분이 아닌 정상범위의 기분은 정상 기분

(euthymic mood)이라 한다. 기분장애에는 고양된 기분(elevated mood), 확대적 기분(expansive mood), 이자극성 기분(irritable mood), 기분 변화(mood swing), 우울(depression), 불쾌 기분(dysphoria), 무쾌감증(anhedonia), 애도(mourning, grief), 감정표현 불능증(alexithymia)이 있다.

(2) 불안

불안은 두려움, 걱정 등 재난이 임박하였다는 지속적 느낌으로, 무의식적 충동이나 환경적 요인에 의한 위협에 대한 경고신호이다. 고갈, 심계항진, 호흡곤란, 진땀 등 특정 신체 증상이 동반된다. 불안에는 부동성 불안(gree floating anxiety), 공포(fear), 격정(agitation), 긴장(tension), 공황(panic)이 있다.

(3) 정동장애

정동(affect)이란 감정의 외부 표현으로 환자 자신의 설명과 일치하지 않을 수도 있다. 정동장애(affective disorder)에는 불충분 정동(inadequate affect), 부적합 정동(inappropriate affect), 양가성(ambivalence), 정화 반응(abreaction), 수치(shame), 죄책감(guilty feeling) 등이 있다.

이외에도 기분장애에 따라 여러 신체 증상이 동반되고 주로 자율신경계 기능장애가 나타나는 것 즉, 흔히 신체적 기능부전의 증후(vegetative sign)라고 부른다. 특히, 우울증일 경우에 식욕감퇴, 과식, 폭식, 불면증, 과면증(hypersomnia), 일 중 기분 변화(mood changes during the day), 성욕 감퇴, 변비, 피곤, 이식증(malacia), 가상임신 등이 올 수 있다. 불안 경우에도 심계항진(palpitations), 호흡곤란, 근육긴장, 구갈(dry mouth), 진땀 등이 나타난다.

8) 지남력장애

환경을 이해하고 그에 대해 자신의 위치를 파악하는 것이 지남력이라 하는데, 여기에는 시간, 장소 또는 상황, 타인과의 관계 등 크게 세 가지가 있다. 현재의 때와 장소 또는 만나고 있는 사람에 대해 모르거나 잘 알지 못할 때 지남력장애(disorders of orientation)가 있다고 한다. 대개 기억, 주의력, 지각장애가 있을 때 나타나며 뇌 증후군(brain syndrome), 특히, 섬망 때 가장 많이 볼 수 있다. 그 외에도 무관심 상태, 심한 갈등상태, 격한 감정 상태, 정서적 혼란, 심한 정신병 등에서 흔히 볼 수 있다.

9) 기억장애

기억장애(disorders of memory)는 뇌 손상의 결과로 새롭게 기억을 형성하는 능력이 감퇴 내지 상실된 상태이다. 심한 기억장애의 경우 단지 수 분 전에 경험한 일들도 기억하지 못할 수 있다. 이런 상태가 지속될 때 환자는 발병 이후의 생활사에 대해 일종의 시간적 공백 상태를 보인다. 기억장애는 정상적 일상생활을 극도로 방해할 수 있는 심각한 질환이다.

기억장애에는 기억 항진(hypermnesia)과 건망증(amnesia)은 대표적 기억장애이며, 직관 상(eidetic image) 및 차폐기억(screen memory) 등도 있다. 특히, 건망증은 기억상실이라고 하는데, 여기에는 기질성 건망증(organic amnesia), 심인성 건망증(psychogenic amnesia), 전향 건망증(anterograde amnesia), 후향 건망증(retroactive amnesia), 기억착오(paramnesia), 기시감과 미시감(deja vu and jamais vu) 등의 종류가 있다.

10) 지능장애

지능장애(disorders of intelligence)에는 지적장애(mental retardation)와 치매(dementia)로 나눌 수 있다.

먼저 지적장애(mental retardation)는 유전적 · 선천적 또는 발육 초기과정에서 여러 가지 원인으로 지능발달이 정상적으로 이루어지지 않아 지능이 낮은 상태가 된 경우를 말한다. 대개 지능지수 IQ 90 이하를 열등으로 분류한다. 과거 노둔 또는 우둔(moron, 지적장애 경도)이라 불렀던 상태는 지능지수 50~70(정신연령 8세), 치우(imbecile, 지적장애 중등도)는 지능지수 25~50(정신연령 3~7세), 백치(idiot, 지적장애 등급 최중도)는 지능지수 25 이하(정신연령 3세 이하)의 경우를 지칭한다.

그다음 치매(dementia)는 생후 정상적으로 발달하였던 지능과 기타 인지기능이 후천적인 뇌 기능장애 때문에 영구적이고 비가역적으로 저하된 상태를 의미한다. 그러므로 과거에 체험하였던 기억과 지식의 단편이 남아 있을 수 있다. 가성치매(pseudodementia)는 기질성이 아닌 정신장애 때문에 나타나는 일견 치매같이 보이는 현상으로 이는 갠서증후군(Gansers syndrome), 우울증 등에서 볼 수 있다.

11) 병식과 판단의 장애

(1) 병식

병식(insight 또는 통찰력)은 환자가 자신이 처한 상황의 진정한 원인과 의미 그리고 정신 병리를 제대로 알고 이해하는 능력을 말한다. 즉, 환자 자신이 정신적인 장애를 가지고 있다는 것을 아는 상태를 병식이 있다고 하며, 병식이 없다는 것은 환자가 본인의 질병에 대한 인식이 없다는 의미이다.

다만 환자가 병식을 인식한다고 해서 자신을 통제할 수 있는 건 아니다. 예를 들어, 손 씻기 강박이 있는 환자가 스스로 강박에 의해 이 행위를 한다는 병식은 있더라도 그 행동을 절제하긴 힘들어하는 것을 들 수 있다.

병식 또는 통찰력에는 세 가지 종류가 있다. 먼저 객관적인 사실만을 지식적으로 인식하는 수준을 지적 병식(intellectual insight)이라고 한다. 그다음 객관적인 사실뿐 아니라 이와 관련된 동기와 감정까지도 이해하는 수준을 진성 병식(true insight)이라고 한다. 그리고 병이 있다는 객관적 사실은 인정하나 이에 따른 충분한 감정반응이나 병을 고치려는 자세가 없고 거짓으로 통찰력이 있는 것처럼 꾸미는 수준인 가성 병식(superficial insight)이라고 한다.

(2) 판단장애

판단은 상황을 옳게 평가하고 그 상황에 적절하게 행동하는 것이며, 판단장애(impaired judgement)는 이러한 판단 능력이 감퇴한 상태이다. 또한 판단장애는 사물을 인식하거나 논리, 기준에 의해 판단하는 능력의 장애이며, 현실검증 장애로 외부 세계를 객관적으로 지각, 평가, 판단하지 못함으로써 현실과 현실이 아닌 것에 대해 구분하지 못한다.

판단장애는 여러 형태의 사고장애와 지적 결함 등으로 판단의 장애를 일으킨다. 이 장애의 특징은 자주 사회적으로 부적절한 말이나 행동하며, 다른 사람의 말이나 행동을 쉽게 오해한다. 또한 자신에 대해 비현실적으로 평가하는 경향이 있고 자신이 옳지 않다는 지적을 받으면 매우 당황하는 경우가 많다. 특히, 자동적 판단(automatic judgement)은 하나의 판단 행동을 반사적으로 수행하는 것이며, 비판적 판단(critical judgement)은 상황 내 여러 선택 중에서 올바르게 평가하고 선택하는 것이다.

12) 성격장애

성격장애(personality disorders)는 사고방식 및 행동양식이 지나치게 왜곡되고 편향되어 대인관계나 직업생활에 문제를 일으키는 정신질환으로, 성격 그 자체가 부적응적이어서 자신이 속한 사회문화적 기대에 부응하지 못하고 어긋난 행동을 지속해서 나타내어 본인도 고통을 받고 주변 사람들도 고통을 받게 되는 경우를 말한다. 또한 성격장애는 어린 시절부터 서서히 조금씩 형성되어 가면서 보통 18세 이후에 나타나기 때문에 성인기에 성격장애로 진단되는 특징이 있다(제11장 성격장애와 정신건강 참조).

제9장
주요우울장애와 정신건강

1. 개념

주요우울장애(Major Depression Disorder)는 우울증의 유형 가운데 가장 대표적인 유형이며, 우울장애 범주 내에서 우울장애군을 대표하는 전형적인 질환이다. 주요우울장애는 비록 대부분 삽화가 더 오랫동안 지속되지만, 최소 2주간 지속되는 정동(affect) · 인지(cognition) · 생장(vegitative) 기능(function)의 명백한 변화를 수반하는 삽화(episode) 및 삽화 사이에 관해 상태(remission state)를 특징으로 한다. 단일 삽화로 진단을 내리는 것이 가능하지만, 주요우울장애는 실제 증례에서 재발한 경우가 대부분을 차지한다. 정상적인 슬픔 및 사별로 인한 비탄을 주요 우울 삽화와 구분하여 기술할 때는 주의해야 한다. 사별은 심각한 고통을 유발할 수 있으나 보통 주요우울장애의 삽화를 유발하지 않는다. 2가지가 병행한 주요우울장애를 동반하지 않은 사별에 비해 우울 증상 및 기능적 손상이 더욱 심각한 경향을 보이고 예후는 더욱 나쁘다. 사별과 관련된 우울증은 우울장애의 취약성을 가진 개인에서 발생하는 경향이 있고, 항우울제 치료를 통해 회복이 촉진될 수 있다.

DSM-5에서는 주요우울장애는 일회성 및 재발성 삽화들(major depression disorder, single and recurrent episodes) 모두를 포함한다. 우울 삽화는 기분, 인지기능, 신경생장 증상(neurovegetative symptom)이 정상상태와 분명한 차이를 보이는 상태이다. [1)]

2. 임상양상 및 진단기준

주요우울장애의 진단을 DSM-5 진단기준에 근거하여 내리기 전에 반드시 주요우울장애의 임상양상에 대해 숙지해야 하는데, 그 주된 내용은 다음과 같다.[2)]

1) 임상양상

(1) 일반적 양상

우울증은 일회성 삽화(single episode)로만 나타날 수도 있고 주기적으로 재발하기도 한다. 1회 삽화는 대개 3~6개월간 지속된다. 재발형이라고 진단하기 위해서는 두 삽화 사이에 증상이 없는 기간이 2개월 이상이어야 한다. 우울증 삽화는 우울한 기분, 흥미나 즐거움의 상실, 무가치감이나 죄의식, 사고, 집중력, 의사결정의 장애, 반복적인 죽음에 관한 생각, 자살 사고, 식욕 감소 및 증가, 불면증, 이자극성(irritability), 에너지 감소, 초조, 피곤 등이 특징이다.

(2) 심한 양상

경한 상태에서와 비슷하지만, 감정적 고통이 훨씬 심각하다. 고개를 숙이고 몸을 구부리며 무표정하거나 고통스러운 표정을 짓고 이마에 주름이 파여 있으며 아래만 내려다보고 있다. 양 눈썹 사이와 코와 구순 사이에 주름이 잡혀 있다. 체중이 빠지고 땀이나 다른 분비물은 감소한다. 근육의 힘이 감퇴하고, 변비가 생기며, 성적 욕구도 감소하여 남자 환자의 경우 흔히 성 불능(sexual inability)이 된다. 수면장애는 대단히 특징적이다. 잠이 얼른 오지 않고 훨씬 빨리 잠에서 깨게 된다. 우울 상태 중 가장 심한 혼수성 우울증(stuporous depression)이 되면 자발적인 운동행위는 없어지고 외부 자극에 대한 최소한의 반응만 하게 된다. 환자는 함묵 상태(silence situation)이며 의식이 혼미 상태(confusion situation)이다. 대소변을 가리지 못하는 때도 있다. 죽음에 관한 생각을 강하게 잡착하고 꿈과 같은 환각에 사로잡혀 있다. 이때는 강제 급식해야 한다.

(3) 동반양상

이자극성과 분노는 충동조절장애, 불안, 약물남용, 반사회적 성격장애, 인생의 불만족 및 높은 우울증 심각도 등과 관련된다. 이런 증상은 여자보다 남자에게서 많다.

(4) 자살

주요 우울증이 있는 동안 자살 위험이 거의 늘 동반된다고 보아야 한다. 일반적으로 자살기도자의 70%는 정신장애를 가지고 있으며 그중 70%는 주요우울장애 환자인 것으로 추정한다. 과거 시도가 위험 요인이지만 과거 그런 시도 없이 자살 시도하는 일도 드물지 않다. 남자, 혼자임, 절망감, 경계형 성격장애 등이 중요 위험 요인이다.

(5) 특수양상

① 갱년기 우울증

갱년기 우울증(involutional depression)은 과거에 널리 쓰이던 진단명이나 현재는 ICD-10과 DSM-5 모두에서 쓰이지 않고 주요우울장애에 포함하고 있다. 그러나 독특한 양상이 있어 주요 우울장애와는 다소 구별된다. 이는 후기 즉, 40~50대 갱년기에 발병하는 것으로, 대체로 초조성 우울증(agitated depression)이다.

주요우울장애 증상 이외에 특히 건강염려증, 후회, 죄책감, 절망감, 편집성 경향, 우울, 망상이 뚜렷하다. 병전 성격(pre-illness personality)으로 강박적이고 양심적이며 융통성이 적고 책임감이 강하며 급하고 예민하다. 대개 이별, 자녀의 떠남, 경제적 손실, 좌절, 폐경으로 대변되는 젊음의 상실 등 상실(loss)이라는 유발 인자(cause factor)가 뚜렷한 경우가 많다. 증상은 만성적이지만 치료하면 예후는 좋은 편이다.

② 가면우울

가면 우울(masked depression)은 우울 증상이 연령층에 따라 약물남용, 알코올중독, 도박, 정신 신체장애(psychosomatic disorder) 등 다른 모습으로 나타날 수도 있다. 이들은 모두 우울 기분을 감추기 위한 가면이라는 뜻에서 가면 우울이라 한다.

먼저 소아기에 겪는 상실에 따른 우울증에서는 이별 불안, 학교공포증, 애착 행동, 과다행동, 성적 저하 등을 보일 수 있다. 또한 사춘기에는 반사회적 행동, 가출, 무단

결석, 알코올 남용, 약물남용, 성적 문란, 행동화(acting out) 등이 나타난다. 그리고 알코올 사용 장애가 우울증과 흔히 동반되며 여성에서 더욱 뚜렷하다.

그러나 두 장애는 유전적으로 서로 다른 병으로 간주된다. 특히 노인에게서는 경제적 장애, 배우자 상실, 신체 질병, 사회적 고립 등에 의해 우울증이 잘 나타나며 흔히 가성치매(pseudo dementia)로도 나타난다. 가성치매란 주요 우울증이 치매와 다른 인지장애로 나타나는 경우로 주로 노인에서 과거 우울증 병력이 있을 때 더 잘 나타난다.

③ 특정형

특정형(specifiers)은 우울증에 다양한 임상양상이 동반된다. DSM-5에서는 각 주요우울장애를 진단하는 데 있어 우울증에 동반되는 임상양상을 특정성(specifiers)으로 추가 기술하게 함으로써 임상가에게 정확한 진단을 하도록 하고 치료를 보다 개인화하도록 하고 있다.

2) 진단기준

주요우울장애는 최소 2주 이상, 하루 중 대부분의 시간 동안 우울한 기분, 흥미 저하, 식욕 및 체중의 변화, 수면장애, 무가치감, 피로, 자살 사고 등이 동반될 때 진단된다. DSM-5에 의한 주요우울장애의 진단기준은 다음의 〈표 9-1〉과 같다.[3]

〈표 9-1〉 주요우울장애의 진단기준(DSM-5)

A. 다음의 증상 중 5가지(또는 그 이상)가 동일한 2주 연속으로 지속되며 이전의 기능 상태와 비교할 때 변화를 보이는 경우, 증상 가운데 적어도 하나는 (1) 우울 기분이거나 (2) 흥미나 즐거움의 상실이어야 한다.
주의점: 명백한 다른 의학적 상태로 인한 증상은 포함되지 않아야 한다.

1. 하루 중 대부분 그리고 거의 매일 지속되는 우울 기분에 대해 주관적으로 보고(예: 슬픔, 공허감 또는 절망감)하거나 객관적으로 관찰됨(예: 눈물 흘림) (주의 점: 아동 · 청소년의 경우 과민한 기분으로 나타나기도 함).
2. 거의 매일, 하루 중 대부분, 거의 또는 모든 일상 활동에 대해 흥미나 즐거움이 뚜렷하게 저하됨.
3. 체중 조절을 하고 있지 않은 상태에서 의미 있는 체중의 감소(예: 1개월 동안 5% 이상의 체중 변화)나 체중의 증가, 거의 매일 나타나는 식욕의 감소나 증가가 있음(주의 점: 아동에서는 체중증가가 기대치에 미달되는 경우).
4. 거의 매일 나타나는 불면이나 과다수면.
5. 거의 매일 나타나는 정신운동 초조나 지체(객관적으로 관찰 가능함, 단지 주관적인 좌불안석 또는 처지는 느낌뿐만이 아님).
6. 거의 매일 나타나는 피로나 활력의 상실.
7. 거의 매일 무가치감 또는 과도하거나 부적절한 죄책감(망상적일 수도 있는)을 느낌(단순히 병이 있다는 데 대한 자책이나 죄책감이 아님).
8. 거의 매일 나타나는 사고력이나 집중력의 감소 또는 우유부단(주관적 호소나 객관적인 관찰 가능함).
9. 반복적인 죽음에 대한 생각(단지 죽음에 대한 두려움이 아닌), 구체적 계획 없이 반복되는 자살 사고, 또는 자살시도나 자살수행에 대한 구체적인 계획.

B. 증상이 사회적, 직업적 또는 다른 중요한 기능 영역에서 임상적으로 현저한 고통이나 손상을 초래한다.

C. 삽화가 물질의 생리적 효과나 다른 의학적 상태로 인한 것이 아니다.
주의점: 진단기준 A부터 C까지는 주요우울 삽화를 구성하고 있다.
주의점: 중요한 상실(예: 사별, 재정적 파탄, 자연재해로 인한 상실, 심각한 질병이나 장애)에 대한 반응으로 진단 기준 A에 기술된 극도의 슬픔, 상실에 대한 반추, 불면, 식욕 저하 그리고 체중의 감소가 나타날 수 있고 이는 우울 삽화와 유사하다. 비록 그러한 증상이 이해될 만하고 상실에 대해 적절하다고 판단된다고 할지라도 정상적인 상실 반응 동안에 주요우울 삽화가 존재한다면 이는 주의 깊게 다루어져야 한다. 이러한 결정을 하기 위해서는 개인의 과거력과 상실의 고통을 표현하는 각 문화적 특성을 근거로 한 임상적인 판단이 필요하다.

D. 주요우울의 삽화가 조현정동장애, 조현형, 조현양상장애, 망상장애, 달리 명시된 또는 명시되지 않는 조현병 스팩트럼 및 기타 정신병적 장애로 더 잘 설명되지 않는다.

E. 조증 삽화 혹은 경조증 삽화가 존재한 적이 없다.

3. 원인

주요우울장애의 원인으로 심리 사회적 · 생물학적 · 유전학적과 같은 여러 가지 요인들이 다수 제기되나 아직 명확하지 않으며, 이 장애는 단일 질환이라기보다는 다양한 원인에 의하여 발생하는 뇌의 장애일 가능성이 크다.

주요우울장애에 관한 신경해부학적 · 신경내분비학적 · 신경생리학적 요인에 관한 연구가 다수 나오고 있지만 높은 민감도와 특이도를 가진 진단도구인 실험실 검사는 부재한 상태이다.

주요우울장애의 원인을 생물학적 요인, 정신역동적 요인, 심리사회적 요인으로 크게 나누어 설명할 수 있는데, 그 주된 내용은 다음과 같다. [4)]

1) 생물학적 요인

주요우울장애의 생물학적 요인은 가장 주된 요인으로서, 최근까지 밝히진 주요 우울삽화와 관련된 이상소견에는 시상하부–뇌하수체–부신(HPA: hypothalamus–pituitary gland–adrenal gland) 축 과활성화가 있으며 이러한 특징은 멜랑콜리아(melancholia) 양상 동반, 정신병적 양상 동반 그리고 충동적인 자살의 위협성과 연관이 있는 것으로 알려져 있다.

주요우울장애의 생물학적 요인으로는 뇌의 화학적인 변화(chemical changes in the brain), 내분비 이상(endocrine abnormalities), 신경면역학(neuroimmunology), 유전적 요인(genetic factors) 등이 있다.

(1) 뇌의 화학적인 변화

뇌의 신경전달물질(neurotransmitter)의 변화가 일어나서 기분을 담당하는 신경회로의 기능이 저하되는 것이 증상과 연관이 된다. 주요우울장애 환자에게서는 세로토닌(serotonin) 활성도가 저하되어 있으며 노르에피네프린(norepinephrine), 도파민(dopamine) 등의 활성 조절이 적절히 이루어지지 않아서 발생한다고 알려져 있다.

(2) 내분비 이상

스트레스 호르몬인 코티솔의 분비 이상(abnormal secretion of cortisol), 갑상선 기능 이상(thyroid dysfunction), 성장호르몬 분비 이상(growth hormone secretion abnormalities), 수면 및 생체리듬의 장애가 나타난다. 임신, 출산 및 산후 문제, 갑상선 문제, 폐경기 또는 여러 가지 다른 상태로 인한 호르몬 변화가 주요우울장애의 발병에 영향을 미칠 수 있다.

(3) 신경면역학

선천성 · 후천성 면역 염증성(congenital · acquired immune inflammatory) 매개 물질은 기분 조절의 중요한 인자이다. 우울증이 뇌의 염증과 관련된다는 연구 결과들이 주목받고 있다.

(4) 유전적 요인

일란성 쌍둥이(identical twins)가 모두 주요우울장애가 발병할 확률은 40~50% 정도라고 한다. 즉, 주요우울장애는 유전적 요인의 영향이 매우 크지만, 후천적인 다른 요인들도 함께 작용한다. 아직 주요우울장애와 관련되어 일관성 있게 보고되는 염색체 혹은 유전자 이상은 보고되지 않았다.

2) 정신역동적 요인

Freud는 정신분석을 통해 어떤 단일의 정신 역동적 요인이나 기전으로 우울증의 발병기전을 설명해 보려고 노력하였다. Freud는 사랑하는 사람이 사망했을 때의 애도 과정 연구를 통해 상실된 대상 또는 상실했다고 생각되는 대상을 향한 양가감정(ambivalence)이 내재화되어 병적 애도가 나타난다고 하였다.

정신역동학에서 우울증은 상실 후에 생기는 명백한 죄책감, 갈등, 상실에 대한 분노, 무력감 또는 고립감 같은 반응 그리고 결국 자신에게로 향하게 되는 적개심 등을 극복하지 못하는 데서 생겨나는 것이다. 이는 내재화된 대상에게 향해 있는 양가감정이 자신에게 향하게 되므로 애도 반응이 우울증으로 변한다는 것이며, 완고한 초자아(superego)가 무의식적인 성적 충동과 공격 충동에 대해 죄의식을 갖도록 하며 징벌을 가해 우울증이 생긴다고 한다.

정신역동적 설명에는 급성 삽화가 발생하기 전에 선행하여 나타났던 사건의 의미와 우울증의 소인이 되는 인격 특징에 대한 설명도 포함되어 있다. 또한 중요한 것은 아동기 때의 경험이며 구강기와 항문기의 가학적 성향에서 나오고 반동형성이 주된 기전이며, 자존심 저하, 무쾌감증(anhedonia), 내향화(introversion)가 흔히 관련된다.

이처럼 주요우울장애는 애도, 이별 그리고 상실의 경험과 관계된다고 보는데 공통점은 애도이다. 애도의 역동적 과정 각 단계에서의 증상들은 우울증과 공통적인 점이 많다. 이러한 역동적 요인들이 주요우울장애에 대한 정신 치료적 대책을 세워나가는 데 중요한 지침을 제공한다.

3) 심리 사회적 요인

주요우울장애의 삽화 전에 과도한 스트레스를 경험하는 경우가 많다. 배우자, 부모, 자녀 등의 죽음, 직업, 경제, 건강 상실 등의 스트레스가 대표적이다. 또한 환자가 지니고 있던 체질적 소인과 스트레스로 인한 변화가 상호작용하여 뇌의 신경전달물질 및 신경회로에 변화를 초래한다.

심리 사회적 요인은 여러 가지 요인들이 있지만, 그중 생활사건과 환경적 스트레스, 병전 성격, 학습된 무기력, 인지 이론, 행동이론 등이 가장 중요한 요인이 된다.

(1) 생활사건과 환경적 스트레스

주요우울장애는 환경 면으로는 죽음, 상실, 좌절 등 좋지 않은 생활에서 사건이 유발인자로서 중요한 역할을 하는 것으로 간주한다. 하지만 스트레스를 받았다고 누구나 발병하는 것은 아니므로 환경적 원인으로만 병이 생기는 것은 아니다.

그러나 현재 많은 지지를 받는 이론 중 하나에 의하면 심리적 · 사회적 스트레스를 받다 보면 뇌의 생물학적 상태에 장기간 지속되는 변화를 연쇄적으로 일으켜 결국에는 이후에 외적 스트레스가 없는 환경에서도 다시 재발하기 쉬운 생물학적 상태로 만들 수 있다. 즉, 심리적 · 사회적 스트레스가 이런 병의 발생에 얼마나 지속적이고도 중요한 역할을 하는지 알 수 있다. 예를 들면 11세 이전의 부모 상실, 배우자의 상실, 죽음, 이별, 실패, 실망, 의미 있고 중요한 사람과의 논쟁이나 불화 등이다.

(2) 병전 성격

주요우울장애의 병전 성격(premorbid personality)은 의존적이거나 강박적 · 히스테리성 성격에 더 흔하다고 알려져 있다. 또 낮은 자존감과 심한 자기비판을 하는 경향이 있는 사람에게 더 흔하다.

개인의 인격 또는 성격과 우울증과의 관계에 있어 특정 성격 특징이나 유형이 우울증을 일으킨다고 할 수는 없지만 의존적이고, 자존심이 낮고, 강박적 · 히스테리성 성격, 대인관계가 원만치 못한 성격의 사람 그리고 심한 자기비판을 하는 경향이 있는 사람에게서 우울증이 잘 생긴다고 한다.

(3) 학습된 무기력

학습된 무기력(learned helplessness)이란 비관적이고 자포자기 같은 상태를 나타내는 말로써, 무기력이 학습된 상태를 말한다. 학습된 무기력은 동물에게 볼 수 있는 행동의 유형 하나로, 고통스럽거나 혐오스러운 자극을 반복적으로 견뎌내는 가운데 발생하며 이에 따라 벗어나거나 회피하지 못하는 상황이 발생한다.

이러한 경험 이후에 동물은 새로운 상황을 벗어나거나 회피하는 것을 수용하거나 배우는 것에 실패하는 일이 발생하기도 한다. 즉, 혐오스러운 자극이 있는 상황에서는 이것이 도움이 없다고 학습하고 제어권을 상실함으로써 시도를 포기하게 된다. 이러한 주체는 학습된 무기력을 습득했다고 간주한다. 학습된 무기력 이론은 임상적 우울증 및 관련 정신질환들이 벌어진 상황을 통제하지 못하는 데에서 비롯될 수 있다는 관점이다.

(4) 인지적 이론

인지적 이론(cognitive theory)에서는 우울증 환자는 자기 자신과 환경과 미래에 대한 부정적인 생각을 많이 가지고 있으면 우울증이 발생한다고 보고 있다. 즉, 부정적 자기평가("내가 나빠서 모든 사물이 나쁘다"), 과거 생활 경험에 대한 부정적 평가("모든 일이 항상 나빴다"), 미래에 대한 비관적 인식("미래에도 모든 일이 나쁠 것이다") 등 자신과 환경에 대한 잘못된 부정적 해석을 내리는 것이 우울증의 원인이라고 주장한다.

Aaron Beck(1976)은 인지 트라이어드(cognitive triad)는 우울증을 앓고 있는 개인의 신념 체계를 인지 치료적 관점에서 세 가지 부정적 인지의 핵심 요소를 갖는다고 하였다. 즉, 인지 트라이어드는 자기(self) 또는 자기상(self-image), 세계(world) 또는 환경(environment), 미래(future)에 관하여서 자동적이고 마음에서 자연스럽게, 그리고 통제 불가능한 부정적인 생각을 말한다. 이처럼 인지 트라이어드는 우울증에 대한 인지 이론의 일부를 형성하며, 이 개념은 특히, Beck의 "네거티브 자동사고의 처리(PNAT: Processing Negative Automatic Thoughts)" 접근법에서 지금과 여기(here and now)를 강조하고 다양한 방법을 통해 인지의 변화를 촉진하는, 목표지향적이고 해결 중심적인 치료인 인지행동치료(CBT: Cognitive Behavioral Therapy)의 일부로 사용된다.

(5) 행동주의 이론

행동주의 이론(behaviorist theory)은 주로 동물연구를 통해 나온 이론이다. 이 이론에 따르면 주요우울장애가 사건을 통제할 수 없는 개인의 무능력으로 일어난 것이며, 사회환경으로부터 긍정적 강화가 약화하여 나타난 현상이라고 본다. 즉, 주요우울장애가 이러한 긍정적 강화의 상실, 강화 유발 행동의 감소, 우울 행동의 강화로 인해 발생하고 유지된다고 보았다.

행동주의 이론의 또 다른 모델에서는 사회적 기술(social skills)을 강조하는데, 각 개인이 구사하는 사회적 기술은 사회적인 관계에서 주위로부터 긍정적인 보상을 가져다주거나 부정적인 반응을 유발한다는 것이다. 우울증 환자들은 이러한 사회적 기술이 부족하거나 결핍되어 사회적인 보상이 없게 되어 의기소침하거나 의욕이 없고 자존감이 낮아진다는 것이다.

이 외에도 주요우울장애의 증상 원인은 우울증 귀인이론(attribution theory)으로 설명된다. 예를 들면, 실패 경험을 하였을 때 그 원인을 자신에게 돌리는 내부적 귀인(예: 능력 부족, 성격적 결함, 노력 부족 등)을 하게 되면 자존감에 손상을 입게 되어 우울감이 증진되는 것이다. 반면, 성공 경험에 대해서는 지나치게 외부적 · 불안정적 · 특수적 귀인을 하는 경향이 있다. 이 외에도 개인의 성격과 기질적 요인, 현재 생활 습관과 건강 상태 문제 등도 주요우울장애의 원인이 될 수 있다.

4. 유병률

주요우울장애는 성인에서 흔한 정신장애 중의 하나로, 전 연령층에서 발생한다. 우울증이 여성에 많은 이유로 호르몬의 차이, 출산 경험, 심리 · 사회적 스트레스, 학습된 무력감 등과 관련된 여러 가지 가설들이 있다. 최근에는 소아기에 발생 우울증도 발견된다.

주요우울장애는 서구권에서 평생 유병률은 남자의 경우 5~10%, 여자의 경우 10~25%로 여성이 두 배 정도 높다(평균 약 16%). 1개월 유병률은 약 6%이며, 10명 중 한 명은 일생에 한 번 이상 주요우울장애에 걸리는 것으로 알려져 있다.

우리나라는 일생에 한 번 이상 주요우울장애를 보이는 비율이 3~5% 정도로 알려져 있으며, 현재 인구의 5~10%가 주요우울장애를 앓고 있다고 한다. [5)]

5. 경과 및 예후

주요우울장애는 양극성 장애보다 비교적 예후가 좋다. 우울증은 빠르게 또는 서서히 발생한다. 치료하지 않으면 주요우울장애의 삽화 기간은 6~13개월이지만, 치료하면 3개월 정도로 짧아진다.

주요우울장애의 재발 빈도는 대개 20년에 5~6회이다. 첫 번째 주요우울장애 이후 25%에서 6개월 이내에 두 번째 삽화가 나타난다. 첫 번째 우울증 발병 후 2~4회 재발하고 나서(6~10년 후) 약 5~10% 환자에서 조증이 나타난다. 나이가 많아짐에 따라 우울증의 기간이 길어지는 경향이 있다. 우울증은 잠깐 경조증 상태가 되어 끝날 수가 있다.

주요우울장애는 발병 시기가 어릴수록 예후가 더 좋지 않다. 그러나 가족의 지지가 있을 때, 사춘기 시절 친구가 있을 때, 인격장애가 없을 때, 발병이 늦을 때, 증상이 경할 때, 정신병적 양상이 없을 때, 입원 기간이 짧을 때는 예후가 좋다. 특히, 주요우울장애는 동반 장애 없이도 신체운동 감소와 사회참여 감소로 생존율을 낮춘다. 기타 우울증은 운동 부족과 더불어 비만과 관련이 높다. 노인에서 우울증은 치매의 위험을 높인다. 부모의 우울증은 자녀의 우울증 위험을 높인다. 우울증은 술, 담배, 물질 남용의 위험도를 높인다. [6)]

6. 치료

주요우울장애는 치료받지 않으면 몇 개월에서 1년 이상 지속될 수 있으며 대인관계 및 사회생활에서의 어려움, 직업적인 능력의 상실, 그리고 자살에 이를 수도 있다. 특히, 주요우울장애 환자의 10%가 자살로 생을 마감한다는 점에서 적절한 치료가 필요한 질병이다. 이처럼 주요우울장애는 개인이 취약해서 비롯되는 개인의 약점이나 잘못이 아니며, 방치되어서는 안 되는 반드시 치료되어야 할 질병이다. 특히, 우울증을 앓고 있는 청소년, 주부, 노인 등은 가족의 도움을 통해 본인이 우울증인지 먼저 자가 검사를 통하여 알코올중독의 정도를 파악한 후 알코올중독인 경우, 치료를 받을 준비를 해야 한다.

주요우울장애의 치료는 약물치료뿐 아니라 정신치료(지지적 정신치료와 정신분석적 정신치료), 대인관계 치료, 인지 및 행동치료, 가족치료 및 집단치료, 전기경련요법(ECT: electroconvulsive therapy)이나 경두개자기자극술(TMS: transcranial magnetic stimulation), 뉴로바이오피드백(neurobiofeedback), 뇌 자극을 통한 신경기능조절치료(nerve function control treatment) 등이 있다. 본 장에서는 약물치료, 정신치료, 대인관계 치료, 인지 및 행동 치료, 가족치료와 집단치료, 기타 일반적 치료 및 관리 중심으로 그 주된 내용을 살펴보면 다음과 같다. [7)]

1) 약물치료

많은 임상의사가 선택적 세로토닌 재흡수 억제제(selective serotonin reuptake inhibltors; SSRI)로 처음 치료를 시작한다. 초기 부작용으로 불안, 위장장애, 두통 등이 있을 수 있다. 성기능에 대한 부작용에는 용량이나 약물을 바꾸거나 보조 치료로서 부프로피온(bupropion)이나 부스피론(buspirone)을 추가 사용할 수 있다. 초기 부작용 중 불안은 자살 의도를 악화시킬 수 있으므로 용량을 줄이거나 항불안제를 병용하기도 한다. 우울과 동반한 불면증에는 수면제를 사용할 수 있다. 한 선택적 세로토닌 재흡수 억제제(SSRI)에 문제가 있으면 다른 선택적 세로토닌 재흡수 억제제(SSRI)로 바꿀 수 있다.

유지 치료는 최소 5개월 이상 해야 재발을 예방할 수 있다. 재발이 있었던 환자에게는 더 긴 장기 치료가 필요하며 유지 치료 용량은 처음 그대로 유지해야 한다. 항우울제 치료를 양극성 장애 때 하게 되면 조증을 유발할 가능성이 있어 조심해야 한다.

약물들의 항우울 효과는 며칠에서 수 주에 걸쳐 서서히 나타나기 때문에 이들 약물이 효과가 없다고 하기 이전에 적절한 용량을 최소 4~6주간 투여하여야만 하고 한 가지 약물에 반응이 없거나, 반응이 부적절하다면 다른 약물로 바꾸거나, 리튬(lithium), 갑상선 호르몬(thyroid hormone), 부스피론(buspirone)이나 다른 항우울제(antidepressants)를 처방할 수 있고, 망상이나 정신병적 상태에서는 항정신병 약물을 병용할 수 있다. 또한 약물 치료로 완전히 회복되면 재발 위험성을 낮추기 위하여 적어도 6개월이나 이전 삽화 기간에 지속 치료를 해야 한다. 약을 끊을 때 금단증상이나 우울증의 재발을 방지하기 위하여 1~2주에 걸쳐 서서히 감량하여야만 한다. 반복하여 재발하는 경우 장기간의 유지 치료가 필요하게 되는데, 3~5년간의 유지 치료가 예방적인 효과가 있다는 보고가 있으며 용량은 소량보다 최대용량이 더 효과적이라고 보고되고 있다.

2) 정신치료

(1) 지지적 정신치료

지지적 정신치료(supportive psychotherapy)는 비교적 짧은 기간 동안, 환자가 호소하는 심리적 문제의 해결을 목표로 하는 치료로, 우울증 환자가 경험하는 증상과 고통의 빠른 해결에 주력한다.

지지적 정신치료의 치료자는 환자의 건강한 자아 기능을 강화해 주고, 힘든 부분에 대한 적극적 감정적 지지를 통해 환자를 돕는 역할을 한다. 치료자는 증상과 스트레스를 이겨나가는 방법을 구체적으로 제시하고, 조언하기도 한다. 또한 치료자는 우울증 환자와의 대화를 통하여 문제를 해결하고 병식(환자가 자신의 병에 대한 바른 인식)을 갖게 된다. 이때 도움을 주게 되면 환자의 방어기제를 지지해 주고, 장점을 이용하고, 고통을 같이 나누고, 병의 경과를 설명하고, 결국 호전될 것이라는 확신 등을 심어주는 치료이다.

방문 횟수는 주 1회에서 5회로 다양하지만, 보통 정신분석보다는 덜 집중적인 형태로 진행되며, 면담 기간은 수 주에서 수개월 정도로 다양할 수 있다. 짧은 기간 동안 진행되며, 정신분석의 강한 퇴행과 전이 등의 경험 없이도, 다양한 정신과적 문제에 적용할 수 있다는 점이 지지적 정신치료의 장점이다.

(2) 정신분석적 정신치료

정신분석적 정신치료(psychoanalytical psychotherapy)는 우울증과 관련된 무의식적 갈등과 장애를 지속시키는 동기에 대한 치료이다. 정신 치료적 면담에서 우울증 환자에게는 전통적인 방법보다는 다소 변형된 방법으로 임해야 한다. 즉, 정신분석적 정신치료를 할 때 너무 자주 깊게 면담하면 오히려 환자의 죄책감이나 수치감을 심하게 만들 수가 있다. 또한 환자가 치료자에 대한 기대가 커져서 치료 결과에 만족하지 못하는 상황이 오면 환자의 적개심과 죄책감을 부수적으로 더욱 조장할 수 있다.

급성 위기 때 또는 주요우울장애의 회복기에는 분석 이론에 기초하되 감정적 지지를 제공하는 지지적 정신치료와 함께 시행한다. 정신분석적 정신치료는 아동기에 그 근원이 있다고 생각되는 심리적 갈등 해결에 중점을 둔다.

치료 목표는 환자 자신에게 향한 분노 감정을 적절히 다루고, 이해하고, 표현하도록 도와주어서 우울증으로부터 회복하도록 하며 치료 기간은 몇 개월에서 몇 년이 걸린다. 역동적 정신치료는 일반적으로 심한 우울증 특히, 반복적인 우울증일 때 약물치료(특수한 경우에는 전기경련요법)와 동시에 실시하면 최상의 치료적 효과를 얻기도 한다.

3) 대인관계 치료

대인관계 치료(interpersonal therapy)는 주요 우울증을 진단받은 환자의 외래 통원 치료를 위해 만들어진 치료이다. 우울증 환자는 사람과 만나는 것이 서투르거나, 친밀한 인간관계를 형성하지 못한다고 단정 짓는 경우가 많지만, 문제는 '대인관계의 결여'라고 생각하기 쉬우나, '중요한 타인'에 초점을 맞춰보면, 사실은 '역할의 변화'가 원인인 경우도 많다. 이처럼 대인관계로 인하여 갈등이나 불안 등이 일어나기 쉬운 우울증 환자에게는 대인관계 치료가 매우 중요한 치료라고 볼 수 있다.

대인관계 치료에서는 가장 친밀한 관계인 남편 또는 아내, 연인, 자식, 부모와 같은 '중요한 타인'의 대상을 좁혀나가며, 과거가 아닌 지금–현재의 관계에 초점을 맞춰서 치료를 진행한다. 또한 이 치료는 우울증의 유전학적 · 생화학적 · 발달학적 발병 소인과 인격상의 문제들 중심으로 접근한다. 동시에 무의식이나 내적 갈등은 다루지 않는 대신 우울증 환자가 현재 겪고 있는 갈등과 대인관계 문제에 초점을 두는 단기 집중 치료로써 자신감, 왜곡된 사고, 사회성 기술 등을 다룬다. 그리고 대인관계 치료의 목표는 증상을 완화하고, 자존심을 높이며, 현재의 대인관계 내의 다양한 문제를 다룸으로써 대인관계 기능을 향상하는 것이다.

4) 인지치료 및 행동치료

(1) 인지치료

최근 인지치료(cognitive therapy)가 우울증에 효과적이라는 견해가 많다. 인지치료란 자신과 세계에 대한 부정적인 태도를 버리고 대신 유연성 있고 긍정적이고 적극적인 사고방식을 가지며 새로운 인식과 행동 반응을 연습하는 것이다. 약물치료와 병용하면 효과가 더 좋다고 한다. 주요 기법은 인지 트라이어드(cognitive triad)로, 이는 숙제(homework)를 통해 자신, 과거, 그리고 미래에 대한 부정적 인식과 무의식적 가정을 검토하고 교정하는 기법이다. 또한 인지치료는 행동치료와 통합한 인지행동치료(cognitive–behavioral therapy, CBT)로 치료할 때 더 효과적이다.

우울증 환자는 자신, 환경, 미래에 대한 부정적 인지나 사고를 갖는다. 그러므로 인지치료의 주된 목표는 교육을 통하여 부정적 사고를 변화시키고, 부정적 사고를 찾아내어 환자에게 현재의 문제를 다루는 방법을 개발하도록 돕는 것이다. 나아가서 우울증과 연관된 사고나 행동의 부정적 형태를 변화시키는 데 있다.

(2) 행동치료

행동치료는 학습이론에 기초한 치료로 단기적이며 매우 구조화된 원치 않은 특정한 행동에 대한 치료법으로, 입원 시에 체계적으로 시도할 수 있다. 또한 행동치료는 통찰에 초점을 두기보다는 질병에 이바지하는 즉각적인 행동을 변화시키거나 일상적인 활동으로부터 더 나은 만족을 얻을 수 있도록 개인을 돕기 위한 치료적 방법이다. 그리고 행동치료는 자극에 대하여 어떻게 반응하며, 긍정적 강화가 미약하거나 환경으로부터 부정적 강화를 많이 받는 경우 우울증이 발생하는 것으로 해석한다.

행동치료는 행동 양상을 정상으로 돌림으로써 우울증을 경감시키려는 치료 방법으로 환자에게 정상적 행동을 많이 하게 하여 그런 정상 행동과 관련된 사고나 감정으로부터 긍정적 재강화를 받으려고 하는 것이다. 동시에 자기주장과 대화기술, 사회적 기능을 향상하기 위한 사회기술훈련 등의 치료기법을 통해 즐겁고 보상적인 경험을 주는 데 초점을 두고 있다. 이러한 행동치료에는 자기 강화나 자기 조절의 행동수정을 도모한다. 행동치료의 주된 기법은 모델링(modelling), 행동시연(behavioral rehearsal), 체계적 둔감화(systematic desensitization), 이완훈련(relaxation training), 문제해결 기술훈련(problem solving skills training) 등이 있다.

5) 가족치료

가족치료는 병 때문에 환자의 결혼 생활이나 가족기능에 위협이 있을 때 또는 가족 상황이 환자의 우울증을 악화시킬 때 시도된다. 가족치료 시 환자의 증상 행동에 대한 가족의 분노, 죄의식, 수치심 등도 함께 다루어야 한다.

우울증 환자 자신이 겪고 있는 내재적인 우울감과 무기력 등의 증상과 비관적인 이야기로 자신과 타인을 비방하는 경우가 많다. 또한 불규칙한 식사 및 수면 패턴, 감정

조절 실패 등으로 주변과 고립되는 행동을 보일 수 있으므로, 가족치료 시 가족에게 환자의 우울증 등에 대한 가족의 관심이 중요함을 알려주어야 한다.

우울증 환자 대부분이 가족의 관심 등에 대해 거부적인 태도를 보이거나 본인의 우울증 증상을 부정할 수 있는데, 이는 환자가 본인 상황에 대한 공감과 치료를 원하고 있지만 우울의 원인을 가족이나 외부 상황으로 돌리며 분노 등으로 인해 치료를 거부하는 무의식의 저항(resistance)도 함께 공존하기 때문이다. 이처럼 환자가 본인의 상황을 받아들이고 치료를 받도록 유도하기 위해서는 가족은 환자가 보이는 행동을 판단하거나 비난하지 않고 우울증 회복을 위해 격려하며 지지해 주는 가족의 태도가 중요하다는 것을 가족치료 시 알려주어야 한다.

6) 집단치료

집단치료는 환자 집단구성원 간 지지받고 대화하고 긍정적 재강화를 하는 데 도움을 줄 수 있고 동시에 왜곡된 전이와 인지가 수정될 수 있다. 그러나 급성 진단의 위기에 있는 환자에게는 이 치료가 부적절하다. 또한 집단치료는 우울증과 다른 기분장애가 있는 다른 개인들과 함께 관찰과 통찰을 공유함으로부터 이득을 얻는 사람들에게 유용할 수 있다.

집단치료의 목적은 개인치료와 같이 환자의 정신적 고통을 덜어 주고 내재한 갈등을 집단 내의 대인관계 속에서 표현하게 함으로써 새로운 행동의 변화가 일어나게 하고 통찰을 얻어 사회생활이나 대인관계의 긍정적 개선을 도모하는 데 있다. 또한 집단치료는 집단구성원 간 현실검증의 기회를 주고 상호 간 우울증을 감소하는 데 도움을 준다. 동시에 집단 내에서 구성원 간의 상호작용을 통해 변화와 성숙을 할 수 있게 한다. 그리고 치료자는 여러 가지 이론들에서 유도된 기술들을 사용하여 이러한 집단적 행동을 도와주고 통제하는 역할을 한다.

집단구성원은 집단의 역동적 이해를 통하여 자기 문제 노출과 더불어 현 사회에서의 인간 소외문제를 직접 다룰 수 있으므로 새로운 대인관계 형성을 시도한다. 또한 다른 집단구성원을 이해하거나 도와줄 기회도 제공되므로 동료 의식과 긍지를 갖게 한다.

동시에 권위자에 대해 불안이 심한 환자는 개인정신치료 시보다 집단 내에서 더 편안함을 느끼고 더 잘 자신을 표현할 수 있도록 해준다. 그리고 친구나 동료 관계에서 잘 적응하지 못하는 환자는 집단에서도 적응하지 못하므로 집단치료를 통해 도움을 받을 수도 있다.

우울증 환자는 집단치료가 도움이 되나 자살 의도가 심한 환자는 개인정신치료를 병용하는 것이 좋다. 조증환자(manic patient)는 약물치료로 증상이 통제되는 경우 집단치료가 가능하다. 또한 집단치료에서 제외해야 할 우울증 환자는 집단의 규범에서 크게 벗어나는 행동을 보이는 환자, 집단이라는 치료의 장(setting)을 견디지 못하는 환자, 한 사람 이상의 다른 구성원과의 관계에서 문제가 있는 환자, 파행적인 왜곡된 역할을 할 가능성이 있는 환자 등이다.

집단치료의 구성원 수는 7명 정도가 좋으며 탈락자를 예상하여 12명 정도에서 시작된다. 이와 함께 지지적 접근을 더 필요로 하는 경우는 15~25명 정도의 집단이 좋고, 강의 중심인 교육집단은 그 이상이라도 된다. 또한 집단구성은 성, 나이, 교육, 경제 수준 및 증상에 있어서 비슷한 동질성 집단과 상호차이를 보이는 이질성 집단으로 크게 나뉘지만, 치료자의 경험에 따라서 이들 차이를 적절히 안배하는 경우가 많다. 그리고 선정 기준으로는 집단치료에 포함할 수 있는 환자는 집단의 과제를 수행할 수 있는 능력이 있어야 하고, 환자의 문제가 집단의 목적에 맞으면서 변화하고자 하는 동기가 있어야 한다. 나아가서 집단치료는 대개 주 1회, 회당 보통 60~90분간으로 진행되며, 전체 기간은 집단의 치료 방법이나 목표에 따라 다양하나 보통 1~2년으로 한다.

7) 일반적 치료 및 관리

외래 통원 치료를 받는 환자는 계획된 일정에 따라 자주 내원해야 한다. 경한 우울증 환자는 대부분 약물치료와 함께 정상적인 일상생활을 계속할 수 있지만, 심한 증상이 오면 직장업무수행 등이 어려워지므로 입원을 우선으로 해야 한다.

증상이 심하여 환자가 입원해야 할 때 환자가 자발적으로 입원하도록 설득하는 것이 중요하다. 입원해야 하는 환자의 경우는 증세가 심한 환자, 자살이나 타살의 위험도가 높은 환자, 정신병적 사고나 전혀 움직이지 않아 자신을 돌볼 수 있는 능력이 없는 환자, 우울증으로부터 초래되는 생명에 위협을 주는 급성 내과적 상태(식욕부진증, 탈수증)의 위기 개입이 필요한 환자, 특별한 진단적 · 치료적 고려가 필요한 내과적 상태가 동반(심한 심장질환)되는 환자, 전기경련요법(ECT)을 할 때 간호의 어려움이 있는 환자 등이다.

우울증 환자의 식사는 열량이 충분해야 하며 환자가 식사를 거부하는 경우 곧 강제 급식해야 한다. 때로 입원하기 전에 오랫동안 식사를 거부하여 전신 상태(general condition)가 좋지 않고, 탈수(dehydration), 산혈증(acidosis) 등이 있으면 충분한 영양과 수분공급을 해야 한다. 우울성 혼수의 경우 방광 배뇨나 변비에 대해 대처해야 하고 회복기에 자살의 위험이 더 커지므로 잘 관리하고 감시해야 한다.

충분히 회복하기 전까지는 너무 빨리 회사나 일상생활에서 일이나 의무, 책임을 맡기지 않도록 한다. 퇴원 시기를 잘 조정해야 하고 퇴원 후에도 몇 주 동안은 평소에 맡았던 일을 하지 않게 한다. 그리고 운동은 그 강도가 강하지 않더라도 우울증을 예방할 수 있다.

제10장
불안장애와 정신건강

1. 개념

불안장애(anxiety disorders)는 만성적으로 걱정이나 근심이 많아 여러 신체적 · 정신적 증상이 나타나는 질환을 의미하며, 불안한 느낌이 지나치게, 광범위하게 나타난다. 동시에 불안장애는 다양한 형태의 비정상적, 병적인 불안과 공포로 인하여 일상생활에 장애를 일으키는 정신질환을 통칭한다.

DSM-5에서 불안장애의 범주는 공황장애(panic disorder), 광장공포증(agoraphobia), 특정공포증(specific phobia), 사회불안장애(social anxiety disorder), 범불안장애(generalized anxiety disorders), 분리불안장애(separation anxiety disorder), 선택적 함구증(selective mutism), 물질/약물 유도성 불안장애(substance/drug inducibility anxiety disorder), 다른 의학적 상태로 인한 불안장애(anxiety disorder due to another medical condition)로 분류된다. 불안장애의 각 범주에 대한 개념적 정의는 다음과 같다. [1)]

(1) 공황장애

이유 없이 삽화적으로 갑자기 불안이 극도로 심해져 숨이 막히고 심장이 두근대는 등 죽을 것만 같은 극단적인 공포증세 즉, 공황발작을 보이는 장애를 말한다.

(2) 광장공포증

광장뿐 아니라 특정한 장소나 상황에 대한 공포를 나타내는 경우를 말한다. 공포유발 상황에 노출되면 거의 예외 없이 공포와 불안을 경험하게 되며, 이러한 상황을 회피하고자 한다.

(3) 특정공포증

특정한 대상이나 행동, 상황에 닥쳤을 때 비현실적인 두려움과 불안증세가 생겨서 이를 극복하지 못하고 그 대상이나 상황을 피해버리는 장애를 말한다.

(4) 사회불안장애

낯선 사람과 이야기하거나 다른 사람들 앞에서 연설하는 등의 사회적 상황에서 자신을 관찰하고 평가하는 것으로부터 불안과 두려움으로 해당 사항을 피하게 되면서 일상생활의 불편감을 유발하는 장애이다.

(5) 범불안장애

일상생활에서 겪게 되는 여러 가지 사건이나 활동에 대해서 지나치게 걱정함으로써 지속적인 불안과 긴장을 경험하며, 거의 모든 일에 대해 불안을 느끼는 장애를 말한다.

(6) 분리불안장애

주된 애착 대상(아버지나 어머니 등의 양육자)으로부터 분리될 때 혹은 분리될 것으로 예상될 때 느끼는 불안의 정도가 일상생활을 위협할 정도로 심각한 장애를 초래하는 것을 말한다.

(7) 선택적 함구증

다른 경우에는 말을 잘하지만 특정 상황이나 장소, 사람 앞에 노출될 때 말하지 못하는 장애를 말한다.

(8) 물질/약물 유도성 불안장애

물질 사용과 관련된 불안장애를 말하며, 물질뿐 아니라 약물도 이 장애의 원인으로 포함하고 있다. 이 장애는 처방 약물 또는 기분 전환용 물질의 복용으로 생기기 때문에 흔한 장애이다.

(9) 다른 의학적 상태로 인한 불안장애

다른 의학적 상태의 생리적 효과로 가장 잘 설명되는 임상적 불안을 말한다. 의학적 상태와 관련 있는 불안 증상은 흔하지만, 장애의 발병률은 각각의 특수한 일반적 의학적 상태에 따라 다양하다.

2. 임상양상 및 진단기준

1) 임상양상

불안장애의 범주에 속하는 공황장애, 광장공포증, 특정공포증, 사회불안장애, 범불안장애, 분리불안장애, 선택적 함구증, 물질/약물 유도성 불안장애, 다른 의학적 상태로 인한 불안장애에 대한 DSM-5 임상양상 내용은 다음과 같다. [2)]

(1) 공황장애

공황발작, 예기불안과 회피행동은 흔히 우울증으로 발전되며, 자살위험이 크고, 공포증이나 강박장애가 동반되는 등의 기타 관련 증상이 나타난다.

(2) 광장공포증

혼잡한 거리, 사람이 많은 상점, 폐쇄된 공간(굴, 다리, 승강기), 폐쇄된 운송기관(지하철, 버스, 기차, 비행기) 등에 가지 않으려 하고 꼭 가야만 한다면 가족이나 친구를 동반하려 한다. 심할수록 아예 집을 나가려 하지 않고 혼자 있는 것도 두려워한다. 심할 때는 집 안에서 꼼짝 못 하고 밖을 전혀 못 나가는 정도에까지 이른다.

(3) 특정공포증

특정 대상에 따라 생기는 공포증으로 동물공포가 가장 많고, 다음 고소 공포(phobia of heights), 질환 공포(phobia of disease), 외상 공포(trauma phobia), 죽음 공포(trauma phobia) 순서로 많다. 기타 협소 공포(narrow phobia), 불결공포(unclean phobia), 어둠, 천둥, 비행, 치과 방문, 피나 상처를 목격하는 것, 주사 맞는 것, 시체, 자동차, 지하철, 비행기 탑승 등 다양하다. 특히, 최근 후천성면역결핍증(AIDS: Acquired Immune Deficiency Syndrome), 시험, 방사능, 성병(venereal disease), 공해 등이 공포의 대상이 되기도 한다.

(4) 사회불안장애

공공장소나 사회적 상황에서 다른 사람에게 관찰되는 것, 모욕적으로 되는 것, 당황하게 되는 것을 두려워해서 회피 반응을 보이는 것이다. 어떤 사람과의 접촉을 예기할 때도 공포 증상이 오고 누군가 주시하는 개방된 상태에서 먹고, 마시거나, 쓰고 말하거나, 공중변소에서 소변을 볼 때도 공포 증상이 온다. 이럴 때 얼굴이 붉어지는 상태를 적면공포(red face phobia), 공공장소에서 음식 먹기가 두려운 경우를 식사 공포라 한다. 이러한 공포증은 사춘기 전후에 시작해서 만성적 경과를 거쳐 점차 심해진다.

(5) 범불안장애

불안감과 운동성 긴장이 지속되는 것이 주된 양상이다. 피로, 근육통, 눈꺼풀 경련과 이마 찌푸림, 안절부절못하는 상태 및 잘 놀라는 증상 등이 나타난다. 자율신경계 기능 항진으로 인한 신체 증상 때문에 고통을 받는다. 심장 증상과 호흡기 증상은 공황장애 때보다는 덜 심하다. 지나친 근심으로 매사를 걱정하여 불안해하며, 우유부단을 보이며 사소한 일도 지나치게 염려한다. 그 결과 주의산만, 집중 곤란, 초조감, 불면증 등이 오며, 우울도 흔히 동반된다.

(6) 분리불안장애

부모, 가정, 기타 친숙한 환경으로부터 격리되는 것에 대한 극심한 불안이며 장애는 대개 공포증의 형태를 보인다. 심할 때는 공황 상태까지 오며, 자신이나 부모에게 큰 사고가 생기거나 갑자기 죽을지도 모른다는 두려움, 집착, 반추사고를 자주 나타낸다. 가장 많이 공존하여 나타나는 불안 증상은 특정공포증으로 약 1/3에서 발생하며 특히, 악몽, 어둠, 죽음에 대한 공포도 나타난다.

(7) 선택적 함구증

환아는 집이나 친밀한 환경에서는 말을 잘하지만, 학교나 낯선 장소에서는 말하지 않는다. 어떤 경우 눈짓이나 몸짓 즉, 고개를 끄덕이거나 머리를 흔드는 것으로 의사소통하기도 한다. 함구증은 외상적 경험을 한 후 갑자기 또는 점진적으로 나타난다. 드문 경우 집에서 함구증이 나타나고 학교에서는 말을 잘하는 때도 있다. 분리불안장애, 학교 거절증, 지연된 언어습득이 같이 오기도 한다.

(8) 물질/약물 유도성 불안장애

관련되는 물질에 따라 다양하게 나타날 수 있지만, 주 증상은 불안과 공황발작이다. 불안장애 증상과 관련된 이해력, 계산력 그리고 기억과 같은 인지기능의 장애가 동반될 수 있으나, 이러한 인지기능 장애는 물질 사용 중단으로 회복되는 것이 보통이다.

(9) 다른 의학적 상태로 인한 불안장애

다른 의학적 상태로 인한 불안장애의 증상은 주로 불안과 공황발작이다. 불안은 원발성 불안 증상과 유사하고 공황 발작으로, 공포증과 유사한 증후군은 흔치 않다. 지속되는 불안 경험은 사회적 · 직업적 · 심리적 기능을 포함하는 여러 가지 생활에 불편을 일으킨다. 불안 증상이 갑자기 악화하면 환자는 서서히 발병하는 경우보다 빨리 내과 또는 정신건강의학과 도움을 요청하게 된다. 일차적 의학적 원인의 치료 후에 일부 사례에서는 불안장애가 상당 기간 지속할 수 있는데, 이 같은 경우에는 일차적 불안장애와 똑같은 방식으로 치료할 수 있다.

2) 진단기준

불안장애의 범주에 속하는 공황장애, 광장공포증, 특정공포증, 사회불안장애, 범불안장애, 분리불안장애, 선택적 함구증, 물질/약물 유도성 불안장애, 다른 의학적 상태로 인한 불안장애에 대한 DSM-5 진단기준 내용은 다음과 같다. [3)]

(1) 공황장애

DSM-5에 의한 불안장애 중 공황장애의 진단기준은 다음의 〈표 10-1〉과 같다.

〈표 10-1〉 공황장애의 진단기준(DSM-5)

A. 반복적으로 예상하지 못한 공황발작이 있다. 공황발작은 극심한 공포와 고통이 갑작스럽게 발생하여 수분 이내에 최고조에 이르러야 하며, 그 시간 동안 다음 중 4가지 이상의 증상이 나타난다.

주의점: 갑작스러운 증상의 발생은 차분한 상태나 불안한 상태에서 모두 나타날 수 있다.

1. 심계항진, 가슴 두근거림 또는 심장 박동 수의 증가
2. 발한
3. 몸이 떨리거나 후들거림
4. 숨이 가쁘거나 답답한 느낌
5. 질식할 것 같은 느낌
6. 흉통 또는 가슴 불편감
7. 매스꺼움 또는 복부 불편감
8. 어지럽거나 불안정하거나 멍한 느낌이 들거나 쓰러질 것 같음
9. 춥거나 화끈거리는 느낌
10. 감각 이상(감각이 둔해지거나 따끔거리는 느낌)
11. 비현실감(현실이 아닌 것 같은 느낌) 혹은 이인증(나에게서 분리된 느낌)
12. 스스로 통제할 수 없거나 미칠 것 같은 두려움
13. 죽을 것 같은 공포

주의점: 특이한 증상(예: 이명, 목의 따끔, 두통, 통제할 수 없는 소리 지름이나 울음)도 보일 수 있다. 이러한 증상들은 위에서 진단에 필요한 4가지 증상에는 포함되지 않는다.

B. 적어도 1회 이상의 발작 이후에 1개월 이상 다음 중 한 가지 이상의 조건을 만족해야 한다.

C. 장애는 물질(예: 남용약물, 치료약물)의 생리적 효과나 다른 의학적 상태(예: 갑상선기능항진증, 심폐 질환)로 인한 것이 아니다.

D. 장애는 다른 정신질환으로 더 잘 설명되지 않는다(예: 사회불안장애에서처럼 공포스러운 사회적 상황에서만 발작이 일어나서는 안 된다. 특정공포증에서처럼 공포 대상이나 상황에서만 나타나서는 안 된다. 강박장애에서처럼 강박 사고에 의해 나타나서는 안 된다. 외상 후 스트레스장애에서처럼 외상적 사건에 대한 기억에만 관련되어서는 안 된다. 분리불안장애에서처럼 애착 대상과의 분리에 의한 것이어서는 안 된다).

(2) 광장공포증

DSM-5에 의한 불안장애 중 광장공포증의 진단기준은 다음의 〈표 10-2〉와 같다.

〈표 10-2〉 광장공포증의 진단기준(DSM-5)

A. 다음 5가지 상황 중 2가지 이상의 경우에서 극심한 공포와 불안을 느낀다.
1. 대중교통을 이용하는 것(예: 자동차, 버스, 기차, 배, 비행기)
2. 열린 공간에 있는 것(예: 주차장, 시장, 다리)
3. 밀폐된 공간에 있는 것(예: 상점, 공연장, 영화관)
4. 줄을 서 있거나 군중 속에 있는 것
5. 집 밖에 혼자 있는 것

B. 공황 유사 증상이나 무능력하거나 당혹스럽게 만드는 다른 증상(예: 노인에서 낙상에 대한 공포, 요실금에 대한 공포)이 발생했을 때 도움을 받기 어렵거나 그 상황에서 벗어나기 어려울 것이라는 생각 때문에 그런 상황을 두려워하고 피한다.

C. 광장공포증 상황은 거의 대부분 공포와 불안을 야기한다.

D. 광장공포증 상황을 피하거나, 동반자를 필요로 하거나, 극도의 공포와 불안 속에서 견딘다.

E. 광장공포증 상황과 그것의 사회문화적 배경을 고려할 때 실제로 주어지는 위험에 비해 공포와 불안의 정도가 극심하다.

F. 공포, 불안, 회피 반응은 전형적으로 6개월 이상 지속된다.

G. 공포, 불안, 회피가 사회적, 직업적 또는 다른 중요한 기능 영역에서 임상적으로 현저한 고통이나 손상을 초래한다.

H. 만약 다른 의학적 상태(예: 염증성 장 질환, 파킨슨병)가 동반된다면, 공포, 불안, 회피 반응이 명백히 과도해야만 한다.

I. 공포, 불안, 회피가 다른 정신질환으로 더 잘 설명되지 않는다. 예를 들어, 증상이 특정공포증의 상황 유형에 국한되어서는 안 된다. (사회불안장애에서처럼) 사회적 상황에서만 나타나서는 안 된다. (강박장애에서처럼) 강박 사고에서만 연관되거나(신체이형장애에서처럼) 신체 외형의 손상이나 훼손에만 연관되거나, (외상 후 스트레스장애에서처럼) 외상 사건을 기억하게 할 만한 사건에만 국한되거나, (분리불안장애에서처럼) 분리에 대한 공포에만 국한되어서는 안 된다.

주의 점: 광장공포증은 공황장애 유무와 관계없이 진단된다. 만약 공황장애와 광장공포증의 진단기준을 모두 만족한다면 2가지 진단이 모두 내려져야 한다.

(3) 특정공포증

DSM-5에 의한 불안장애 중 특정공포증의 진단기준은 다음의 〈표 10-3〉과 같다.

〈표 10-3〉 **특정공포증의 진단기준(DSM-5)**

A. 특정 대상이나 상황에 대해서 극심한 공포나 불안이 유발된다(예: 비행기 타기, 고공, 동물, 주사 맞기, 피를 봄). **주의점**: 아이들의 경우 공포나 불안은 울기, 발작, 얼어붙거나 매달리는 것으로 표현될 수 있다.
B. 공포 대상이나 상황은 대부분의 경우 즉각적인 공포나 불안을 유발한다.
C. 공포 대상이나 상황을 회피하거나 아주 극심한 공포나 불안을 지닌 채 참아낸다.
D. 공포나 불안이 특정 대상이나 상황이 줄 수 있는 실제 위험에 대한 것보다 극심하며 사회문화적 맥락에서 통상적으로 받아들여지는 것보다 심하다.
E. 공포, 불안, 회피 반응은 전형적으로 6개월 이상 지속된다.
F. 공포, 불안, 회피는 사회적, 직업적, 또는 중요한 기능영역에서 임상적으로 현저한 고통이나 손상을 초래한다.
G. 장애가 다른 정신질환으로 더 잘 설명되지 않는다. 공포, 불안, 회피가 광장공포증에서 공황 유사 증상이나 다른 당황스러운 증상들과 관련된 상황, 강박장애에서 강박 사고와 연관된 대상이나 상황, 외상 후 스트레스 장애에서 외상 사건을 상기시키는 것, 분리불안장애에서 집이나 애착 대상으로부터 분리되는 것, 사회불안장애에서의 사회 상황과 연관된 경우가 아니어야 한다.

(4) 사회불안장애(사회공포증)

DSM-5에 의한 불안장애 중 사회불안장애의 진단기준은 다음의 〈표 10-4〉와 같다.

〈표 10-4〉 **사회불안장애(사회공포증)의 진단기준(DSM-5)**

A. 타인에게 면밀하게 관찰될 수 있는 하나 이상의 사회적 상황에 노출되는 것을 극도로 두려워하거나 불안해한다. 그러한 상황의 예로는 사회적 관계(예: 대화를 하거나 낯선 사람을 만나는 것), 관찰되는 것(예: 음식을 먹거나 마시는 자리), 다른 사람들 앞에서 수행을 하는 것(예: 연설)을 들 수 있다. **주의 점**: 아이들에서는 성인과의 관계가 아니라 아이들 집단 내에서 불안해할 때만 진단해야 한다.
B. 다른 사람들에게 부정적으로 평가되는 방향(예: 수치스럽거나 당황한 것으로 보임, 다른 사람을 거부하거나 공격하는 것으로 보임)으로 행동하거나 불안 증상을 보일까 봐 두려워한다.

(계속) 〈표 10-4〉 사회불안장애(사회공포증)의 진단기준(DSM-5)

C. 이러한 사회적 상황이 거의 항상 공포와 불안을 일으킨다.
주의점: 아동의 경우 공포와 불안은 울음, 분노발작, 얼어붙음, 움츠러듦 혹은 사회적 상황에서 말을 하지 못하는 것으로 표현될 수 있다.

D. 이러한 사회적 상황을 회피하거나 극심한 공포와 불안 속에 견딘다.

E. 이러한 공포와 불안은 실제 사회 상황이나 사회문화적 맥락에서 볼 때 실제 위험에 비해 비정상적으로 극심하다.

F. 공포, 불안, 회피는 전형적으로 6개월 이상 지속되어야 한다.

G. 공포, 불안, 회피는 사회적, 직업적 또는 다른 중요한 기능 영역에서 임상적으로 현저한 고통이나 손상을 초래한다.

H. 공포, 불안, 회피는 물질(예: 남용약물, 치료약물)의 생리적 효과나 다른 의학적 상태로 인한 것이 아니다.

I. 공포, 불안, 회피는 공황장애, 신체이형장애, 자폐증 스펙트럼 장애와 같은 다른 정신질환으로 더 잘 설명되지 않는다.

J. 다른 의학적 상태(예: 파킨슨병, 비만, 화상이나 손상에 의한 신체 훼손)가 있다면, 공포, 불안, 회피는 이와 무관하거나 혹은 지나칠 정도다.

다음의 경우 명시할 것
수행형 단독(performance only): 만약 공포가 대중 앞에서 말하거나 수행하는 것에 국한될 때

(5) 범불안장애

DSM-5에 의한 불안장애 중 범불안장애의 진단기준은 다음의 〈표 10-5〉와 같다.

〈표 10-5〉 범불안장애의 진단기준(DSM-5)

A. (직장이나 학업과 같은) 수많은 일상 활동에 있어서 지나치게 불안해하거나 걱정(우려하는 예측)을 하고, 그 기간이 최소한 6개월 이상으로 그렇지 않은 날보다 그런 날이 더 많아야 한다.

B. 이런 걱정을 조절하기 어렵다고 느낀다.

(계속) 〈표 10-5〉 범불안장애의 진단기준(DSM-5)

C. 불안과 걱정은 다음의 6가지 증상 중 적어도 3가지 이상의 증상과 관련이 있다(지난 6개월 동안 적어도 몇 가지 증상이 있는 날이 없는 날보다 더 많다).

주의점: 아동에서는 한 가지 증상만 만족해도 된다.

1. 안절부절못하거나 낭떠러지 끝에 서 있는 느낌
2. 쉽게 피곤해짐
3. 집중하기 힘들거나 머릿속이 하얗게 되는 것
4. 과민성
5. 근육의 긴장
6. 수면 교란(잠들기 어렵거나 유지가 어렵거나 밤새 뒤척이면서 불만족스러운 수면 상태)

D. 불안이나 걱정 혹은 신체 증상이 사회적, 직업적 또는 다른 중요한 기능의 영역에서 임상적으로 현저한 고통이나 손상을 초래한다.

E. 장애가 물질(예: 남용약물, 치료약물)의 생리적 효과나 다른 의학적 상태(예: 갑상선기능항진증)로 인한 것이 아니다.

F. 장애가 다음 정신질환으로 더 잘 설명되지 않는다(예: 공황장애에서 공황발작을 일으키는 것, 사회불안장애(사회공포증)에서 부정적 평가, 강박장애에서 오염이나 다른 강박 사고, 분리불안장애에서 애착 대상과의 분리, 외상 후 스트레스장애에서 외상 사건을 상기시키는 것, 신경성 식욕부진증에서 체중증가, 신체증상장애에서 신체적 불편, 신체이형장애에서 지각된 신체적 결함, 질병불안장애에서 심각한 질병, 조현병이나 망상장애에서 망상적 장애에서 망상적 믿음의 내용에 대해 불안해하거나 걱정하는 것).

(6) 분리불안장애

DSM-5에 의한 불안장애 중 분리불안장애의 진단기준은 다음의 〈표 10-6〉과 같다.

〈표 10-6〉 분리불안장애의 진단기준(DSM-5)

A. 애착 대상과의 분리에 대한 공포나 불안이 발달 수준에 비추어 볼 때 부적절하고 지나칠 정도로 발생한다. 다음 중 3가지 이상이 나타나야 한다.

1. 집 또는 주 애착 대상과 떨어져야 할 때 과도한 고통을 반복적으로 겪음.
2. 주 애착 대상을 잃거나 질병이나 부상, 혹은 죽음 같은 일들이 그에게 일어날 것이라고 지속적으로 과도하게 걱정함.
3. 곤란한 일(예: 길을 잃거나, 납치당하거나, 사고를 당하거나, 아프게 되는 것)이 발생하여 주 애착 대상과 떨어지게 될 것이라고 지속적으로 과도하게 걱정함.

(계속) 〈표 10-6〉 분리불안장애의 진단기준(DSM-5)

4. 분리에 대한 공포 때문에 집을 떠나 학교, 직장 혹은 다른 장소로 외출하는 것을 지속적으로 거부하거나 거절함.
5. 집이나 다른 장소에서 주 애착 대상 없이 있거나 혼자 있는 것에 대해 지속적으로 과도하게 두려워하거나 거부함.
6. 집에서 떠나 잠을 자는 것이나 주 애착 대상 곁이 아닌 곳에서 자는 것을 지속적으로 과도하게 거부하거나 거절함.
7. 분리 주제와 연관된 반복적인 악몽을 꿈.
8. 주 애착 대상과 떨어져야 할 때 신체 증상을 반복적으로 호소함(예: 두통, 복통, 오심, 구토).

B. 공포, 불안, 회피 반응이 아동 · 청소년에서는 최소한 4주 이상, 성인에서는 전형적으로 6개월 이상 지속되어야 한다.

C. 장애가 사회적, 직업적, 또는 다른 중요한 기능 영역에서 임상적으로 현저한 고통이나 손상을 초래한다.
주의점: 아동의 경우 단 1개의 항목이면 족하다.

D. 장애가 다른 정신질환으로 더 잘 설명되지 않는다. 예를 들어 자폐증에서 변화에 대한 저항으로 인해 집 밖에 나가는 것을 회피하는 것, 정신병적 장애에서 분리에 대한 망상이나 화각이 있는 경우, 광장공포증으로 인해 믿을 만한 동반자 없이는 밖에 나가기를 거부하는 경우, 범불안장애에서 건강 문제나 다른 해로운 일이 중요한 대상에게 생길까 봐 걱정하는 것, 질병불안장애에서 질병이 발생할까 봐 걱정하는 것.

(7) 선택적 함구증

DSM-5에 의한 불안장애 중 선택적 함구증의 진단기준은 다음의 〈표 10-7〉과 같다.

〈표 10-7〉 선택적 함구증의 진단기준(DSM-5)

A. 다른 상황에서는 말을 할 수 있음에도 불구하고 말을 해야 하는 특정 사회적 상황(예: 학교)에서 일관되게 말을 하지 않는다.

B. 장애가 학습이나 직업상의 성취 혹은 사회적 소통을 방해한다.

C. 이러한 증상이 최소 1개월 이상 지속된다(학교생활의 첫 1개월에만 국한되지 않는 경우).

D. 사회적 상황에서 필요한 말에 대한 지식이 부족하거나, 언어가 익숙하지 않은 것으로 인해 말을 하지 않는 것이 아니다.

E. 장애가 의사소통장애(예: 아동기 발병 유창성장애)로 더 잘 설명되지 않고, 자폐스펙트럼장애, 조현병 또는 다른 정신병적 장애의 경과 중에만 발생되지 않는다.

(8) 물질/약물치료로 유발된 불안장애

DSM-5에 의한 불안장애 중 물질/약물치료로 유발된 불안장애의 진단기준은 다음의 〈표 10-8〉과 같다.

〈표 10-8〉 물질/약물치료로 유발된 불안장애의 진단기준(DSM-5)

A. 임상장면에서 공황발작이나 불안이 두드러진다.

B. 병력, 신체 검진 또는 검사 소견에 (1)과 (2) 둘 다의 증거가 있다.
 1. 진단기준 A의 증상이 물질 중독이나 물질 금단 동안 혹은 직후에, 혹은 치료약을 노출 후에 발생함.
 2. 수반된 물질/치료약물이 진단기준 A의 증상을 일으킬 만한 능력이 있음.

C. 장애가 물질/약물치료로 유발된 것이 아닌 불안장애로 더 잘 설명되지 않는다. 독립적인 불안장애라는 증거로 다음이 포함될 수 있다
 증상이 물질/치료약물 사용 시작보다 선행한다. 증상이 급성 금단 혹은 심한 중독의 중단 이후에도 상당한 기간(예: 약 1개월) 동안 계속된다. 혹은 물질/약물치료로 유발된 것이 아닌 독립적인 불안장애의 다른 증거(예: 재발성 비물질/치료약물 관련 삽화의 병력)가 있다.

D. 장애가 섬망의 경과 중에만 발생되지 않는다.

E. 장애가 사회적, 직업적, 또는 다른 중요한 기능 영역에서 임상적으로 현저한 고통이나 손상을 초래한다.
 주의점: 이 진단은 진단기준 A의 증상이 임상 양상에서 두드러지고 임상적 주목을 보증할 정도로 충분히 심할 때에만 물질 중독이나 물질 금단의 진단 대신에 내려져야 한다.
 부호화 시 주의 점: [특정 물질/약물치료]로 유발된 불안장애에 대한 ICD-9-CM과 ICD-10-CM 부호는 다음 표에 제시되어 있다. ICD-10-CM 부호는 동일 종류의 물질에 대한 물질사용장애의 동반이환 여부에 따라 달라진다는 점에 주의한다. 만약 경도의 물질사용장애가 물질로 유발된 불안장애와 동반이환된다면 4번째 자리의 글자는 "1"이고, 임상가는 물질로 유발된 불안장애 앞에 "경도 [물질]사용장애"를 기록해야 한다(예: 경도 코카인 사용장애, 코카인으로 유발된 불안장애 동반). 만약 중등도 또는 고도 물질사용장애가 물질로 유발된 불안장애와 동반이환된다면 4번째 자리의 글자는 "2"이고 임상가는 동반이환하는 물질사용장애의 심각도에 따라 "중등도 [물질]사용장애 또는 고도 [물질]사용장애"를 기록해야 한다. 만약 동반이환하는 물질사용장애가 없다면(예: 1회의 심한 물질 사용 후) 4번째 자리의 글자는 "9"이며 임상가는 물질로 유발된 불안장애만을 기록해야 한다.

(9) 다른 의학적 상태로 인한 불안장애

DSM-5에 의한 불안장애 중 다른 의학적 상태로 인한 불안장애의 진단기준은 다음의 〈표 10-9〉와 같다.

〈표 10-9〉 다른 의학적 상태로 인한 불안장애의 진단기준(DSM-5)

A. 공황발작이나 불안이 임상 영역에서 두드러진다.
B. 병력, 신체 검진 또는 검사 소견상 장애가 다른 의학적 상태로 인한 직접적인 병태생리학적 결과라는 증거가 있다.
C. 장애가 다른 정신질환으로 더 잘 설명되지 않는다.
D. 장애가 섬망의 경과 중에만 발생되지 않는다.
E. 장애가 사회적, 직업적, 또는 다른 중요한 기능 영역에서 임상적으로 현저한 고통이나 손상을 초래한다. 부호화 시 주의 점: 정신질환의 이름에 기타 의학적 상태의 이름을 포함한다(예: 293.84[F06.4] 갈색세포종으로 인한 불안장애). 기타 의학적 상태는 부호화하여 의학적 상태로 인한 불안장애 진단 앞에 따로 명시한다(예: 227.0[D35.00] 갈색세포종, 293.84[F06.4] 갈색세포종으로 인한 불안장애).

3. 원인

불안장애의 원인을 생물학적 요인과 심리학적 요인(정신역동 이론, 행동주의 이론, 인지 이론)으로 나눌 수 있다. [4)]

1) 생물학적 요인

불안장애의 증상과 징후를 설명해 주는 신경전달물질(neurotransmitters)과 이들을 조정하고 중재하는 뇌 연결 회로(brain circuits)와 신경해부학적 부위가 불안장애의 생물학적 요인(biological factors)이라 할 수 있다. 즉, 불안장애와 관련된 뇌의 구조로는 편도체(amygdala),

해마(hippocampus), 전두엽(frontal lobe), 기저핵(basal ganglia) 등이 있으며, 이러한 뇌의 특정 부분이 기능적으로 잘 연결되어 있지 않거나 신경전달물질이 불균형적으로 분비될 때 불안을 일으킬 수 있는 것으로 알려져 있다.

2) 심리학적 요인

(1) 정신역동적 이론

정신역동적 이론(psychodynamic theory)에 의하면 불안이란 내적인 갈등의 위협이 자아의 심리적 평형상태를 위협하고 있음을 알려주는 위험 신호를 말하며, 자아가 갈등이나 불안을 제대로 통제하지 못하면 불안이 그대로 경험된다고 하였다. 이러한 불안을 감소시키기 위해 어떤 특정한 방어기제(defense mechanism)를 사용하느냐에 따라 다른 형태의 불안장애로 발전하게 된다.

(2) 행동주의 이론

행동주의 이론(behaviorist theory)에 의하면 인간의 모든 행동은 환경과의 상호작용 속에서 학습된 것이며 불안도 주변 환경으로부터의 잘못된 학습에 기인하는 것으로 주장한다. 고전적 조건형성은 무조건자극과 조건자극을 짝지어 반복적으로 제시함으로써 조건자극에 대한 조건반응이 학습되는 과정이다.

(3) 인지 이론

인지 이론(cognitive theory)에 의하면 불안을 쉽게 느끼는 사람의 인지적인 세 가지 특성이 있다고 한다. 첫째, 사건이나 상황을 더 위험하고 위협적인 것으로 받아들이며 둘째, 자신은 그런 위협적인 일을 감당할 수 있는 능력이 항상 부족하다고 여기고 있다. 셋째, 어려움이 있을 때 다른 사람에게 도움을 청하거나 별로 도움이 되지 않는다고 생각하고 해결책을 찾으려는 노력을 잘 하지 않는다.

4. 유병률

불안장애 범주에 속하는 공황장애, 광장공포증, 특정공포증, 사회불안장애, 범불안장애, 분리불안장애, 선택적 함구증, 물질/약물 유도성 불안장애, 다른 의학적 상태로 인한 불안장애의 유병률에 대해 간단히 설명하면 다음과 같다. [5)]

1) 공황장애

공황장애의 평생 유병률은 대략 일반인구의 3~4%가 공황 발작을 겪는다. 평균 발병 연령은 25세이며 여성이 남성보다 2~3배 정도 발병률이 더 높고, 전 연령층에서 나타날 수 있다. 소아에는 드물고 청소년기에서 나타나기 시작하여 25세 전후의 청년기에 주로 발병하며 중년기까지 증가하다가 노인이 되면 감소한다.

2) 광장공포증

광장공포증은 평생 유병률이 0.6~6%로 보고되고 있다. 매년 약 2%의 사람들이 광장공포증을 경험한다. 여성의 약 2%와 남성의 약 1%로, 여성이 남성보다 2배 많다. 매년 1.7%의 청소년과 성인이 광장공포증으로 진단받는다. 아동에서도 발생할 수 있지만 청소년기 후기나 성인기 초기에 발병률이 가장 높다. 65세 이상 노년층에서 12개월 유병률은 0.4%이다.

3) 특정공포증

특정공포증은 여성의 약 8%와 남성의 3%에 영향을 미치는 흔한 불안장애로, 평생 유병률은 인구의 약 12.5%이다. 광장공포증은 여성의 약 8%와 남성의 3%로, 여성이 남성보다 2배 이상 높다. 발병 시기 평균 10대 중반이다. 유병률은 아동에서 약 5% 정도이며 13~17세 사이에는 16%까지 증가한다. 청소년기 후기나 성인기 초기에 발병률이 가장 높고, 그 이상의 나이에서는 약 3~5% 유병률이 낮다. 65세 이상 노년층에서 12개월의 유병률은 0.4%이다.

4) 사회불안장애

평생 유병률은 3~13%로 다양하게 보고되고 있다. 12개월 동안 유병률은 2~7% 정도이다. 아동과 청소년에게서의 12개월 유병률은 성인에서와 비슷하다, 유병률은 나이가 많아질수록 떨어진다. 노년층에서의 12개월 유병률은 2~5% 정도다. 여성이 9%이고 남성이 7%로, 여성이 남성보다 약간 더 높게 나타난다.

5) 범불안장애

범불안장애의 유병률은 1년에 약 3~8%, 평생에 약 5%로, 연구에 따라 8~9%까지 높아질 수 있다. 10명 중의 한 명은 범불안장애에 걸릴 수 있으므로 매우 흔한 질병이다. 성별은 남성보다 여성에서 2배 더 많이 발생하고, 만성적인 질병이기 때문에 평균 2~3년 이상 지속되는 것이 특징이다. 진단율은 20대에게 잘 발생하며 중년기에 최고에 이르다가 나이가 들면서 감소한다. 가족적으로 발병하는 경향을 보인다.

6) 분리불안장애

유병률은 학령기 3~4%이고 청소년기 1%로, 7~8세경에 가장 흔하게 나타난다. 이 장애는 아동에서 청소년을 거쳐 성인이 되면서 유병률의 감소세를 보인다. 즉, 나이 어린 아동이 가장 많은 편이지만 분리불안장애는 12세 미만 아동에서 가장 흔히 나타나며 아동에서 질병의 유병률에 있어 남녀의 차이는 없다. 여성이 남성보다 더 높게 나타나며, 9세, 11세, 13세를 대상으로 한 연구는 유병률이 3.5%로, 여아는 4.3%, 남아는 2.7%라고 보고되고 있다.

7) 선택적 함구증

선택적 함구증은 비교적 드문 장애이며 아동기 정신질환에 대한 역학 연구의 진단 범위에 포함되지 않았다. 다양한 병원 혹은 학교에서 관찰된 시점 유병률은 관찰 방법 및 조사 대상 아동들의 나이에 따라 0.03%에서 1%에 이른다. 선택적 함구증의 유병률은 성별, 인종이나 민족에 따라 다르지 않아 보인다. 주로 4~8세에 발병하는데 대부분 5~6세에 시작된다. 남아보다 여아에 더 빈번하며 청소년이나 아동에서 많이 발생한다.

8) 물질/약물치료로 유발된 불안장애

물질/약물치료로 유발된 불안장애의 유병률은 분명하지 않다. 일반인구에서 이 병이 드물게 나타나고 있다. 12개월 유병률은 0.002% 정도로 나타나고 있지만, 임상적 상황에서 유병률은 그보다 더 높을 것으로 보인다.

9) 다른 의학적 상태로 인한 불안장애

다른 의학적 상태로 인한 불안장애의 유병률은 분명하지 않다. 천식이나 고혈압, 궤양, 관절염처럼 다양한 의학적 상태에 있는 사람들에서 불안장애의 유병률이 다소 높아지는 것으로 보인다. 하지만 다양한 의학적 상태로 인한 불안장애의 유병률이 증가한 이유는 의학적 상태가 직접적인 원인이 되는 것이 아니라 다른 이유가 있을 수 있다는 연구 결과도 있다.

5. 경과 및 예후

불안장애 범주에 속하는 공황장애, 광장공포증, 특정공포증, 사회불안장애, 범불안장애, 분리불안장애, 선택적 함구증, 물질/약물 유도성 불안장애, 다른 의학적 상태로 인한 불안장애 등의 경과 및 예후는 다음과 같다. [6)]

1) 공황장애

공황장애는 대개 청년기에 나타나고 만성 장애이고, 증상의 빈도와 심한 정도는 일정하지 않다. 환자 중 30~40%는 결국 회복되나 50%는 생활에 유의한 지장을 주지 않을 정도의 경도 증상을 보이고 10~20%는 유의한 증상을 앓는 채 만성화한다. 만성화하면 40~80%에서 우울증이 합병되며 자살의 우려도 있다. 약 20~40%에서 알코올과 약물을 남용하기도 한다.

2) 광장공포증

대개 광장공포증은 공황증세가 호전하면 같이 호전한다. 공황장애가 없는 광장공포증은 예후가 나쁘다. 병전 성격이 좋거나 증상 기간이 짧을수록 예후가 좋다.

3) 특정공포증

소아의 단순공포증은 대개 정상적이며 저절로 소실되기도 한다. 증상이 있어도 공포 대상을 피할 수 있으므로 그런대로 평생을 살 수도 있다. 대개 만성적이나 중년 이후에 증상이 약화하기도 한다. 합병증으로 약물 남용이 오기도 한다.

4) 사회불안장애

사회불안장애는 흔히 만성적인 경과를 보이며 동반 질환의 병발과 더불어 지속적인 사회적 장애의 심각도가 증가한다. 하지만 나이가 어리거나 증상이 가벼운 경우에는 좀 더 나은 치료 결과를 보인다.

5) 범불안장애

범불안장애는 일생에 걸쳐 나타나는 만성적 장애이다. 환자의 1/3 정도만이 정신과 의사를 찾으며, 대부분 신체 증상 치료를 받기 위해 심장 내과나 호흡기 내과의를 찾는다. 전체 환자 중 25%는 증상이 악화하여 합병증으로 공황장애로 발전하기도 한다.

6) 분리불안장애

분리불안장애의 경과와 예후는 발병 나이, 증상 기간, 불안장애와 우울장애와 공존하는지에 따라 다양하다. 나이가 어리고 학교 거절증이 없는 경우가 학교 거절증이 있는 청소년보다 예후가 좋다. 우울장애가 동반된 경우는 예후가 나쁘다.

7) 선택적 함구증

병의 경과는 수주일 또는 수개월간 지속되며 드물게 장기적으로 지속되기도 한다. 추적조사에 의하면 선택적 함구증 환아의 약 30%는 학교 졸업할 때는 어느 정도 회복된다고 한다. 10세경까지도 회복되지 않으면 보다 장기화하며 예후가 나쁘다. 함구증 때문에 학업성취가 어려우며 심하면 낙제하기도 한다.

8) 물질/약물치료로 유발된 불안장애

경과 및 예후는 얼마나 일반적으로 원인이 되는 물질이나 약물을 제거할 수 있고 환자가 그 물질이나 약물의 사용을 제한할 수 있는가 하는 능력에 달려 있다. 대부분 약물의 불안 유발효과는 가역적이다. 그러나 약물 중단 후 불안 증상이 없어지지 않으면 진단을 재고려하거나 물질로 인한 비가역적인 뇌 손상 가능성을 고려해야 한다.

9) 다른 의학적 상태로 인한 불안장애

일반적 의학적 상태와 관련 있는 불안 증상은 흔하지만, 장애의 발병률은 각각의 특수한 일반적 의학적 상태에 따라 다양하다. 여러 가지의 광범위한 의학적 상태가 불안장애의 증상과 유사한 설사, 현기증, 혈압상승, 심계항진, 복부 불편, 떨림, 안절부절못함 등의 증상을 일으킬 수 있다.

6. 치료

불안장애의 치료에는 크게 불안장애 범주에 속하는 공황장애, 광장공포증, 특정공포증, 사회불안장애, 범불안장애, 분리불안장애, 선택적 함구증, 물질/약물 유도성 불안장애, 다른 의학적 상태로 인한 불안장애 등의 증상에 따라 약물치료, 정신치료, 행동치료 및 인지행동치료, 정신사회적 치료 등의 선택이 달라지는데, 그 주된 치료는 다음과 같다. [7)]

1) 공황장애

공황장애는 약물치료와 인지행동치료가 대표적인 치료 방법이다. 약물치료에서 대표적인 약물로는 선택적 세로토닌 재흡수 억제제(SSRI)와 같은 항우울제 약물과 벤조디아제핀(benzodiazepine) 계열의 항불안제 약물이 있고, 필요에 따라 다른 계열의 약물을 사용하기도 한다.

인지행동치료의 핵심적인 요소는 환자가 사소한 신체감각을 파멸이나 죽음과 같은 파국적 상황으로 잘못 인식하는 것을 교정하는 것과 공황발작이 일어나도 시간이 지나 없어지면 실질적으로 생명이 위협받는 상황이 아님을 인지시키는 것이다. 이완 요법, 호흡 훈련, 실제 상황에의 노출(In vivo exposure) 등이 활용된다.

2) 광장공포증

광장공포증의 치료에는 인지행동치료와 약물치료가 주된 치료이다. 인지행동치료 기법 중 노출 요법은 90% 이상의 환자에게 도움이 된다. 인지행동치료을 통해서 환자는 자기 생각이 언제 왜곡되는지 인식하게 되고 왜곡된 사고를 제어함으로써 자기 행동을 수정하게 된다. 약물치료에서는 선택적 세로토닌 재흡수 억제제(SSRI)를 복용하면 도움이 될 수 있다.

3) 특정공포증

정신치료의 한 유형인 노출 요법을 선택할 수 있다. 노출 요법은 자신의 상상 또는 종종 현실에서 두려움을 촉발하는 대상에 점진적 반복적으로 드러내는 것을 수반한다. 노출 요법을 제대로 받는다면 90% 이상의 사람들에게 도움이 된다.

약물은 특정공포증의 극복에 유용하지 않다. 한 가지 예외는 일부 특정공포증에 항불안제인 벤조디아제핀(benzodiazepine)을 사용하는 것이다. 프로프라놀롤(propranolol)과 같은 베타 차단제(β-blocker)는 대중 앞에서 말하는 등 불안을 유발하는 행사 직전에 사용할 수 있다.

4) 사회불안장애

사회불안장애 환자는 이완 기법 사용, 불안이나 공황을 유발할 수 있는 사고와 행동의 양상을 파악하고 사고의 양상을 조정한 후 자기 행동을 수정 등 인지행동치료를 통해서 치료적 효과를 볼 수 있다. 약물치료는 선택적 세로토닌 재흡수 억제제(SSRI)와 같은 항우울제와 벤조디아제핀(benzodiazepine) 계열의 항불안제 약물이 사회불안장애에 종종 도움이 될 수 있다.

5) 범불안장애

범불안장애의 주된 치료는 정신사회적 치료와 약물치료이다. 정신 사회적 치료에서는 분석적이거나 지지적 정신치료를 시행한다. 통찰 지향 정신치료는 무의식적 갈등을 밝히고 자아의 능력을 확인하는 것이다. 인지행동치료는 환자의 인지적 왜곡을 다루며 환자에게 불안의 원인을 해결하고 대처 방법을 제시할 수 있는 인지적 대응 전략을 가르친다.

약물치료는 일부 항우울제 특히, 에스시탈로프람(escitalopram) 등의 선택적 세로토닌 재흡수 억제제(SSRI)와 벤라팍신(venlafaxine) 등 세로토닌 노르에피네프린 재흡수 억제제(serotonin norepinephrine reuptake inhibitor)는 범불안장애에 효과적이다.

6) 분리불안장애

인지행동치료가 분리불안장애 치료에 사용된다. 등교, 심부름 보내기, 잠자리 분리를 목표로 한 긍정적 강화요법, 긴장 이완요법, 체계적 탈감각법(systematic desensitization) 등의 인지행동치료가 시행되어야 한다. 특히, 소아의 분리불안장애 정도에 따라서 놀이치료와 가족치료도 필요시 함께 사용한다. 최근에는 선택적 세로토닌 재흡수 억제제(SSRI), 벤조디아제핀(benzodiazepine) 등 일종의 항우울제와 같이 불안을 완화할 수 있는 약물이 도움이 될 수 있다.

7) 선택적 함구증

정신치료, 행동치료, 언어치료, 놀이치료, 가족치료, 약물치료 등으로 사회적 불안감을 낮추면서, 말하기 기술을 높이는 데 중점을 두고 있다. 환자의 개인과 사회적 상황에 따라 여러 가지 치료 방법을 선택하여 적용하면 치료적 효과를 볼 수 있다.

약물치료에는 선택적 세로토닌 재흡수 억제제(SSRI)와 페넬진(phenelzine)이 주로 사용된다. 5~14세 소아 · 청소년에게 하루 10~60mg의 플루옥세틴(fluoxetine)을 처방한 국내 연구 결과를 보면 9주 이후에 76%에서 치료 효과가 나타났다. 또 선택적 함구증 환자 15명에서 0.6mg의 플루옥세틴을 복용하도록 했더니 12주 이후 일부 증상이 호전되었다.

8) 물질/약물치료로 유발된 불안장애

일차적인 치료는 원인 물질이나 약물을 제거하는 것이다. 치료적으로 사용되는 약물의 경우에는 대체 치료를 찾는 것이며 환경을 통해 노출될 때는 노출을 제한하는 것에 대해 초점을 맞춘다. 또한 물질과 관련된 장애를 일으킨 원래의 장애를 치료하는 데에 초점을 맞추어야 한다. 물질 중단 후에도 증상이 지속되면 정신치료 또는 약물치료가 적절할 수 있다.

9) 다른 의학적 상태로 인한 불안장애

내재하는 의학적 상태를 치료하는 것이 일차적인 치료이다. 일차적인 의학적 상태의 치료 후에도 불안장애 증상이 호전되지 않으면 이러한 증상들에 대해서는 특정 정신장애의 치료 지침에 따라 치료한다. 일반적으로 행동치료, 항불안제 그리고 세로토닌(serotonin) 등 항우울제(antidepressant)가 효과적인 치료 방법이다.

제11장
성격장애와 정신건강

1. 개념

성격장애(personality disorder)는 사고방식 및 행동 패턴이 지나치게 왜곡되고 편향되어서 자신과 다른 사람에 대한 이해, 스트레스 환경에 대한 반응 패턴에 대한 특징적인 문제를 가지고 있다. 또한 어린 시절부터 서서히 발전하여 성인기에 개인의 성격으로 굳어진 심리적 특성이 부적응적 양상을 나타내며, 현실과는 다른 방식으로 집요하게 자신과 다른 사람을 인식하거나 부정적인 결과를 가져오는 양상의 행동을 지속한다.

성격장애는 스트레스를 경험할 때 부적응적인 반응을 반복하고, 전반적 생활에서 대인관계나 직업적인 측면에서 어려움을 나타내며, 정신건강 수준이 매우 낮아져 있고, 다른 사람을 힘들게 하여 대인관계에서 갈등을 겪는 경우가 많다. 이처럼 성격장애는 직장과 학교에서 또는 다른 사람을 대하는 데 문제가 있을 정도로 성격 특성이 너무 뚜렷하고 완고하며 적응하지 못하게 될 때 정신건강 질환으로 진단한다.

미국정신의학회(APA: American Psychiatric Association)에서는 유년 시절부터 서서히 발전하기 시작해 청소년기 또는 성인 초기에 공고화되어 계속하여 유지되며 시간이 지나도 좀처럼 바뀌지 않는 경우를 성격장애로 정의한다. 다시 말하면 성격이 과하게 이상해서 당사자와 주변인의 생활에 큰 지장을 초래할 정도면 성격장애라고 할 수 있다.

DSM-5에서 성격장애란 개인이 속한 문화적 기대에서 현저히 벗어난 지속적인 내적 경험과 행동 패턴을 보이는 것으로 광범위하고 경직되어 있으며, 청소년기 혹은 성인기

초기에 시작되며, 시간이 지나도 변하지 않고, 이에 따라 고통과 장애가 초래되는 것으로 정의한다.[1)]

따라서 본 장에서는 DSM-5에서 정의한 성격장애의 개념을 따르고자 한다.

DSM-5의 성격장애 개념에 근거한 증상의 유사성에 따라 세 집단의 분류로 나누어진다. 성격장애의 집단분류에 따른 하위 성격장애는 다음의 〈표 11-1〉과 같다.[2)]

〈표 11-1〉 성격장애의 집단분류에 따른 하위 성격장애

집단	주 증상	하위 성격장애
A 성격장애 집단	괴이하고 별남	• 편집성 성격장애(paranoid personality disorder) • 조현성 성격장애(schizoid personality disorder) • 조현형 성격장애(schizotypal personality disorder)
B 성격장애 집단	극적이고 감정적이고 변덕스러움	• 반사회성 성격장애(antisocial personality disorder) • 경계성 성격장애(borderline personality disorder) • 연극성 성격장애(histrionic personality disorder) • 자기애성 성격장애(narcissistic personality disorder)
C 성격장애 집단	불안과 두려움	• 회피성 성격장애(avoidant personality disorder) • 의존성 성격장애(dependent personality disorder) • 강박성 성격장애(obsessive-compulsive personality disorder)

2. 임상양상 및 진단기준

1) 임상양상

성격장애(personality disorder)는 DSM-5 분류에 따른 A 집단(편집성, 조현성, 조현형), B 집단(반사회성, 경계성, 연극성, 자기애성), C 집단(회피성, 의존성, 강박성) 성격장애에 대한 임상양상의 주된 특징은 다음과 같다.[3)]

(1) A 성격장애 집단의 임상양상

① 편집성 성격장애

편집성 성격장애를 지닌 사람은 타인의 행동을 의도적으로 자신을 기죽이려는 행동이나 위협하는 행동으로 해석하며 늘 남이 자신을 괴롭히고 착취하며 해치려 한다고 생각한다. 정당한 이유 없이 의심하며 질투도 심하다. 감정적인 반응이 상당히 제한되어 있어서 늘 긴장되어 있고 냉담하고 무정한 면을 보이고 자만심을 보이며 유머 감각이 없다.

② 조현성 성격장애

조현성 성격장애를 지닌 사람은 혼자 지내고 정서적으로 냉담하고 무관심하며 타인에 대해 따뜻함이나 부드러움이 없으며, 이성 교제에 대한 욕구도 거의 없고, 타인의 느낌, 칭찬, 또는 비평에 무관심하다. 가족을 포함해서 친밀한 관계에 있는 사람은 단지 한두 사람뿐이다.

③ 조현형 성격장애

조현형 성격장애를 지닌 사람은 언어표현이 괴이하고 우회적이며 가까운 친구가 없고 사회적으로 고립되어 있다. 그러나 환청과 망상과 같은 심각한 정신병적인 에피소드가 나타나지는 않는다. 이들은 흔히 미신이나 유사종교에 사로잡혀 있는 때가 있고, 혹은 자신이 특수한 사고나 통찰력을 가진 초능력자라고 믿는 때도 있다.

(2) B 성격장애 집단의 임상양상

① 반사회적 성격장애

반사회적 성격장애를 지닌 사람은 겉보기엔 똑똑해 보이고 말도 합리적이지만 신의가 없고 성실성이 없으며 반복적인 반사회적인 행동의 동기가 모호한 것이 특징이다. 또한 자기중심적이고 자기애적이며 가끔 남을 위하는 행동을 하지만 깊은 정서 관계 등 친밀한 인간관계를 맺지 않는다.

② 경계성 성격장애

경계성 성격장애를 지닌 사람은 항상 위기상태에 있는 것처럼 보이며 어떤 위기 상황에 놓일 때 참을 수 없는 분노를 나타내고 논쟁적이고 요구가 많으며 자신의 문제를 다른 사람의 책임으로 전가하려 한다. 평상시에도 기분 변동이 심하며 만성적으로 공허감과 권태를 호소하기도 하고, 대인관계가 불안정하고 강렬하며, 의존과 증오심을 동시에 갖고 있어서 자신도 조절할 수 없는 분노 반응을 나타낸다.

③ 연극성 성격장애

연극성 성격장애를 지닌 사람은 흥분을 잘하고 감정적인 사람들로 행동이나 말, 외모가 다양하면서 화려하고 극적이며 외향적이다. 또한 자기주장이 강하고 자기 과시적인 경향을 보이며 일반적인 표현으로는 허영심이 많다. 다른 사람의 관심과 주의를 끌기 위해 과장된 표현을 하지만 실제 마음속으로는 의존적이고 대인관계를 지속시킬 수 있을 만큼 안정되지 못하여 지속해서 깊은 인간관계를 맺지 못한다

④ 자기애성 성격장애

자기애성 성격장애를 지닌 사람은 자기를 중요하다고 믿기 때문에 특별한 대우를 기대한다. 자존심이 불안정하여 다른 사람이 자기를 얼마나 좋게 보고 있는지에 항상 집착되어 있고 지속적인 관심과 칭찬을 요구한다. 사소한 일에도 쉽게 분노와 패배감, 열등감, 모욕감을 느끼고 우울감 등에 빠진다.

(3) C 성격장애 집단의 임상양상

① 회피성 성격장애

회피성 성격장애를 지닌 사람은 다른 사람의 말을 자신에 대한 경멸이나 조롱하는 등으로 오해한다. 이들은 어떤 부탁이든 거부당하면 크게 상처받고 위축되어 거리를 두는 것을 두려워하며, 인간관계에서 따뜻함이나 안도감에 대한 욕구가 높은 편임에도, 거절당하지 않고, 비판 없이 받아들여질 것이라는 확신 없이 다른 사람과 관계를 형성하려 하지 않으므로 가까운 친구가 없는 경우가 많다.

② 의존성 성격장애

의존성 성격장애를 지닌 사람은 매사에 순종적이고, 의존적인 행동 양상을 보이게 된다. 주변의 많은 지지와 조언 없이는 결정을 내리지 못하며, 책임을 지거나 남들을 이끌어야 하는 위치에 있게 되는 것을 두려워하고 피한다. 반면 자신을 위해서는 버거운 일들도 다른 사람을 위해서라면 차라리 더 잘 해내기도 한다.

③ 강박성 성격장애

강박적 성격장애는 초기아동기에 나타나는 경우가 흔하다. 강박성 성격장애를 지닌 사람은 일과 소유에 대해 완벽주의를 갖고 있어서 인간관계에는 관심을 두지 않는다. 이들은 일을 완벽히 수행해 내려는 생각에 사로잡혀 있으나 우유부단한 성격으로 괴로워한다.

2) 진단기준

DSM-5에 의한 일반적인 성격장애 진단기준은 다음의 〈표 11-2〉와 같다. [4]

〈표 11-2〉 성격장애의 진단기준(DSM-5)

A. 개인이 속한 사회의 문화적 기대에서 심하게 벗어난 지속적인 내적 경험과 행동양식이다. 이 양식은 다음 영역 가운데 2개(혹은 그 이상) 영역에서 나타난다.
  1. 인지(예: 자신과 타인 그리고 사건을 지각하고 해석하는 방식)
  2. 정동(예: 정서 반응의 범위, 강도, 불안정성 그리고 적절성)
  3. 대인관계 기능
  4. 충동조절

B. 고정된 행동 패턴이 융통성이 없고 개인생활과 사회생활 전반에 넓게 퍼져 있다.

C. 고정된 행동 패턴이 사회적 · 직업적 그리고 다른 중요한 영역에서 임상적으로 심각한 고통이나 기능장애를 초래한다.

D. 패턴이 변하지 않고 오랜 기간 지속되어 왔으며 발병 시기는 적어도 청소년기나 성인기 초기로 거슬러 올라갈 수 있다.

E. 고정된 행동 패턴을 다른 정신장애의 증상이나 결과로 설명할 수 없다.

F. 고정된 행동 패턴이 물질(예: 남용약물, 치료약물) 혹은 일반적인 의학적 상태(예: 두부 외상)의 직접적인 생리적 효과로 인한 것이 아니어야 한다.

성격장애의 DSM-5 분류에 따른 A 성격장애 집단(편집성, 조현성, 조현형), B 성격장애 집단(반사회성, 경계성, 연극성, 자기애성), C 성격장애 집단(회피성, 의존성, 강박성) 성격장애에 대한 DSM-5 진단기준 내용은 다음과 같다. [5]

(1) 편집성 성격장애

DSM-5에 의한 편집성 성격장애의 진단기준은 다음의〈표 11-3〉과 같다.

〈표 11-3〉 편집성 성격장애의 진단기준(DSM-5)

A. 다른 사람의 동기를 악의가 있는 것으로 해석하는 등 타인에 대한 전반적인 불신과 의심이 있으며 이는 성인기 초기에 시작되며 여러 상황에서 나타나고 다음 중 4가지(또는 그 이상)로 나타난다.
1. 충분한 근거 없이 다른 사람이 자신을 관찰하고 해를 끼치고 기만한다고 의심함.
2. 친구들이나 동료들의 충정이나 신뢰에 대한 근거 없는 의심에 사로잡혀 있음.
3. 어떠한 정보가 자신에게 나쁘게 이용될 것이라는 잘못된 두려움 때문에 다른 사람에게 비밀을 털어놓기를 꺼림.
4. 보통 악의 없는 말이나 사건에 대해 자신의 품위를 손상하는 또한 위협적 의미가 있는 것으로 해석함.
5. 지속해서 원한을 품는다. 즉, 모욕과 상처를 주거나 혹은 경멸을 용서하지 못함.
6. 타인에게는 그렇게 보이지 않지만, 자신의 성격이나 평판에 대한 공격으로 지각하고 곧 화를 내고 반격함.
7. 정당한 이유 없이 애인이나 배우자의 정절에 대해 반복적으로 의심함.

(2) 조현성 성격장애

DSM-5에 의한 조현성 성격장애의 진단기준은 다음의 〈표 11-4〉와 같다.

〈표 11-4〉 조현성 성격장애의 진단기준(DSM-5)

A. 다양한 형태의 사회적 유대로부터 반복적이고, 유리되고, 대인관계에서 제한된 범위의 감정표현이 전반적으로 나타나며 이러한 양상이 성인기 초기에 시작되며 여러 상황에서 나타나고 다음 중 4가지 이상에 해당될 때 조현성 성격장애로 진단된다.
1. 가족과의 관계를 포함해서 친밀한 관계를 바라지 않고 즐기지도 않음.
2. 항상 혼자서 하는 행위를 선택함.
3. 다른 사람과의 성적 경험에 관한 관심이 거의 없음.
4. 거의 모든 분야에서 즐거움을 취하려 하지 않음.
5. 일차 친족 이외의 친한 친구가 없음.
6. 다른 사람의 칭찬이나 비난에 무관심함.
7. 감정적 냉담, 유리 혹은 단조로운 정동의 표현을 보임.

(3) 조현형 성격장애

DSM-5에 의한 조현형 성격장애의 진단기준은 다음의 〈표 11-5〉와 같다.

〈표 11-5〉 조현형 성격장애의 진단기준(DSM-5)

A. 친분관계를 급작스럽게 불편해하고 그럴 능력의 감퇴 및 인지 및 지각의 왜곡, 행동의 괴이성으로 구별되는 사회적 및 대인관계의 결함이 광범위한 형태로 이는 성인기 초기에 시작되며 여러 상황에서 나타나고 다음 중 5가지(또는 그 이상)로 나타난다.

1. 관계사고(심한 망상적인 관계망상)은 제외.
2. 행동에 영향을 주며 소문화권의 기준에 맞지 않는 이상한 믿음이나 마술적인 사고를 갖고 있음(예: 미신, 천리안, 텔레파시 또는 육감 등에 대한 믿음, 다른 사람들이 내 느낌을 알 수 있다고 함, 아동이나 청소년에게서는 기이한 공상이나 생각에 몰두하는 것).
3. 신체적 착각을 포함한 이상한 지각 경험.
4. 이상한 생각이나 말을 함(예: 모호하고, 우회적, 은유적, 과장적으로 수식된 또는 상동적인).
5. 의심하거나 편집성 사고.
6. 부적절하고 제한된 정동.
7. 기이하거나 편향되거나 괴이한 행동이나 외모.
8. 일차 친족 이외에 친한 친구나 측근이 없음 .
9. 친하다고 해서 불안이 감소하지 않으며 자신에 대한 부정적인 판단보다도 편집증적인 공포와 관계된 과도한 사회적 불안.

(4) 반사회성 성격장애

DSM-5에 의한 반사회성 성격장애의 진단기준은 다음의 〈표 11-6〉과 같다.

〈표 11-6〉 반사회성 성격장애의 진단기준(DSM-5)

A. 15세 이후에 시작되고 다음과 같은 다른 사람의 권리를 무시하는 행동 양상이 있고 다음 중 3가지(또는 그 이상)를 충족한다.

1. 체포의 이유가 되는 행위를 반복하는 것과 같은 법적 행동에 관련된 사회적 규범에 맞추지 못함.
2. 반복적으로 거짓말을 함, 가짜 이름 사용, 자신의 이익이나 쾌락을 위해 타인을 속이는 사기성이 있음.
3. 충동적이거나, 미리 계획을 세우지 못함.
4. 신체적 싸움이나 폭력 등이 반복됨으로써 나타나는 불안정성 및 공격성.
5. 자신이나 타인의 안전을 무시하는 무모성.
6. 일정한 직업을 갖지 못하거나 혹은 당연히 해야 할 재정적 의무를 책임감 있게 다하지 못하는 것 등의 지속적인 무책임성.

(계속) 〈표 11-6〉 반사회성 성격장애의 진단기준(DSM-5)

7. 다른 사람을 해하거나 다른 사람 것을 훔치는 것에 대해 아무렇지도 않게 느끼거나 이를 합리화하는 등 양심의 가책이 결여됨.

B. 최소 18세 이상이어야 한다.

C. 15세 이전에 품행장애가 시작된 증거가 있다.

D. 반사회적 행동은 조현병이나 양극성 장애의 경과 중에만 발생되지는 않는다.

(5) 경계성 성격장애

DSM-5에 의한 경계성 성격장애의 진단기준은 다음의 〈표 11-7〉과 같다.

〈표 11-7〉 경계성 성격장애의 진단기준(DSM-5)

대인관계, 자아상 및 정동의 불안정성과 현저한 충동성의 광범위한 형태로 성인기 초기에 시작되며 여러 상황에서 나타나고 다음 중 5가지(또는 그 이상)를 충족한다.

1. 실제 혹은 상상 속에서 버림받지 않기 위해 미친 듯이 노력함(주의 점: 5번 진단기준에 있는 자살 행동이나 자해 행동은 포함하지 않음).
2. 과대이상화와 과소평가의 극단 사이를 반복하는 것을 특징으로 하는 불안정하고 격렬한 대인관계의 양상.
3. 정체성 장애: 자기 이미지 또는 자신에 대한 느낌의 현저하고 지속적인 불안정성.
4. 자신을 손상할 가능성이 있는 최소한 2가지 이상의 경우에서의 충동성(예: 소비, 물질 남용, 좀도둑질, 부주의한 운전, 과식 등) (주의 점: 5번 진단기준에 있는 자살 행동이나 자해 행동은 포함하지 않음).
5. 반복적 자살 행동, 제스처, 위협 혹은 자해 행동.
6. 현저한 기분의 반응성으로 인한 정동의 불안정(예: 강렬한 삽화적 불쾌감, 과민성 또는 불안이 보통 수 시간 동안 지속되며 아주 드물게 수일간 지속됨).
7. 만성적인 공허감.
8. 부적절하고 심하게 화를 내거나 화를 조절하지 못함(예: 자주 울화통을 터뜨리거나 늘 화를 내거나, 자주 신체적 싸움을 함).
9. 일시적이고 스트레스와 연관된 피해적 사고 혹은 심한 해리 증상.

(6) 연극성 성격장애

DSM-5에 의한 연극성 성격장애의 진단기준은 다음의 〈표 11-8〉과 같다.

〈표 11-8〉 연극성 성격장애의 진단기준(DSM-5)

과도한 감정 표현과 주의를 끄는 광범위한 형태로 이는 성인기 초기에 시작되며 여러 상황에서 나타나고 다음 중 5가지(또는 그 이상)로 나타난다.

1. 자신이 관심의 중심에 있지 않는 상황을 불편해함.
2. 다른 사람과의 관계 행동이 자주 외모나 행동에서 부적절하게 성적, 유혹적, 자극적인 것으로 특정 지어짐.
3. 감정이 빠른 속도로 변화하고 피상적으로 표현됨.
4. 자신에게 관심을 집중시키기 위해 지속적으로 외모를 사용함.
5. 지나치게 인상적이고 세밀함이 결여된 형태의 언어 사용.
6. 자기극화, 연극성 그리고 과장된 감정의 표현을 보임.
7. 피암시적임 즉, 다른 사람이나 상황에 의해 쉽게 영향을 받음.
8. 실제보다도 더 가까운 관계로 생각함.

(7) 자기애성 성격장애

DSM-5에 의한 자기애성 성격장애의 진단기준은 다음의 〈표 11-9〉과 같다.

〈표 11-9〉 자기애성 성격장애의 진단기준(DSM-5)

과대성(공상 또는 행동상), 숭배에의 요구, 감정이입의 부족이 광범위한 양상으로 있고 이는 청년기에 시작되며 여러 상황에서 나타나고 다음 중 5가지(또는 그 이상)로 나타난다.

1. 자신의 중요성에 대한 과대한 느낌을 가짐(예: 성취와 능력에 대해서 과장한다, 적절한 성취 없이 특별대우 받기를 기대한다).
2. 무한한 성공, 권력, 명석함, 아름다움, 이상적인 사랑과 같은 공상에 몰두함.
3. 자신의 문제는 특별하고 특이해서 다른 특별한 높은 지위의 사람(또는 기관)만이 그것을 이해할 수 있고 또는 관련해야 한다는 믿음.
4. 과도한 숭배를 요구함.
5. 특별한 자격이 있는 것 같은 느낌을 가짐(즉, 특별히 호의적인 대우를 받기를 바라며 자신의 기대에 대해 자동적으로 순응하기를 불합리하게 기대한다).
6. 대인관계에서 착취적임(즉, 자신의 목적을 달성하기 위해서 타인을 이용한다).
7. 감정이입의 결여: 타인의 느낌이나 요구를 인식하거나 확인하려 하지 않음.
8. 다른 사람을 자주 부러워하거나 다른 사람이 자신을 시기하고 있다는 믿음.
9. 오만하고 건방진 행동이나 태도.

(8) 회피성 성격장애

DSM-5에 의한 회피성 성격장애의 진단기준은 다음의 〈표 11-10〉과 같다.

〈표 11-10〉 회피성 성격장애의 진단기준(DSM-5)

사회관계에서의 억제, 부적절감 그리고 부정한 평가에 대한 예민함이 광범위한 양상으로 나타나고 이는 청년기에 시작되며 여러 상황에서 나타나고 다음 중 4가지(또는 그 이상)로 나타난다.

1. 비판, 거절, 인정받지 못함 등 때문에 의미 있는 대인 접촉이 관련되는 직업적 활동을 회피함.
2. 자신을 좋아한다는 확신 없이는 사람들과 관계하는 것을 피함.
3. 수치를 당하거나 놀림 받음에 대한 두려움 때문에 친근한 대인관계 이내로 자신을 제한함.
4. 사회적 상황에서 비판의 대상이 되거나 거절되는 것에 대해 집착함.
5. 부적절감으로 인해 새로운 대인관계 상황에서 제한됨.
6. 자신을 사회적으로 부적절하게, 개인적으로 매력이 없는 다른 사람에 비해 열등한 사람으로 바라봄.
7. 당황스러움이 드러날까 염려하여 어떤 새로운 일에 관여하는 것 혹은 개인적인 위험을 감수하는 것을 드물게 마지못해서 함.

(9) 의존성 성격장애

DSM-5에 의한 의존성 성격장애의 진단기준은 다음의 〈표 11-11〉과 같다.

〈표 11-11〉 의존성 성격장애의 진단기준(DSM-5)

돌봄을 받고자 하는 광범위하고 지나친 욕구가 복종적이고 매달리는 행동과 이별 공포를 초래하며 이는 청년기에 시작되며 여러 상황에서 나타나고 다음 중 5가지(또는 그 이상)로 나타난다.

1. 타인으로부터의 과도히 많은 충고 또는 확신 없이는 일상의 판단을 하는 데 어려움을 겪음.
2. 자신의 생활 중 가장 중요한 부분에 대해 타인이 책임질 것을 요구함.
3. 지지와 칭찬을 잃는 것에 대한 공포 때문에 타인과의 의견 불일치를 표현하는 데 어려움을 나타냄(주의점: 보복에 대한 현실적인 공포는 포함하지 않는다).
4. 계획을 시작하기 어렵거나 스스로 일하기가 힘듦(동기나 에너지의 결핍이라기보다는 판단이나 능력에 있어 자신감의 결여 때문임.
5. 타인의 돌봄과 지지를 지속하기 위해 불쾌한 일이라도 지원해서 함.
6. 혼자서는 자신을 돌볼 수 없다는 심한 공포 때문에 불편함과 절망감을 느낌.
7. 친밀한 관계가 끝나면 자신을 돌봐 주고 지지해 줄 근원으로 다른 관계를 시급히 찾음.
8. 자신을 돌보기 위해 혼자 남는 데 대한 공포에 비현실적으로 집착함.

(10) 강박성 성격장애

DSM-5에 의한 강박성 성격장애의 진단기준은 다음의 〈표 11-12〉와 같다.

〈표 11-12〉 강박성 성격장애의 진단기준(DSM-5)

융통성, 개방성, 효율성을 희생시키더라도 정돈, 완벽, 정신적 통제 및 대인관계의 통제에 지나치게 집착하는 광범위한 양상으로 이는 청년기에 시작되며 여러 상황에서 나타나고 다음 중 4가지(또는 그 이상)로 나타난다. 1. 내용의 세부, 규칙, 목록, 순서, 조직 혹은 스케줄에 집착되어 있어 활동의 중요한 부분을 놓침. 2. 완벽함을 보이나 이것이 일의 완수를 방해함(예: 자신의 완벽한 기준을 만족하지 못해 계획을 완수할 수 없다). 3. 여가 활동이나 친구 교제를 마다하고 일이나 성과에 지나치게 열중함(경제적으로 필요한 것이 명백히 아님). 4. 지나치게 양심적임, 소심함 그리고 도덕 윤리 또는 가치관에 관하여 융통성이 없음(문화적 혹은 종교적 정체성으로 설명되지 않음). 5. 감정적인 가치가 없는데도 낡고 가치 없는 물건을 버리지 못함. 6. 자신의 일하는 방법에 대해 정확하게 복종적이지 않으면 일을 위임하거나 함께 일하지 않으려 함. 7. 자신과 타인에 대해 돈 쓰는 데 인색함 돈을 미래의 재난에 대해 대비하는 것으로 인식함. 8. 경직되고 완강함을 보임.

3. 원인

성격장애의 주된 원인은 생물학적 · 정신역동적 · 사회문화적 요인 등으로 나눌 수 있는데, 그 주된 내용은 다음과 같다. [6)]

1) 생물학적 요인

미국에서 15,000쌍의 쌍둥이를 대상으로 한 연구 결과 성격장애의 일치율이 일란성 쌍둥이에서 이란성 쌍둥이보다 수 배 높았다. 더욱이 따로 자란 쌍둥이에게서도 함께 자란 쌍둥이와 차이 없이 성격이 일치한다는 결과는 성격의 현상학적 표현에 대한 유전적 기여를 설명한다. 유전 연구를 할 때 5요인 모델(five factor mode, 신경증성, 외향성, 개방성, 동조성, 성실성)에 따라 성격을 평가하였을 때 가장 잘 검증된다.

2) 정신역동적 요인

Freud(1927)는 성격 성향을 충동과 환경 사이의 상호작용 결과 그리고 정신 사회적 발달단계 중 어느 한 단계에 고착(fixation)된 결과로 보았다.

성격장애 환자는 방어기제를 통해 자신의 불안, 우울, 분노, 수치심, 및 죄책감 등의 정동을 조절할 수 있게 된다. 따라서 방어기제를 포기한다는 것은 불안과 우울을 증가시키는 것이다. 이 점이 바로 성격장애 환자들이 그들의 행동을 바꾸려 하지 않는 주요 이유이다.

조현성 성격장애 환자에게서는 환상(fantasy)의 방어기제를, 연극성 성격장애 환자에게서는 해리(dissociation)와 부정(denial)의 방어기제를, 강박성 성격장애 환자에게서는 고립(isolation)의 방어기제를, 경계성 성격장애에서는 투사적 동일시(projective identification), 분리(splitting) 및 행동화(acting out) 등의 방어기제를 관찰할 수 있다.

3) 사회문화적 요인

성격은 원래 관계 속에서 형성되는 것이기에 사회문화적 요소가 성격장애 형성에 많은 영향을 끼친다는 여러 연구 결과에서 보고되고 있다.

첫째, 비기능적 가족의 문제로, 이는 부모의 정신병리 특히, 충동장애가 문제가 되는데, 이는 정신병질적(psychopathic, 반사회적) 아버지가 주요 위험인자이다.

둘째, 가족 붕괴 문제로, 이는 경계성 성격장애 환자는 소아기에 가족이 붕괴한 경우가 더 많다.

셋째, 양육의 문제로, 이는 정신역동, 자기 심리학 및 애착 이론에서는 부모의 양육 문제가 성격장애를 일으킨다고 보았다.

4. 유병률

성격장애 분류에 속하는 편집성, 조현성, 조현형, 반사회성, 경계성, 연극성, 자기애성, 회피성, 의존성, 강박성의 성격장애의 유병률을 살펴보면 다음과 같다. [7)]

1) 편집성 성격장애

유병률은 2.1~7.9% 범위이다. 통계적으로 여성보다 남성에게 2배 많고, 고등교육을 받은 사람, 지능이 높은 집단에 많다. 정신건강의학과 입원환자의 10~30%이며 외래환자의 2~10% 정도를 차지한다. 그 외에도 핍박받으며 남을 쉽게 신뢰할 수 없는 경험을 많이 겪어온 그룹(성소수자, 청각 장애인 등)의 유병률도 상대적으로 높다고 알려져 있다.

2) 조현성 성격장애

유병률은 임상적 상황에서 흔하지 않으며 약 3.1~4.9% 전후이고, 아동기나 청소년기부터 조짐이 보인다. 남성이 여성보다 약간 더 많으며, 증상도 더 심각하다. 그리고 환자들은 본인의 조현성 성격장애에 대해 무관심하고 치료받으려 하지 않기 때문에 임상 현장에 오는 경우가 실제보다 현저히 적다.

3) 조현형 성격장애

유병률은 약 0.6~4.6%로 보고되고 있고, 남성이 여성보다 약간 더 많다. 망상이나 환각은 없지만 와해된 사고 및 언어와 정서적 둔마가 관찰되는 등 조현병과 유사하다. 조현병 환자의 일차 가족 중에 더 많다. 신체화 장애, 강박장애, 사회불안장애와 병발하는 경우가 흔하기에 임상 상황에서는 실례로는 더 많을 것으로 추정된다.

4) 반사회성 성격장애

1년 유병률은 0.2-3.3%인데 남성이 3%, 여성이 1%로 남성이 여성보다 3배 많다. 가난 등 사회경제적 요인이나 이민 등 사회문화적 요인 등의 불리한 요소에 영향을 받는 집단에서 유병률이 더 높게 나타났다. 반사회성 성격장애는 성도착 장애(paraphilia)보다 훨씬 범죄와 밀접하게 관련되어 있는데, 범법자의 50%, 흉악 범죄자의 75~80%가 반사회성 성격장애 환자이다. 만성적으로 진행되며, 환자 나이가 40이 넘어가면 증상이 감소하거나 완화된다.

5) 경계성 성격장애

유병률은 일반인구의 1.6~5.9%로 추정되며, 유병률의 중간값은 1.6%이지만 5.9%까지 높게 보고되기도 한다. 일차 진료체계에서의 유병률은 6%, 정신과 외래환자에서는 10%, 정신건강의학과 입원환자에게서는 20%까지 보고된다. 노인에게서는 유병률이 점차 감소하며, 전체 성격장애 환자의 40%를 차지할 정도이며, 여성이 남성보다 3배 이상 많다. 사춘기에서 성인기 초기에 발병하고 중년기에 접어들면 안정된다.

6) 연극성 성격장애

일반인구를 대상으로 한 제한적인 연구에 의하면 연극성 성격장애의 유병률은 약 2~3%로 추정된다. 입원 및 외래 정신건강의학과 환자를 대상으로 구조화된 평가 도구를 사용하면 약 10~15% 정도로 보고되고 있다. 여성이 남성보다 더 많다고 지속해서 연구됐으며, 임상 현장에서도 여성이 더 자주 진단되고 있다. 그러나 최근에는 성비에 큰 차이가 없다는 연구들이 나오고 있다.

7) 자기애성 성격장애

지역사회 표본에서 유병률은 1% 미만이며 환자의 2~16%를 차지한다. 환자의 50~70%는 남자이며 많은 청소년이 나르시시즘을 가지고 있지만 그중 소수만이 자기애성 성격장애로 발전한다. 정신건강의학과를 찾은 환자 집단에서는 2~16% 정도이다. 1% 미만은 적은 수치이지만 자기애적 성격장애 진단을 받을 정도까지는 아니더라도 그런 성격의 경향이 있는 사람은 이보다 훨씬 많고 남성이 여성보다 조금 더 많은 것으로 보고되고 있다.

8) 회피성 성격장애

유병률은 0.5~1%고 외래환자의 10%를 차지한다. 회피행동은 유년기부터 나타나지만, 성인기 초기부터 두드러지며, 성인기 초기에 발병하며 악화하였다가 나이가 들면서 완화된다. 여성이 남성보다 흔하지만, 남녀 비율은 비슷한 것으로 보고되고 있다.

9) 의존성 성격장애

유병률은 0.5%이며 성인기 초기에 발병한다. 주로 회피성 · 경계성 · 연극성 성격장애와 공존하여 나타나며, 기분장애나 불안장애, 적응장애도 함께 공존할 위험성이 있다. 아동기에 분리불안장애나 만성적 신체질환을 앓은 경력이 있고, 임상 상황에서는 여성이 남성보다 더 많으나 성비가 비슷하다는 연구 결과도 있다.

10) 강박성 성격장애

일반 연구에서 강박성 성격장애는 흔한 성격장애 중 하나로, 유병률은 2.1-7.9%로 일반인 중에선 가장 높다. 임상 장면에서는 3~10%이며 남성이 여성보다 2배 더 많다. 보통 성인기 초기에 발병하고 우울장애, 양극성 장애, 섭식장애, 강박장애와 공존하여 나타난다. 또한 고등교육을 받은 사람 및 지능이 높은 집단에 많다.

5. 경과 및 예후

성격장애 분류에 속하는 편집성, 조현성, 조현형, 반사회성, 경계성, 연극성, 자기애성, 회피성, 의존성, 강박성 성격장애의 경과 및 예후는 다음과 같다. [8)]

1) 편집성 성격장애

체계적인 장기간의 추적 연구는 수행되지 않았으나 몇몇 연구에 따르면 편집성 성격장애는 평생 지속된다고 하며 다른 연구에서는 이를 조현병의 전조로 보기도 한다. 일반적으로 직장 및 대인관계의 문제가 평생 지속되며 직장 및 부부 문제에서 흔하다. 일부 연구에서는 편집성 성격장애가 평생 지속되며, 조현병에 걸리기 이전에 나타나는 성격형태라고도 한다. 다른 연구에서는 성숙해짐에 따라 편집성 성격장애의 증상이 완화된다고 한다.

2) 조현성 성격장애

조현성 성격장애는 초기 소아기 때부터 시작되는 것으로 추정된다. 환자는 사회적 접촉이 별로 없는 야간 경비원 등과 같은 직업을 선호한다. 이 성격장애는 조현병의 음성증상만 가져간 듯한 증상을 보이고, 조현병의 양성증상 같은 증상을 보인다. 조현병이 양성증상보다 음성증상이 치료하기 힘든 것처럼, 치료 경과 및 예후가 조현형 성격장애보다는 조현성 성격장애가 좋지 않은 것으로 나타나고 있다. 그리고 조현성 성격장애의 일부는 조현병과 같은 증상을 보임에도 불구하고 평생 안정적인 조현형 성격장애를 유지하며 결혼도 하고 직장생활도 한다.

3) 조현형 성격장애

조현형 성격장애는 비교적 그대로 안정된 상태로 유지되지만, 소수는 조현병이나 다른 정신병적 장애로 발전된다. 장기간의 추적 연구 결과 10%가량이 결국 자살하였다.

과거 조현병에 걸린 것으로 생각된 환자 중 상당수가 조현형 성격장애로 밝혀졌다는 보고가 있다. 조현형 성격장애는 조현병의 병전 성격으로, 직업 기능은 경계성 성격장애보다 더 좋지 않으며 조현병과 비슷한 양상을 보인다.

4) 반사회성 성격장애

초기청소년기에 전형적으로 거짓말, 무단결석, 성적 문란 등의 반사회적 행동, 충동조절장애, 학교에서의 주의집중장애, 잔혹한 행동에 대해 후회하지 않는 모습 등을 보인다. 점점 반사회적 행동은 전반적으로 나타나며 청년기에는 난폭한 성적 행동, 물질남용으로 확대된다.

성인기 초기에 환자는 직장생활에서 무책임하고, 배우자 또는 부모의 역할 역시 제대로 수행하지 못한다. 30~40대에 접어들면서 극악무도한 모습은 줄어들게 되나 착취적이고 타인의 고통에 무감각한 것은 지속된다. 많은 환자에서 신체화 장애가 병발하기도 하며 신체적 호소가 많아진다.

5) 경계성 성격장애

경계성 성격장애는 우울증, 양극성 장애, 물질 관련 장애, 식사 장애, 외상 후 스트레스 장애와 같이 발생하기 쉽다. 가장 흔한 양상은 성인기 초기부터 지속해서 불안정한 경우인데, 때때로 심한 감정이나 충동의 조절 장애로 인해 병원을 자주 이용한다.

경계성 성격장애로 인한 결함 및 자살의 위험은 젊은 성인기에 가장 높으며 나이가 들면서 점차 사라지게 된다. 30대에서 40대에 이르면 이들 대부분은 대인관계 및 직업 기능이 현저히 안정된다. 일단 관해가 되면 주요우울장애에 비해 재발률이 현저히 낮다.

6) 연극성 성격장애

나이가 들면서 연극성 성격장애를 지닌 사람들은 더 적은 증상들을 보이게 된다. 그러나 이전에 비해 에너지가 줄어서 생기는 현상인지, 호전인지 판단하기는 어렵다. 또한 감각을 추구하기 때문에 법에 저촉되거나 물질을 남용하거나 성적으로 문란할 수 있다. 그리고 종종 법적인 문제, 물질 남용, 문란한 행동과 같은 문제들에 얽힐 수 있다.

7) 자기애성 성격장애

자기애성 성격장애는 만성적이며, 치료되기 힘들며, 환자의 행동 또는 인생 경험에서 야기되는 자존심 손상, 자기애적 손상을 늘 보살펴 주길 바란다. 젊음, 아름다움, 강인함 등에 가치를 두기 때문에 나이가 들어가는 것을 견디지 못하고 지나치게 집착한다. 따라서 다른 성격장애에 비해 중년의 위기가 큰 편이다. 이 성격장애는 결혼 생활에서도 환자는 배우자가 자신을 인정하지 않는다고 비난하면서 만성적으로 고통받을 수 있고, 우울증이나 성 문제로 갈등을 겪을 수 있다.

8) 회피성 성격장애

초기아동기에는 회피성 경향이 대개 수줍음으로 표현되며 청소년기나 성인 초기에 강해지는데, 친밀감 형성이라는 발달과제를 이루는 것이 상황을 악화시킨다. 중년 이후에는 회피성 경향이 감소하는 것으로 흔히 보고된다. 보호적 환경 아래 일부 환자는 결혼도 하고, 자식도 갖지만, 가족에 둘러싸여서만 지낸다. 지지체계가 무너지면 우울, 불안, 분노 등에 빠진다.

9) 의존성 성격장애

직업적인 기능이 결핍되기 쉬운데, 이는 업무를 독자적으로 처리해 가거나 밀접한 지도 없이 수행하기 어렵기 때문이다. 자기주장을 못 하기에 신체적 · 정신적 학대를 받기 쉽다. 의존하던 상대를 잃게 되면 주요우울장애에 빠질 수 있다.

10) 강박성 성격장애

보통 만 18세 이후에도 강박성 성격장애의 진단기준을 지속해서 만족하면 진단할 수 있고, 일단 강박성 성격장애 진단을 받게 되면 이후로 굳어지는 경향이 있어서, 이차적으로 적응장애, 충동조절장애, 기분장애 및 대인관계에서의 어려움이 병발하기 쉽다.

강박성 성격장애를 가지고 있다고 해서 강박장애가 반드시 병발하지 않으며, 오히려 강박성 성격장애의 여러 가지 특징들은 소위 'A 타입'의 성격적 특성(예, 적대감, 과도한 경쟁의식, 충동적이고 성급한 행동)과 유사한 면이 많다.

6. 치료

성격장애 분류에 속하는 편집성, 조현성, 조현형, 반사회성, 경계성, 연극성, 자기애성, 회피성, 의존성, 강박성 성격장애의 치료적 접근은 다음과 같다.[9)]

1) 편집성 성격장애

편집성 성격장애 환자의 주된 치료는 행동치료나 정신치료가 있다. 치료자와 환자 간의 관계 형성(rappor)이 매우 어렵지만 반드시 신뢰 관계가 형성되어야 치료에 효과가 있다. 환자가 지나치게 초조 · 불안 · 긴장되어 있을 때나 망상적 사고가 있으면 지지적 정신치료가 가장 나을 수 있다. 집단치료, 사회기술훈련 같은 행동치료는 대체로 맞지 않는다. 망상적 비난에 대해서는 현실적으로 다루어 주면서 환자가 모멸감을 느끼지 않도록 부드럽게 대해 주도록 한다. 이 경우에는 항불안제나 소량의 항정신병 약물 등으로 치료를 할 수 있다.

2) 조현성 성격장애

조현성 성격장애 환자는 대인관계로부터 떨어져 있어서 자신의 성격적인 문제로 인해 자발적으로 치료를 받으려 하는 경우가 매우 드물다. 정신치료에서 치료자는 적극적이고 참을성 있게 환자의 사생활을 존중해야 한다. 특히, 집단치료는 사회기술을 증진하고 새로운 대인관계를 형성하도록 돕는 구조화된 틀을 제공하는 데 도움이 될 수 있다. 약물치료에서는 소량의 항정신병 약물, 항우울제, 정신자극제 등이 도움이 될 수도 있다.

3) 조현형 성격장애

조현성 성격장애의 경우와 마찬가지로 정신치료는 지지적이어야 한다. 행동 기법을 이용한 재활치료, 보호적 작업치료 등이 도움이 된다. 관계사고, 이인증(depersonalization), 불안, 강박적 반추(obsessive rumination) 및 신체화(somatization) 등이 심하고 지속적이면 증상 완화를 목적으로 소량의 신경이완제가 사용될 수 있다. 그러나 핵심적 문제인 사회 및 대인관계 적응 문제에 대해서 약물은 도움이 되지 못한다. 우울 증상이 뚜렷이 존재할 때 항우울제가 유용할 수 있고 주변에 일어나는 일이 자신과 관련이 있다고 생각하는 관계사고, 착각, 인지장애가 심할 때 항정신병 약물이 사용될 수 있다.

4) 반사회성 성격장애

대부분 성격장애와 마찬가지로 반사회성 성격장애 환자도 스스로 치료자를 찾아오는 경우가 매우 드물다. 환자가 치료에 대한 진정한 동기를 지니고 있지 않기 때문에 치료가 어렵다.

심층적 정신치료보다는 구체적인 부적응적 행동을 변화시키는 행동치료가 더 효과적이라고 알려져 있고 환자가 자기 행동에 책임을 질 줄 아는 능력을 키우는 데 치료의 목표를 둔 집단치료가 효과적이다. 약물치료가 불안, 우울, 분노 같은 증상을 다루는 데 도움이 될 수 있고, 빈번한 분노발작과 같은 충동적 행동에 대해 특히, 뇌파에 이상이 있을 때 항경련제가 도움이 되며 베타 차단제가 폭력성 감소에 사용되고 있다.

5) 경계성 성격장애

경계성 성격장애의 치료에는 정신치료와 인지행동치료, 약물치료가 모두 포함된다. 그 중의 가장 일반적인 치료 방법은 개인정신치료로, 이는 환자의 강렬하고 불안정한 대인관계 양상이 치료자와의 관계에 나타나기 때문이다. 환자의 치료 방법 중 변증법적 행동치료(dialectical behavioral therapy; DBT)가 가장 효과적이며, 공감과 이해로서 환자의 고통에 접근하며 보다 효과적이고 합리적인 방법을 통해서 성격장애를 극복할 수 있다.

약물치료는 증상 안정을 위해 사용되는데 항정신병 약물은 분노, 적개심, 단기간의 정신병적 삽화 등에 대해 사용된다. 항우울제는 우울한 기분을 호전시키는 데 도움이 된다.

6) 연극성 성격장애

인지치료에서는 환자의 왜곡된 사고방식을 합리적 사고로 바꾸어 주도록 하며, 기법으로는 부적응적이고 왜곡된 사고를 지적하고 도전하기, 사고를 검증하는 행동 실험하기, 활동 계획 세우기, 문제해결 기술훈련, 자기주장훈련 등이 있다.

약물치료는 증상에 따른 보조적인 치료로 사용된다. 즉, 항우울제(antidepressants), 항불안제(anti-anxiety medication), 기분 조절제(mood regulator)와 항정신병 약물(antipsychotic medication) 등을 사용할 수 있다.

7) 자기애성 성격장애

자기애성 성격장애의 가장 주된 치료는 개인정신치료와 인지행동치료이다. 개인정신치료를 실행하면 환자와의 공감적 관계, 수용, 환자의 강점 활용, 역전이 및 투사 해결 등이 요구되며 필요시 집단치료에 환자를 참여하도록 하며 집단구성원과 같은 대우를 받고 있다는 것을 알도록 해주어야 한다. 인지행동치료는 환자의 삶을 부적응적인 상태로 유도하는 독특한 신념 체계와 행동 방식을 찾아내고 수정하는 데에 초점을 두고 있다.

약물치료로 기분 요동이 심한 환자에게는 리튬(lithium)을 사용할 수 있다. 거절을 견디지 못하기 때문에 우울증에 쉽게 빠지는 환자에는 세로토닌(serotonin)성 항우울제를 사용할 수 있다.

8) 회피성 성격장애

회피성 성격장애의 가장 주된 치료는 정신역동치료와 인지행동치료이다. 정신역동치료에서는 수치심에 깔린 정신적 원인을 살펴보고 과거 발달 과정에서 경험한 일들과의 연관성을 살펴보고 탐색한다. 그다음 인지행동치료에서는 회피성 환자가 자신의 불안을 조절하고 회피행동을 극복할 수 있도록 점진적 노출, 대인관계 기술 등 다양한 기법을 사용한다.

약물치료는 환자가 우울증이나 불안장애를 수반할 수 있으므로 항우울제나 항불안제와 같은 약물이 보조적으로 사용된다.

9) 의존성 성격장애

의존성 성격장애의 치료에서는 먼저 통찰치료 등을 적용한 정신분석치료를 실행하도록 한다. 그다음 자기주장훈련이나 집단치료, 부부 상담 등을 적용한 인지행동치료를 실시한다.

의존성 성격장애 환자가 때로는 우울증이나 불안장애를 수반하기 때문에 항우울제나 항불안제와 같은 약물이 처방될 수 있으나 이러한 약물은 성격장애를 변화시키거나 치료하는 것은 아니므로 증상 유무에 따라 약물 투여를 해야 한다.

10) 강박성 성격장애

강박성 성격장애도 다른 성격장애와 마찬가지로 정신분석치료와 인지행동치료가 주된 치료이다.

정신분석치료는 분석적이지만 비지시적 정신치료가 효과가 있다. 인지행동치료에서는 환자가 자신의 부적응적 신념을 탐색하고 이들의 인지적 요인들이 그의 행동이나 감정을 더 이상 지배하지 못하도록 좀 더 합리적이고 현실적인 신념으로 대체하도록 한다.

강박성 성격장애에서 사용되는 약물이 치료에 도움이 되는지는 확실치 않다. 강박증이 동반될 때는 클로미프라민(clomipramine)이나 고용량의 플루옥세틴(fluoxetine) 등과 같은 항강박증 약제들이 도움이 된다.

제12장
조현병과 정신건강

1. 개념

조현병(schizophrenia)은 전 세계적으로 대두되는 건강 문제로, 주로 독립심을 키우는 시기의 젊은 층에 나타나서, 평생 장애 및 낙인의 결과를 낳을 수 있다. 개인적 · 경제적 비용의 차원에서 조현병은 인간을 괴롭히는 심각한 장애 중 하나로 여겨지고 있다.

조현병은 과거 정신분열병으로 진단되었던 병명으로 사회적 편견과 낙인 문제 등으로 인해 '현악기의 줄을 고르다'라는 의미의 조현병으로 변경되어 2011년부터 사용되고 있다. 조현병은 일반적으로 망상(delusion), 환각(hallucinations), 기이한 행동(bizarre behavior), 혼란스러운 언어(confusing language), 긴장성 행동(catatonic behavior), 음성증상(negative symptom), 비정상적인 사고와 행동, 감정표현의 감소 등으로 인해 사회 활동과 가족관계를 악화시키는 일종의 만성적인 정신장애이다. [1)]

Morel(1856), Kraepelin(1898), Bleuler(1923), Schneider(1938) 등 학자들이 강조한 조현병의 증상들을 무의욕증, 만성화, 불량한 예후, 통합의 어려움, 음성증상, 양성증상, 현실검증력 저하 등으로 정의하였다. 하지만 초기 DSM에서는 조현병의 진단기준이 다소 모호하고 개념의 정리가 어려워 동질적인 조현병 환자를 진단하기에는 어려움이 있었다. 이후 조현병의 개념에 대한 명료화를 위한 노력은 Kraepelin, Bleuler, Schneider의 개념들을 모두 포함하고 있는 DSM−3(1981)에서 구체적으로 정의되었고, 이어서 DSM−4(1994)와 DSM−5(2013)에서도 정의되었다.

조현병의 개념적 정의가 구체적으로 나타난 것은 미국정신의학회(American Psychiatry Association: 이하 APA)에서 새롭게 발간한『정신장애의 진단 및 통계편람』, 제5판(Diagnostic and Statistical Manual of Mental Disorders, Fifth version : 이하 DSM-5)이며, 이는 지난 10여 년간 정신의학 분야의 폭넓은 연구의 산물이라고 볼 수 있다.

DSM-5에서 조현병의 기본개념은 DSM-4와 거의 같으나 단지 조현병으로 진단되기 위해서는 망상, 환각, 와해된 언어, 극도로 와해된 또는 긴장성 행동, 음성증상 다섯 가지 핵심 증상 중 2개 이상이 되어야 되는데(DSM-4에서는 하나임), 그중 하나는 반드시 망상, 환각, 와해된 언어라는 핵심 세 가지 증상 중 하나이어야 한다는 것이다. [2)]

따라서 본 장에서는 조현병의 개념을 DSM-5의 진단기준에 근거하여 망상, 환각, 와해된 언어, 극도로 와해된 또는 긴장성 행동, 음성증상 등의 증상과 더불어 사회적 기능에 장애를 일으킬 수도 있는 질환으로 정의하고자 한다.

2. 임상양상 및 진단기준

1) 임상양상

일반적으로 조현병 환자의 모습은 극도로 움직임이 없고, 조용하고, 위축되어 있기도 하고, 극도로 흥분하고, 소리 지르고, 난폭성을 보이기도 하며, 신체 활동성이 적은 환자일수록 예후가 좋지 않다. 또한 대개 위생에 소홀하고, 환각에 좌우되기 쉽고, 말이 많고, 특정한 자세와 긴장증을 보이고, 괴상한 행동들을 보이며, 기온에 맞지 않는 옷을 입거나 상동행동(stereotyped behavior), 현기증(mannerism), 반향 행동(echopraxia) 등을 보인다. 그리고 양성증상(positive symptom) 및 음성증상(negative symptom), 자기 장애(self-disorders)를 보인다.

DSM-5에서는 조현병의 핵심 증상으로 5개의 증상을 제시하고 있다. 즉, 망상(delusion), 환각(hallucinations), 혼란스러운 언어(사고장애, confusing language), 전반적으로 혼란스러운 혹은 긴장성 행동(catatonic behavior), 음성증상(negative symptom: 무의욕증, avolition) 등이다. 이러한 조현병의 정확한 진단을 위한 임상양상은 다음과 같다. [3)]

(1) 병전증후 및 전구증상

환자는 보통 수개월 또는 수년에 걸쳐 서서히 발병하면서 발병 전 행동 특징인 병전증후(premorbid sign)를 보인다. 병전 증후들(premorbid symptoms)에 이어 두통, 신체통증, 무력감, 소화장애 등 신체 증상 호소, 학교, 직장 등 사회적 활동의 기능 위축, 괴상한 생각과 행동 및 언행, 비정상적 감정반응 및 괴이한 착각이 위축되는 등 전구증상(prodromal symptom) 등을 보인다.

(2) 사고의 장애

사고의 장애는 크게 사고 과정(thought process)의 장애, 사고 형태(thought form)의 장애, 사고 내용(thought content)의 장애로 나눈다.

① 사고과정의 장애

연상 이완(loosening of association)이 일어나 원래 의도하였던 사고의 흐름에서 벗어나는 탈선(derailment)이 있고, 이질적인 요소가 뒤섞이는 융합(fusion), 사고 흐름의 구성요소가 뒤죽박죽으로 뒤섞이는 혼합이 나타난다. 또한 사고의 흐름이 갑자기 멈추었다가 완전히 새로운 사고의 흐름이 시작되는 사고의 단절(blocking) 등도 나타난다.

② 사고형태의 장애

사고가 비논리적이고, 추상적으로 이해하기가 어려우며, 구체적인 경우가 많아 개념형성에 어려움이 있다.

③ 사고내용의 장애

망상이 조현병의 대표적인 증상 중 하나이다. TV에서 자신 얘기를 한다는 등의 관계망상이나, 누군가가 나를 미행하여 죽이려 한다 등 피해망상이 흔히 나타나며, 과대망상, 질투망상, 허무망상, 신체망상, 빈곤망상, 죄책망상, 종교적 망상 등 다양한 망상을 보일 수 있다. 망상의 구체적인 내용은 환자가 속한 문화의 영향을 많이 받는다.

(3) 지각의 장애

조현병의 발병 초기부터 환각이 주 증상으로 나타나며 기타 착각 등 다양한 지각(perception)이상이 나타난다. 환각(hallucination)에는 환청(auditory hallucination) 및 착각(illusion)의 주된 증상이 있다.

(4) 감정의 장애

정동 반응의 감소(감정둔마, emotional bluntness), 혼자 실없이 웃는 등 정동의 부적절성, 정동의 완고함이 있고, 자신이나 외부의 사건에 대해 무관심하고 감정표현을 전혀 하지 않는 무감동(apathy) 상태가 된다. 또한 감정표현에는 일관성이 없으며 깊이와 초점의 결여로 인해 다른 사람들과 정서적 유대관계를 맺기가 어렵다.

(5) 행동의 장애

변덕스럽고 충동적인 행동들은 양가감정(ambivalence) 때문이다. 정상인의 경우에는 서로 모순되는 두 가지 충동이 있을 때 상황에 따라 어느 하나를 억압하거나 타협하지만, 조현병 환자는 이러한 능력이 상실되어 일관성 없는 예측불허의 급격한 행동 변화를 나타낸다.

(6) 의식장애 및 기억장애

보통 의식 수준의 손상은 없으며 사람, 장소 그리고 시간에 대한 지남력은 유지되어 있으나 급성기에는 간혹 환각이나 망상으로 지남력 상실을 보일 때가 있다. 또한 같은 계층의 또래에 비해 지능이 낮은 경향이 있으며 병중에는 과제수행을 잘하지 못해 지능이 낮게 측정된다.

2) 진단기준

DSM-5에 의한 조현병의 진단기준은 다음의 〈표 12-1〉과 같다. [4)]

〈표 12-1〉 조현병의 진단기준(DSM-5)

A. 다음 증상 중 둘(혹은 2 이상)이 1개월의 기간(성공적으로 치료가 되면 그 이하) 동안의 상당 부분의 시간에 존재하고 이들 중 최소한 하나는 (1) 내지 (2) 혹은 (3)이어야 한다. 1. 망상 2.환각 3.와해된 언어(예: 빈번한 탈선 혹은 지리멸렬) 4.극도로 와해된 또는 긴장성 행동 5.음성 증상(예: 감퇴된 감정 표현 혹은 무의욕증)

(계속) 〈표 12-1〉 조현병의 진단기준(DSM-5)

B. 장애의 발병 이래 상당 부분의 시간 동안 일, 대인관계 혹은 자기관리 같은 주요 영역의 한 가지 이상에서 기능 수준이 발병 전 성취된 수준 이하로 현저하게 저하된다(혹은 아동기 또는 청소년기에 발병하는 경우, 기대수준의 대인관계적 · 학문적 · 직업적 기능을 성취하지 못함).
C. 장애의 지속적 징후가 최소 6개월 동안 계속된다. 이러한 6개월의 기간은 진단기준 A에 해당하는 증상(예: 활성기 증상)이 있는 최소 1개월(성공적으로 치료되면 그 이하)을 포함해야 하고, 전구 증상이나 잔류 증상의 기간을 포함할 수 있다. 이러한 전구기나 잔류기 동안 장애의 징후는 단지 음성 증상으로 나타나거나 진단 기준 A에 열거된 증상의 2가지 이상이 약화된 형태(예: 이상한 믿음, 흔치 않은 지각 경험)로 나타날 수 있다.
D. 조현정동장애와 정신병적 양상을 동반한 우울 또는 양극성 장애는 배제된다. 왜냐하면 ① 주요우울 또는 조증 삽화가 활성기 증상과 동시에 일어나지 않기 때문이거나, ② 기분 삽화가 활성기 증상 동안 일어난다고 해도 병의 활성기 및 잔류기 전체 지속 기간의 일부에만 존재하기 때문이다.
E. 장애가 물질(예, 남용약물, 치료약물)의 생리적 효과나 다른 의학적 상태로 인한 것이 아니다.
F. 자폐증 스펙트럼 장애나 아동기 발병 의사소통 장애의 병력이 있는 경우, 조현병의 추가 진단은 조현병의 다른 필요 증상에 더하여 뚜렷한 망상이나 환각이 최소 1개월(성공적으로 치료되면 그 이하) 동안 있을 때에만 내려진다.

3. 원인

조현병의 원인에 관한 이론적인 학설은 매우 많지만, 조현병의 원인은 명확히 밝혀지지 않았으며, 생물학적 소인과 환경의 상호작용으로 발병된다고 추정되고 있다.

조현병은 주로 유전적인 요인, 신경화학적 요인(신경전달물질 이상), 대뇌구조적 요인, 신경생리적 요인, 감염과 정신 면역학적 요인, 신경내분비학적 요인, 정신사회적 요인, 사회문화적 요인, 취약성-스트레스 모델, 병적 체질-스트레스 모델 등 여러 가지가 복합적으로 작용한다고 볼 수 있는데, 그 주된 내용은 다음과 같다.[5)]

1) 유전적 요인

조현병은 유전하는가 하는 의문에 대한 답을 얻기 위해 가족력(family history)을 이용한 가계 연구(household studies)를 비롯하여 쌍둥이 연구(twin studies), 양자 연구(adoption studies)가 있으며 분자생물학(molecular biology) 기법은 이러한 학문적 결과를 이용하여 표지자(marker)의 가족 내 분포를 토대로 한 연계 연구 등이 시행됐다. 그 결과 대체로 조현병의 유전율(heritability)은 73~90%로 추정되고 있는 것으로 보고되고 있다.

일반인이 조현병에 걸릴 가능성이 1%에 불과하지만, 부모나 형제 중 한 사람이 조현병 환자일 경우에는 발병률이 5~10% 정도로 높아진다. 부모 모두가 조현병 환자일 경우에 자녀가 조현병에 걸릴 가능성은 40% 정도에 이를 정도로 매우 높다는 연구 결과도 있다.

2) 신경화학적 요인

조현병의 병인론으로 도파민(dopamine) 가설이 전체 원인 가운데 가장 지배적이다. 고전적 도파민 가설은 도파민의 과다 분비 혹은 도파민 수용체의 증가로 인해 도파민 활동이 과잉 상태가 되면 조현병이 발생한다는 것이다.

최근 들어 클로자핀(clozapine), 리스페리돈(risperidone), 올란자핀(olanzapine) 등과 같은 강력한 세로토닌 활성 억제 작용을 하는 세로토닌-도파민 길항제(serotonin-dopamine antagonist)가 항정신병 약물로 등장하고 있다. 이외에도 조현병의 병인론에는 글루타메이트(glutamate) 가설, 노르에피네프린(norepinephrine) 가설, 생화학적 가설 등이 있다.

3) 대뇌구조적 요인

20세기 초기의 환자 사후 뇌를 이용한 뇌 병리 소견들은 비특이적이었다. 최근 PET(양전자 방사 단층촬영, positron emission tomography), MRI(자기공명 영상법, magnetic resonance imaging), RCBF(국소 혈류 변화, regional cerebral blood flow) 등 뇌 영상화 연구들과 사후 뇌 연구를 종합해 보면 조현병에 관련된 대뇌구조는 변연계, 전두엽 그리고 기저신경절 등이 있다.

4) 신경생리적 요인

뇌파(electroencephalogram; EEG)를 이용한 연구 결과 조현병 환자에게서는 정상 뇌파보다 극파와 서파 등 뇌전증형 상태(epileptic condition)를 보이는 수가 많았다. 특히, 좌반구 장애가 조현병과 연관이 있을 가능성이 제시되었다. 이들 연구는 조현병과 측두엽 뇌전증형인 뇌전증증후군(complex partial epilepsy)과의 어떤 연관성을 암시하고 있다. 그리고 좌측 측두엽에 병소가 있을 때 정신병적 장애가 잘 나타난다는 것이다.

5) 감염과 정신 면역학적 요인

정신 면역학적으로 조현병은 바이러스 감염이 원인이라는 이론과 뇌에 관한 자가면역질환(autoimmune disease)이라는 연구가 있다. 그 근거는 출생 시 신체적 기형이 많다는 점, 바이러스 감염 가능성이 높은 계절(흔히 겨울)에 태어난 사람의 발병률이 높다는 점, 조현병 환자의 입원에도 계절성이 있다는 점, 면역 관련 국소 신경 병리학적 이상이 발견된다는 점 등에 있다. 이런 관련성을 조현병의 감염 이론(infection theory) 또는 염증성 병태생리 가설(inflammatory pathophysiology hypothesis)이라 한다. 이 가설은 기분장애에도 적용 연구되고 있다.

6) 신경내분비학적 요인

조현병의 원인이나 소인으로 내분비계의 이상을 가정하게 된 이유는 조현병의 임상적인 양상이 성별에 따라 다르고, 호발 나이와 증상이 심해지는 시기가 신경내분비학적으로 중요한 변화를 겪게 되는 청년기와 일치하고 있다. 실제로 조현병 환자에서 부신피질이나 갑상샘, 생식기능의 이상 등이 자주 보고되고 있다. 특히, 프로락틴(prolactin)의 감소와 성장 호르몬(growth hormone)의 기능감퇴가 음성증상과 관련이 있음이 보고되고 있다. 또한 시상하부도 조현병의 면역계 장애와 내분비계 장애와 관련 있지만, 조현병이 내분비학적인 질환이라고 할 만한 명확한 증거는 아직 없다는 것이 일반적인 견해이다.

7) 정신사회적 요인

현재 정신사회적 요인이나 환경적 요인이 조현병의 직접적인 원인이라고 생각되지는 않는다. 그러나 유전적 고위험에 있는 사람이 환경적 위험에 노출될 때 정신병 발생이 쉽게 된다는 것은 잘 알려진 사실이다.

(1) 정신분석학적 이론

Freud(1920)는 조현병이 어릴 때 발달의 고착으로부터 생겨난 결과이며 자아 결손이 조현병 증상에 이바지한다고 가정하였다. 자아 붕괴는 자아가 성립되기 전이나 막 성립되기 시작하는 시기에 발생한다. Freud 후에 정신병은 자아와 외부 세계와 갈등이라고 하였다.

Freud 이후의 정신분석가들은 조현병의 정신역동학적 관점을 Freud의 복잡한 모델과 다르게 보았다. 그들은 조현병 환자들은 지각의 자극에 과다하게 민감한 경향이 있으며, 다양한 자극을 분류하기 어렵고, 어떤 시기에는 자료 일부분에 초점을 맞추는 게 어려워서 생긴다고 하였다. 이런 자극 차단벽의 결함은 아동기 동안의 발달에 대인관계 스트레스 등 어려움을 일으킨다.

정신분석학적 이론은 여러 조현병 증상에 상징성과 의미가 있다고 보고 있다. 예를 들어 과대망상은 열등감이 전치된 것이고, 환각은 객관적 현실에 대처할 능력이 없음을 나타내거나 내적 욕구나 공포를 투사한 결과이다.

(2) 가족이론

어떤 특별한 가족 형태가 조현병 발생에 원인적 역할을 한다는 증거는 없다. 가족 내 의사전달 방식의 문제점은 조현병의 원인이기보다는 유발인자로서 유전적 성향과 증상 사이의 매개자로서의 의미가 있다. 특히, 표현되는 감정은 가족구성원이 다른 구성원에 대해 비판, 공격성, 적개심, 과잉보호 등의 감정을 그대로 표현하는 것을 의미한다. 이런 가족의 감정표현이 조현병의 재발률을 유의하게 높인다는 보고가 있다. 이런 가족의 지나친 감정표현을 감소시켜 주는 가족치료를 시행하면 조현병의 재발률을 감소시킬 수 있다.

(3) 학습이론

학습이론(learning theory)은 조현병이 어린 시절에 문제를 가진 부모를 닮아 비이성적 반응과 사고방식을 나타내게 된다는 이론이다. 즉, 나중에 조현병 환자가 되는 아동은 부모를 모방함으로써 비합리적 반응과 사고방식을 배운다는 이론이다. 학습이론에 따르면 조현병 환자의 빈곤한 대인관계는 아동기 동안에 대상을 제대로 본받고 따라 하지 못하기 때문으로 설명되고 있다.

8) 사회문화적 요인

사회문화적 요인이 조현병에 큰 영향을 미친다는 가설에는 사회적 유발설(sociogenic hypothesis)과 사회적 선택설(social choice hypothesis)이 있다. 사회적 유발설은 사회문화적 요인이 조현병에 큰 영향을 미친다는 가설을 주장하고 있다. 이 가설은 낮은 사회적 계층에 속하는 사람은 타인으로부터 부당한 대우, 낮은 교육 수준, 낮은 취업 기회 및 취업 조건 등으로 많은 스트레스와 좌절 경험을 하게 되며 그 결과 조현병으로 발전한다는 것이다. 그리고 사회적 선택설로, 조현병 환자가 부적응적인 증상으로 인하여 사회의 하류 계층으로 옮겨가게 된다는 것이다.

이 밖에도 인종 문제, 이민, 도시화, 산업화 등 여러 사회적 요인과 발병의 관계가 연구되고 있는데, 사회적 스트레스가 발병 자체나 증상의 악화와 관련되는 것으로 보고되고 있다. 이는 대체로 이민자, 도시 거주자에서 많이 발병하고 선진국과 교류가 늘어나고 있는 제삼 세계 국가들에서 유병률이 증가하고 있는 것과 연관된다. 또한 여러 연구에서는 사회가 정신질환을 어떻게 보는가에 따라 즉, 낙인(stigma), 사회적 지지체계, 의사소통의 복잡성 등이 발병에 영향을 미친다고 보고하고 있다.

9) 취약성-스트레스 모델

Zubin & Spring(1977)은 조현병의 발병과정과 임상적 경과를 설명하기 위해 취약성-스트레스 모델(vulnerability-stress model)을 제안하였다. 이들에 따르면 조현병은 장애 자체가 만성화되는 것이 아니라 장애에 대한 취약성이 지속되는 장애이다.

이 모델은 생물학적, 환경적 및 정신사회적 요인을 다 포함하는 모형으로 원래 취약성을 갖고 있는 사람에게 어떤 스트레스가 가해지면 조현병의 증상을 일으키게 된다는 가설이다. 조현병에 대한 취약성의 정도는 개인마다 다르며 유전적 요인과 출생 전후의 신체적 · 심리적 요인에 의해 결정된다. 즉, 체질이나 스트레스의 종류는 생물학적인 것과 환경적인 것 그리고 두 가지 모두일 수 있다. 즉, 질병과 같은 생물학적인 것일 수도 있고, 친지의 죽음이나 가족에게 스트레스를 줄 만한 상황 같은 심리적인 것일 수도 있다.

이러한 취약성을 지닌 사람에게 스트레스 사건이 발생하여 그 적응부담이 일정한 수준을 넘게 되면 조현병이 발병한다는 것이다. 하지만 이러한 유전적 요인이 조현병의 발병에 중요한 영향을 미친다는 점을 인정하지만 유전적 취약성을 지닌 사람도 과중한 환경적인 스트레스가 주어지지 않으면 조현병의 발병 없이 살아갈 수 있다고 보며 조현병이 발생하더라도 스트레스가 줄어들면 증상이 감소되고 병전의 기능 수준으로 회복될 수 있다고 가정한다.

조현병과 스트레스 사이의 상호관계는 복잡하기 때문에 여러 가지 다양한 이론들이 논의되어 왔으나 현재까지 확실한 결론을 내리지 못하고 있다.

10) 병적 체질-스트레스 모델

최근에 조현병의 원인론에서 가장 가능성이 높게 인정되고 있는 이론은 병적 체질-스트레스 모델(stress-diathesis model)로, 이는 취약성의 기반을 신경 발달 가설(neuro development hypothesis)에 두고 있으며, 어느 한 원인에 의해 조현병이 발병하기보다는 여러 요인이 합해져서 발병에 이바지한다는 것이다. 즉, 취약성을 가진 사람이 사춘기를 지나 성인기에 접어들면서 환경적 스트레스를 받게 되면 비로소 증상이 발현하는데, 이는 환경적 스트레스는 생물학적일 수도 있고 정신 사회적일 수도 있다고 주장하고 있다.

4. 유병률

조현병의 평생 유병률은 약 1%로, 성별에 따른 유병률의 차이는 없지만, 처음 발병하는 시기는 성별에 따라 다르다. 남성은 10대 후반에서 20대 중반에, 여성은 20대 초반에서 후반에 증상이 시작되는 경우가 흔하다. 남성은 45세 이후 발병하는 경우가 드물지만, 여성은 중년기에 발병률이 다시 증가하기도 한다. 즉, 발병률이 가장 높은 연령층은 젊은 층으로서 남성의 경우 15~24세(평균 21.4세), 여성은 25~34세(평균 26.8세)로서 남성이 다소 일찍 발병한다.

10대 이전이나 60세 이후에 조현병이 처음 발병하는 경우는 매우 드물어서, 이 시기에 정신병적 증상이 처음 발생한다면 다른 질환에 대한 감별이 필요하다. 조현병 환자는 일반인구에 비해 평균수명도 짧은 편이다. 음성증상으로 인해 활동량이 적어 고혈압, 당뇨 등 만성 질환의 유병률이 높으며 자살률도 일반인구에 비해 높다. [6)]

보건복지부 국립정신건강센터 · 국가정신건강정보포털(2024)에서 조사한 조현병 가족을 둔 집단에서 발생한 조현병 발병률 결과를 보면, 조부모가 조현병을 앓을 때 3.7%, 부모 중 한 명이 조현병을 앓을 때 12.8%, 부모 모두 조현병을 앓을 때 46.3%, 형제가 조현병을 앓을 때 9.6%, 일란성 쌍둥이가 조현병을 앓을 때 47.0%로 나타났는데, 이는 조현병에 상당한 유전적 요인이 있음을 시사하고 있다.

5. 경과 및 예후

조현병의 경과와 예후는 매우 다양하므로, 환자 개인마다 다를 수 있다는 것을 숙지할 필요가 있다. 조현병은 청소년기 또는 청년기에 발병이 시작되는 질환이다.

일반적인 경과는 전구기(prodromal period), 급성기(acute period), 잔류기(residual period)와 안정기(stable period)의 세 가지 단계가 있다. [7)]

첫째, 전구기로, 이 시기에는 환각이나 망상보다는 좀 더 모호한 증상이 수개월에서 수년간 나타난다. 즉, 명백한 정신병적 증상이 나타나기 전 단계다. 환자의 일상생활 기능이 변화하는 시점부터 명백한 정신병이 발병하기 전까지의 기간에 해당한다. 전구기는 며칠에서 몇 년까지 다양한 기간 나타날 수 있고, 증상과 징후는 불안, 짜증, 우울감, 감정 기복, 수면의 변화, 분노나 짜증의 증가 등 매우 다양하다.

둘째, 급성기이다. 전구기를 지나 망상, 환각, 와해된 행동 및 언어 등 급성 정신병적 증상이 나타나는 시기이다. 급성기는 조현병이 처음으로 발병하거나 이전에 과거력을 가지고 있는 환자가 재발했을 때를 말한다. 이 시기의 초점은 정신병적 사고와 행동의 중증도를 줄이는 것이다. 환자가 항정신병 약물치료를 시작하기 전 신경학적 검사와 함께 기본적인 신체 검진과 임상병리 검사를 받아야 한다.

셋째, 잔류기와 안정기이다. 이 시기는 치료를 통해 양성증상이 호전된 후 약한 증상이 남아 있거나 음성증상과 인지기능의 장애가 주된 문제가 되는 시기이다. 만성 잔류기에 증상은 전구증상 때와 비슷하나 감정의 둔마(emotional dunma)와 직업적 장애는 대개 악화한다. 또한 조현병은 재발하는 특성이 있어 안정기에 접어든 이후에도 갑작스럽게 급성기 증상이 나타나는 경우도 종종 있다.

처음 조현병이 발생하였을 때 빨리 발견하여 치료하는 것이 좋은 치료 효과와 좋은 예후를 위해 중요하다. 조현병의 첫 삽화(first episode of schizophrenia)는 대개 후기 사춘기나 20대 초기에 나타난다. 그러나 환자는 2~3년 정도 발견되지 않고 지내기도 하는데, 이는 평소 언동의 변화가 서서히 나타나거나, 불안, 사회불안장애, 공황, 강박증 등 신경증적 장애나 사회적 위축, 감정둔마(blunted affect)나 물질 남용 등으로 시작하기 때문이다.

조현병의 예후는 과거에 생각하였던 것에 비해 최근 훨씬 양호한 것으로 나타나고 있다. 그 이유는 약물치료의 발전 때문이기도 하겠지만 병 자체의 경과에 변화가 있어서일 수도 있고 예후 판단의 기준이 변화하고 있기 때문이다.

6. 치료

조현병 환자의 치료에서 약물치료가 기본적이고 효과적인 것으로 입증되었지만, 환자에 따라 개인적 · 사회적 환경이 각각 다르므로 모든 치료는 환자 중심으로 개별화되어야 한다. 또한 정신 사회적인 치료가 회복을 앞당기고 재발을 방지한다는 것이 여러 연구에서 입증되고 있다. 조현병 치료에는 입원 치료, 약물치료, 정신 사회적 치료 등이 있는데, 그 주된 내용을 살펴보면 다음과 같다. [8)]

1) 입원 치료

입원은 정확한 진단, 일관성 있는 약물치료, 환자의 자해 및 타인에 대한 난폭 행동으로부터의 보호, 기본 생활적 욕구에 대한 제공을 위해 필요하다. 최근 경향은 무의미한 장기 입원을 피하는 것이고 가능한 한 지역사회로 빨리 복귀하는 것이다.

급성기 환자는 증상이 심하고 행동장애를 동반하는 경우가 많으므로, 치료를 확실히 하기 위해 대개 입원 치료가 필요하다. 예외로 가족들이 지지적이고 증세가 가벼운 경우에는 외래 통원도 가능하다. 그러나 자해와 타인에 대한 위해의 우려가 있는 경우에는 강제 입원도 고려해야 한다. 환자가 입원 시에는 약물치료, 정신치료, 재활치료 등의 치료와 사회복귀훈련 등이 적절히 통합되고 인도주의적 처우가 결합한 환경치료(milieu therapy)가 시행된다.

입원 치료에서는 정신과 의사를 비롯한 정신건강 전문가들(정신건강간호사, 정신건강임상심리사, 정신건강사회복지사, 예술치료사, 작업치료사 등)이 팀 접근(team approach)으로 치료할 때 환자의 치료적 효과가 좋은 것으로 나타났다.

2) 약물치료

(1) 약물치료의 효과성

항정신병 약물은 급성, 만성 조현병 모두에서 약 70~80%의 효과가 있다. 한 연구에 의하면 항정신병 약물을 복용하지 않는 경우 약 23%에서만이 효과가 있는 데 반해, 항정신병 약물을 복용하는 경우 75%에서 효과가 있다고 한다. 약물의 효과는 증상을 감소시키고, 입원 기간을 단축하고, 재발과 재입원을 현저히 줄게 해준다. 약을 먹을 때 약 70%에서 증상이 현저히 호전된다. 재발과 재입원 방지 효과 역시 매우 우수한데 약을 먹은 환자의 경우는 20~30% 만이 1년 이내에 재발하지만 약을 먹지 않으면 70~80%가 1년 이내에 재발한다.

도파민 과잉 전달과 같은 뇌 신경전달물질 이상은 약물치료에 의하여 다시 원상태로 회복될 가능성이 크다. 그러나 뇌가 쪼그라져 있는 것과 같은 구조적 이상은 약물치료를 하여도 원상태로 회복되지는 않는다. 이러한 이유로 음성증상은 약물치료에 별 반응이 없다. 현재까지는 음성증상에는 재활치료가 가장 효과적인 것으로 증명되고 있다.

(2) 약물부작용

항정신병 약물들이 그 치료 효과를 나타내기 전 부작용부터 먼저 나타날 수가 있어 주의를 요한다. 대체로 저효능(low potency) 약물은 진정 작용과 항콜린성 부작용이 많고 고효능(high potency) 약물은 추체외로계(extrapyramidal system) 부작용이 많이 나타난다.

항정신병 약물의 일부 부작용은 용량과 밀접한 관련이 있고, 그 부작용은 많은 만성 환자에서 약물치료 거부의 주요 이유가 된다는 것을 항상 염두에 두어야 한다.

항정신병 약물로 생길 수 있는 부작용 중 가장 흔한 것은 입이 마르고, 가라앉고, 변비가 생기는 것이다. 이러한 부작용은 일시적이며 시간이 지나면 대부분 없어진다.

(3) 장기유지치료

약물복용을 중단하면 재발할 가능성이 커져 장기유지치료(long-term maintenance therapy)가 필수적이다. 물론 환자에 따라 약물을 계속 복용하더라도 어떤 시점에서 재발할 수도 있다. 이때 장기간 적정용량을 유지하는 것이 중요하다.

약물로써 증상이 잘 조절되면 통상 급성기에 투여하던 평균 용량의 50~90%를 감량한다. 용량을 감소시킬 때는 병의 심한 정도, 병식의 정도, 지지체제의 유용성, 성별 등을 고려한다. 이상적으로는 치료자와 환자 또는 가족구성원 모두 다함께 약물 감량의 장단점과 재발의 위험성은 물론 약물복용 시 부작용에 따른 불편함이나 지연성 운동장애의 위험성을 검토하는 것이 좋다. 시간이 지날수록 조현병의 음성증상은 증가하고 양성증상은 감소하는 경향이 있다. 어떤 증상은 약물 없이도 좋아진다.

그러므로 치료자는 유지 치료가 계속 필요한지 정기적으로 재평가해 볼 필요가 있다. 증상이 안정된 만성 조현병 환자의 유지 치료 전략은 크게 세 가지로 볼 수 있다. 즉, 증상이 안정된 만성 조현병 환자에서 저용량으로 장기간 지속해서 유지 치료하는 전략, 필요할 때만 단기적으로 치료하는 전략, 간헐적으로 목표증상에 대해 치료하는 전략으로, 이는 환자의 상태에 따라 적용할 필요가 있다.

(4) 항정신병 약에 대한 올바른 사실들

항정신병 약에 대한 올바른 사실들을 알아야 하는 이유는 재발을 막기 위해서이다. 약물치료의 효과성에서 언급한 바와 같이 퇴원한 환자 중에서 약을 계속 먹을 때 20~30% 만이 1년 이내에 재발하지만 약을 먹지 않을 때는 70~80%가 재발한다. 그러므로 약을 계속 먹는 것이 재발과 재입원을 막는 가장 손쉬운 방법이다. 항정신병약에 대한 올바른 사실들은 다음과 같다.

- 가장 안전한 약에 속한다.
- 중독성이나 습관성이 없다.
- 이 약과 지능 사이에는 연관성이 없다.
- 조현병 약은 진정제나 수면제가 아니다.
- 주사제보다 모든 면에서 알약이 더 좋다.
- 불행히도 아직도 약으로 완치될 수 없다.
- 환자마다 복용하는 약용량은 서로 다르다.
- 장기적으로 복용해도 수명을 단축하지 않는다.
- 부작용이 나타나더라도 즉시 약을 끊지 말아야 한다.
- 약 복용 후 상태가 좋아지더라도 약을 끊지 말고 계속 복용해야 한다..

3) 정신사회적 치료

정신사회적 기법들의 목표는 환자의 대처 능력을 강화함으로써 독립적 사회생활 기술을 향상하고 병의 위기 동안 지지를 제공하고 그들의 기능적 불구를 최소화하여 제한된 적응력을 보조함으로써 재발을 억제하는 데 있다.

(1) 개인정신치료

개인정신치료는 환자의 전반적인 문제를 치료자와 상담하며 현재 부딪히고 있는 여러 가지 문제들을 해결하는 과정을 말한다. 치료자는 환자의 경험, 생각, 느낌을 이해하고 공감적인 관계를 바탕으로 환자의 왜곡된 생각을 교정하는 데 도움을 주게 되고, 이 치료는 분석적 기법보다 현실적이고 실용적인 지지정신요법(supportive psychotherapy)이 선호된다. 즉, 환자가 새로운 대응 전략, 현실검증 방법, 문제해결 능력 등을 배우게 하고 스트레스와 재발이 관련된 문제라고 인식하게 한다.

개인정신치료가 조현병에 효과가 있는가에 대한 논란은 있다. 즉, 신경증 환자와 달리 정신병 환자의 전이(transference)는 현실적으로 상당히 왜곡되어 있거나 환자 자신과 외부 세계가 분화되어 있지 않다. 이에 따라 치료관계의 형성에 한계가 있게 되어 정통적인 정신분석치료가 어렵다는 것이 일반적인 견해이다. 그러나 배려하는 마음으로 열정을 가지고 치료 공간을 제공하는 치료자의 태도는 혼란 상태에 있는 조현병 환자의 치료에 핵심적 요소가 되고 있다. 심지어 정통 정신분석 또는 역동 정신치료도 조현병 환자에게 시행하여 효과를 볼 수 있다는 주장도 있다. 환자는 정신치료를 통해 자신의 조현병에 대해 역동적 통찰을 할 수 있고 자신의 병적 경험을 자기 삶에 통합시킬 수 있다는 것이다.

치료관계의 형성을 위해 우선 치료자와 환자 간의 치료적 관계가 선행되어야 한다. 어떤 때는 그러한 지지적 관계 형성을 통해 자아 기능을 강화하는 데에 초점을 두고 있어야 하고 치료자가 중립적이기보다 적극적으로 행동해야 한다. 이처럼 조현병 환자의 개인정신치료에서 가장 중요한 것은, 의미 있는 관계 형성이며, 이러한 관계 속에서 갈등과 불안을 방어하는 자아의 방어 기능을 강화하고 자아경계를 강화하며 치료자와의 건강한 관계 속에서 진정한 대상관계를 재 경험하도록 한다.

(2) 인지행동치료

인지행동치료(cognitive behavioural therapy; CBT)는 환자의 인지구조를 재구성함으로써 조현병 증상 특히, 양성증상의 치료에 효과적이다. 동시에 환자의 사회적 기능을 증진하기 위해 사회기술훈련(social skill training), 세분화(shaping) 행동 기법 등을 병행하는데 이는 음성증상을 치료하는 데 보다 효과적이다.

인지행동치료에서 사회기술훈련(social skill training)은 주된 치료 중 하나이다. 사회기술훈련의 기법인 행동기반적 지시, 관찰학습, 교정적 피드백 그리고 즉각적 사회적 강화 등을 통해 사회기술과 일상생활 활동에서의 기능적 손상 회복에 도움을 줄 수 있다.

(3) 집단정신치료

집단정신치료는 대개 적은 수의 환자들(보통 6-12명)과 한두 명의 치료자가 참여하여 이루어지는데, 치료의 초점은 다른 사람과의 대인관계 경험을 통해서 또는 자기 말이나 행동에 대한 다른 사람들의 반응을 통해서 이전까지 왜곡되고 비적응적이던 대인관계 및 행동을 고치게 하는 데 있다.

집단정신치료 시 환자들은 집단상황에서 인간관계의 상호작용을 예행연습 하면서 스트레스를 알아내게 되고 집단의 지도자들과 다른 참가자들에게 지지적인 지도를 받게 된다. 집단정신치료는 주로 입원 치료에서 이용되었으나 최근에는 외래 치료에서도 많이 응용된다. 대인관계에서의 문제점 발견과 개선 특히, 실생활에 대한 계획수립에 효과적이다. 그 밖에도 사회와 직업에서의 역할이라든지 약물복용과 그 부작용 및 병실활동 등에 관한 의논도 집단치료에 포함될 수 있다.

(4) 가족치료

가족치료는 조현병 환자의 가족들이 겪고 있는 고통과 어려움에 대해 치료한다. 가족구성원에게 조현병에 대한 이해를 높여 환자에게 지지적이고 협조적인 환경을 만들 수 있게 해서 재발률을 줄일 수도 있다. 또한 위기 상황에 부닥쳐 있을 때 적절한 대처방안을 찾아서 위험한 상황을 슬기롭게 해결할 수 있게 한다.

조현병으로 인해 가족 내의 심각한 문제와 갈등, 조현병의 발병이나 악화 등을 줄이기 위하여 가족치료가 무엇보다 중요하다. 이처럼 가족치료는 가족 내 질병과 관련된 스트레스나 갈등을 완화, 예방함으로써 특히 분노 표현(expressed anger) 통제를 통해 병의 재발, 악화를 막는 데 효과적이다. 환자가 입원 중이거나 퇴원해서 통원 치료 중이든 가족이나 그 밖의 중요한 인물들을 적극적으로 치료에 참여시키는 일이 필수적이다.

(5) 정신건강 교육

환자와 가족을 대상으로 하는 교육 중 가장 핵심적인 교육은 정신건강 교육이다. 정신건강 교육(psycho education)은 교육적 기법과 집단정신치료의 혼합된 형태로 가족뿐만 아니라 환자에게도 조현병의 본질과 과정을 교육하는 데 그 목적이 있다.

정신건강 교육을 통해서 조현병 자체와 치료 형태에 대한 지식을 조현병 환자와 가족구성원이 습득함으로써 모두에게 이득이 되며 상호 간 좋은 수용적 태도를 가지도록 하는 데 효과적이다.

(6) 재활치료 및 사회복귀 훈련

만성 조현병 치료에 있어 중요한 것은 환자가 어느 정도 회복하여 사회에 복귀하려 할 때, 이것이 순조롭게 진행되지 않는 수가 많다는 것이다. 환자의 역량 부족도 문제이고 조현병에 대한 사회적 인식이 부정적이어서 환자가 잘 적응하지 못하는 것도 문제이다. 이러한 어려운 사회복귀를 돕는 치료에는 크게 재활치료 또는 사회복귀 훈련이 있다. 또한 사회화(socialization), 가족치료, 학교 교육, 직업 재활치료를 위한 직업훈련, 약물치료 등을 통합한 집중 치료를 상당 기간 지속하면 많은 환자를 고용 등 사회복귀로 이끌 수 있다.

① 적극적 공동체 치료

적극적 공동체 치료(assertive community therapy)는 입원을 줄이기 위한 한 방법으로, 목적에 맞는 치료 팀을 구성하여 만성 정신질환자들에게 치료, 재활, 기타 활동 지원 등 정신건강 서비스를 제공하는 것이다. 특히, 이 치료를 가족치료와 통합한 적극적 공동체 치료(family-aided assertive community treatment: FACT)가 소개되고 있다.

② 사례관리

조현병에 있어서 사례관리(case management)는 생태 체계적 관점에 따라 만성적인 조현병 환자와 그의 가족이 스스로 정신건강 서비스와 자원을 획득하도록 돕고, 이에 따라 사회적 기능이 잘 될 수 있도록 돕는 체계적이고 통합적인 접근법이라 할 수 있다. 특히, 모든 치료계획이나 프로그램, 의료(care) 등 활동을 통합하고, 조정하고, 치료 약속을 지키고, 치료에 순응하도록 격려하는 역할을 할 훈련된 사람인 사례관리자가 필요하다. 사례관리자는 조현병 환자의 재활 등을 위해 필요시 가정을 방문하고 환자와 동행하기도 한다.

③ 활동 치료

활동 치료(activity therapy)는 조현병 환자에게 맞는 활동을 할 때 삶의 즐거움과 성취감이 증가하고 동시에 환자의 증상이 감소하는 데 도움을 줄 수 있다. 대부분 지역사회의 정신건강 현장(setting)에서는 노래방, 체육관, 가사 실습실, 음악 치료실, 미술 치료실, 영화감상실, 오락실, 휴게실 등의 다양한 시설물을 이용하여 효과적인 다양한 활동 치료를 시행하고 있다. 또한 낮 병원에서는 일주일에 한 번씩 지역사회의 여러 시설 및 공공장소를 방문하는 활동 치료를 하고 있다. 이러한 활동 치료는 사회위축이 심한 조현병 환자에게 특히, 효과가 있다.

④ 주거 프로그램

주거 프로그램은 환자가 병원에서 퇴원한 후에 병원이나 집이 아닌 다른 장소에서 먹고 자고 생활하면서 사회복귀에 도움을 준다. 주거 프로그램은 환자의 상태가 어느 정도 좋아진 후에 환자 본인이 가족과 함께 생활하는 것을 원치 않거나 가족이 원치 않을 때 주로 이용된다. 이러한 주거 프로그램은 외국 선진국의 경우에는 아주 다양하다. 예를 들면 의식주를 제공받으면서 필요한 의학적 치료도 받는 장기 주거 기관부터 관리감독 아래의 아파트까지 아주 다양하다. 다양한 주거 기관은 항상 병원과 긴밀한 연결이 되어 있다.

⑤ 자조모임

조현병 환자들과 그 가족들의 모임인 자조 모임은 미국에서 1979년에 '전국정신장애자 동맹(NAMI : National Alliance for the Mentally Ill)'이 결성된 것을 그 시초로 한다.

현재 이 동맹은 미국 각지의 수많은 가족 모임을 지원하고 있으며 유사한 형태의 자조 모임이 우리나라를 포함한 세계 각국에서 만들어지고 있다.

각 가족모임은 조금씩 차이는 있지만 이 모임의 취지는 가족들끼리 서로 돕고, 위로하며, 조현병에 대한 교육과 정신병원 및 정신건강의학과 의사를 비롯한 정신건강의학과 팀(정신건강임상심리사, 정신건강간호사, 정신건강사회복지사 등)에 대한 정보교환, 행정기관에 대한 로비활동 및 압력행사를 하고 있다. 또한 정신장애에 대한 일반인들의 잘못된 편견을 바로잡기 위한 대중 교육 및 홍보, 그리고 환자에게 거주할 집이나 직장을 알선해 주며 재활 기관 운영 등 다양한 활동을 펼치고 있다.

제13장
신경인지장애와 정신건강

1. 개념

신경인지장애(neurocognitive disorders: 이하 NCD)는 뇌 조직의 일시적 또는 영구적 손상이나 기능장애에 기인하는 정신장애로서 뇌의 기질적 병변에 의해 후천적으로 발생하는 인지기능의 다발성 손상을 의미한다. 즉, 인지기능의 다발성 손상은 주로 일반지능, 배우고 기억하는 것, 언어, 문제해결 능력, 지남력, 지각, 주의집중, 판단, 사회적 기능, 인격의 손상을 뜻한다.

DSM-5 진단기준에서는 치매(dementia)라는 용어 대신 좀 더 포괄적으로 인지장애 정도에 따라 주요 신경인지장애(major neurocognitive disorders: 이하 major NCD)와 경도 신경인지장애(mild neurocognitive disorders: 이하 mild NCD)로 나누어 설명하고 있다. 또한 DSM-5에서 인지기능(cognitive function)의 6가지 주요 영역은 실행 기능, 학습 및 기억, 지각 운동 기능, 언어, 복합 주의력 및 사회적 인지의 6가지 주요 영역, 즉 실행 기능, 학습 및 기억, 지각 운동 기능, 언어, 복합 주의력 및 사회적 인지가 있다.

DSM-5에서는 독립적인 일상생활 능력에 지장이 있고 치매 개념을 포함하고 있는 중증 신경인지장애(major NCD)를 주요 신경인지장애라고 하였고, 정상 노인보다 인지기능은 저하되었지만, 아직 독립생활이 가능한 경증 신경인지장애(mild NCD)를 경도 신경인지장애로 분류하였다. 특히, 경도 신경인지장애는 기존의 치매 기준에 비하여 증상이 경한 환자 중에서도 임상적 관심을 기울이고 진단하는 것이, 필요하다는 요구가 반영되었다. [1)]

따라서 본 장에서는 신경인지장애란 뇌의 질환으로 생기는 하나의 증후군으로서 대개 만성적이고, 진행성으로 나타나며, 지적 능력, 기억, 추상적인 사고, 판단 및 충동 등에 대한 통제력이 약화한 상태라고 개념적 정의를 내리고자 한다. 그리고 만성적 또는 진행성 뇌 질환에 의한 증후군은 기억, 사고, 지남력, 이해력, 계산, 학습 능력, 언어 능력, 판단력 등 다중의 고차 피질 기능(cortical function)의 장애로 나타난다. [2)]

2. 임상양상 및 진단기준

1) 임상양상

신경인지장애의 핵심 증상은 인지장애(기억상실)와 행동 증상이 겹쳐 나타나는 것이다.

신경인지장애에서 알츠하이머형 치매(Alzheimer's type dementia)가 대표적인데 그 치매의 발전단계는 처음에는 아밀로이드 베타-단백질(amyloid β-protein)의 신호에 장애가 오고 그다음에는 뇌세포의 변성과 사멸이 온 후 점차 치매 증상이 나타나기 시작한다.

알츠하이머형 치매의 주된 임상양상은 기억장애(memory impairment), 행동정신증상(behavioral mental symptoms), 파국반응(catastrophe reaction)으로 나누어 설명하면 다음과 같다. [3)]

(1) 기억장애

① 선행성 건망증 또는 역행성 건망증 등이 모두 포함된다.

② 초기에는 최근 기억 등이 손상되며 옛날 기억일수록 더 오랫동안 보존된다.

③ 거의 만성(뇌 외상, 심장 장애, 뇌염 등은 예외)이며 대부분 비가역성이다.

④ 추상적 사고의 장애가 생겨 어떤 단어의 동의어나 반의어를 알지 못하고 속담 풀이를 하지 못하고 병전 성격이 악화하거나, 적대적, 과민 또는 폭발적인 성격으로 변하는 경우는 흔하다.

⑤ 초기에는 다른 지적 기능이나 사회생활에 큰 지장은 없지만 점차 한 번에 여러 가지

일을 동시에 습득하기 어려워지고 대강은 기억하나 자세한 것은 기억하지 못하게 된다(이름을 잊고, 물건 잃어버림, 전화번호 기억을 못 함 등).

⑥ 인지기능 저하와 관련하여 일상생활 능력에 장애가 나타난다. 초기에는 도구적 생활 능력이라고 부르는 사회적 생활 능력인 장보기, 소소한 집안일 하기, 재정 관리, 음식 만들기, 전화하기, 대중교통 이용이나 운전, TV 시청 능력 등에 제한이 온다.

⑦ 동기 유발의 결여, 무감동 등을 보이며, 기억상실에 따른 작화증이 나타나기 시작한다. 기억장애에 대한 병식도 없어지며 점차 악화하는 기억장애와 더불어 언어장애(실어증 등), 판단장애, 추상력장애, 지남력장애, 시각, 공간적 능력 및 기타 새로운 기술 습득의 장애 등이 나타난다.

⑧ 치매의 초기에는 이러한 능력이 미세하게 저하되기 시작하다가 치매가 진행되어 중증에 이르게 되면 신체적 생활 능력에 어려움이 생기게 되는데, 여기에는 대소변 가리기, 옷 입기, 세면이나 목욕 등의 위생처리 능력, 밥 먹기, 이동 능력 같은 생존에 필요한 능력 등에 장애가 온다.

(2) 행동정신증상

① 행동정신증상들은 치매 진단을 정식으로 받기 2년 전에 이미 70%의 환자 위치에서 나타나고 진단을 받을 즈음에는 80% 정도에서 발견된다.

② 환각, 감정 고양, 운동장애 그리고 망상이 나타나는데 기억력 저하로 인해 자신의 귀중한 물건을 도둑맞았다고 하는 일이 흔하다.

③ 피해망상, 부정망상 등이 생기게 된다. 오인으로 인해 망상적으로 되는 것을 망상적 오인 증후군이라 한다.

④ 치매의 행동 증상의 특징은 정신병 상태, 공격성, 우울, 불안, 격정, 수면장애 등이며 우울, 불안, 격정(초조) 등 증상은 기억장애가 나타나기 전에 먼저 나타난다.

⑤ 이자극적이고 폭발적으로 되어 험악한 말을 하거나 폭력을 보이기도 하며 남성에서는 농담이나 추행 같은 성적 탈억제 행동이 나타나기도 한다.

⑥ 환각 중에는 환시가 많은데 환각 때문에 또는 TV를 보고 실제 인물이 온 것처럼 오인하기도 하며 전두측두엽 장애가 있으면 심한 성격 변화가 온다.

⑦ 우울증의 가족력이 있으면 우울증도 나타나기 쉬우며 정신병적 증상으로 무감동이 가장 흔하며 초기부터 나타나 지속되는데, 내향적으로 되고 사람에 관한 관심이 줄어든다.

⑧ 탈억제 증상으로 충동 조절에 장애가 생겨 갑자기 웃거나, 울거나 타인의 감정을 이해 못 하게 되고, 어울리지 않는 농담을 함부로 하고, 개인위생 및 외모 단정이나 사회규범 등을 무시한다.

⑨ 고차적 피질 기능의 장애가 일어나 실어증, 실행증, 실인증 등의 증상을 보이며 감정이 둔마된다. 특히, 해 질 녘, 저녁에 치매 환자에서 혼동, 좌불안, 피로감, 진전, 배회 등이 나타나는 것을 '일몰증후군(sundown syndrome)'이라 한다.

⑩ 인지장애가 진행성으로 악화하는 반면 행동정신증상의 변동이 있고 환자의 안전을 위협하고 돌보는 이들을 힘들게 만들어(특히, 피해망상이 있으면 가족들과 돌보는 사람들에 대해 적대적이고 괴롭히기 쉬움) 결국 장기간 병원에 입원하는 요인이 되는데, 이러한 증상 특징 때문에 치매 치료는 정신건강의학과에서 시행되는 것이 좋다.

(3) 파국반응

① 치매 환자는 실패에서 오는 낭패를 피하려고 갑자기 주제를 바꾸거나 농담한다.

② 치매 환자는 추상적 능력, 논리적 사고, 판단력이나 문제해결 능력 등이 부족한데 스트레스 상황에서 그러한 지적 능력의 부족을 깨닫게 됨에 따라 심한 격정에 사로잡힌다.

③ '갑작스러운 분노의 폭발'이며, 언어적 공격인 '소리치며, 욕하기', 혹은 신체적 공격인 '때리기, 발로 차기, 깨물기' 등의 격렬한 행동이 갑자기 나타난다.

④ 알츠하이머형 치매 환자의 약 40%가 파국반응을 보이는데, 이는 환자를 둘러싼 환경이 원인이라고도 할 수 있다.

⑤ 스스로 처리할 수 없는 스트레스가 주위로부터 더해지면, 감정의 반응으로서 격렬한 분노와 공격 성향을 보인다.

⑥ 당장 '격한 분노의 폭발'을 멈추기는 꽤 어렵다. 보호자가 그 상황을 멈추려 하고 달래보고 환자의 분노에 진지하게 응해도 가라앉지 않는다.

⑦ 치매 환자에게 보이는 파국반응의 배경에는 이처럼 '점점 아무것도 모르게 된다.', '아무것도 할 수 없게 된다.', '나 자신이 상실된다.'라는 등의 불안과 공포가 깔려 있다.

2) 진단기준

DSM-5에서는 신경인지장애를 알츠하이머병, 전두측두엽, 루이소체, 혈관성, 외상성 뇌손상, HIV 감염, 프라이온병, 파킨슨병, 헌팅턴병 등의 원인별로 분류하여 진단하고 있다(〈표 13-1〉 참조).

〈표 13-1〉 신경인지장애의 진단기준(DSM-5)

(1) 섬망(delirium).
(2) 주요 및 경도 신경인지장애(major or mild neurocognitive disorders)
 ① 주요 신경인지장애
 ② 경도 신경인지장애
(3) 알츠하이머병으로 인한 주요 또는 경도 신경인지장애(major or mild neurocognitive disorders due to Alzheimer's disease)
(4) 전두측두엽 주요 또는 경도 신경인지장애(major or mild frontotemporal neurocognitive disorders).
(5) 루이소체 주요 또는 경도 신경인지장애(major or mild neurocognitive disorders with Lewy bodies)
(6) 혈관성 주요 또는 경도 신경인지장애(major or mild vascular neurocognitive disorders)
(7) 외상성 뇌손상으로 인한 주요 또는 경도 신경인지장애(major or mild neurocognitive disorders due to traumatic brain injury).
(8) 물질/약물치료로 유발된 주요 또는 경도 신경인지장애(substance/medication-induced major or mild neurocognitive disorders)
(9) HIV 감염으로 인한 주요 또는 경도 신경인지장애(major or mild neurocognitive disorders due to HIV infection)
(10) 프라이온병으로 인한 주요 또는 경도 신경인지장애(major or mild neurocognitive disorders due to prion disease)
(11) 파킨슨병으로 인한 주요 또는 경도 신경인지장애(major or mild neurocognitive disorders due to Parkinson's disease)
(12) 헌팅턴병으로 인한 주요 또는 경도 신경인지장애(major or mild neurocognitive disorders due to Huntington's disease)
(13) 다른 의학적 상태로 인한 주요 또는 경도 신경인지장애(major or mild neurocognitive disorders due to another medical conditions)
(14) 다중 병인으로 인한 주요 또는 경도 신경인지장애(major or mild neurocognitive disorders due to multiple etiologies)
(15) 명시되지 않는 신경인지장애(unspecified neurocognitive disorders)

DSM-5의 신경인지장애 진단기준 분류 중 주요 신경인지장애(major NCD)와 경도 신경인지장애(mild NCD), 알츠하이머병으로 인한 주요 또는 경도 신경인지장애 세 가지 진단기준을 제시하고자 한다(〈표 13-2~4〉 참조).[4)]

〈표 13-2〉 주요 신경인지장애의 진단기준(DSM-5)

A. 하나 또는 그 이상의 인지 영역(복합적 주의, 집행기능, 학습과 기억, 언어 인지)에서 인지 저하가 이전의 수행 수준에 비해 현저하다는 증거는 다음에 근거한다.
  1. 환자, 환자를 잘 아는 정보제공자 또는 임상의가 현저한 인지 기능 저하를 걱정
  2. 인지 수행의 현저한 손상이 가급적이면 표준화된 신경심리 검사에 의해, 또는 그것이 없다면 다른 정량적 임상 평가에 의해 입증

B. 인지 결손은 일상생활에서 독립성을 방해한다(예: 최소한 계산서 지불이나 치료약물 관리와 같은 일상생활의 복잡한 도구적 활동에서 도움을 필요로 함).

C. 인지 결손은 오직 섬망이 있는 상황에서만 발생하는 것이 아니다.

D. 인지 결손이 다른 정신질환(예: 주요우울장애, 조현병)으로 더 잘 설명되지 않는다.

병인에 따라 다음 중 하나를 명시 할 것
- 알츠하이머병, 전두측두엽 변성, 루이소체병, 혈관질환, 외상성 뇌손상, 물질/치료약물 사용, HIV 감염, 프라이온병, 파킨슨병, 헌팅턴병, 다른 의학적 상태, 다중 변인, 명시되지 않는 경우

(생략) 부호화 시 주의점, 다음의 경우 명시할 것(행동장애를 동반하지 않는 경우, 행동장애를 동반하는 경우), 현재의 심각도를 명시할 것(경도, 중등도, 고도)

〈표 13-3〉 경도 신경인지장애의 진단기준(DSM-5)

A. 하나 또는 그 이상의 인지 영역(복합적 주의, 집행기능, 학습과 기억, 언어, 지각-운동 또는 사회인지)에서 인지저하가 이전의 수행 수준에 비해 경미하게 있다는 증거는 다음에 근거한다.
  1. 환자, 환자를 잘 아는 정보제공자 또는 임상의가 경도 인지 기능 저하를 걱정
  2. 인지 수행의 경미한 손상이 가급적이면 표준화된 신경심리 검사에 의해, 또는 그것이 없다면 다른 정량적 임상 평가에 의해 입증

B. 인지 결손은 일상 활동에서 독립적 능력을 방해하지 않는다(예: 계산서 지불이나 치료약물 관리와 같은 일상 생활의 복잡한 도구적 활동은 보존되지만 더 많은 노력, 보상 전략 및 조정이 필요할 수 있다).

C. 인지 결손은 오직 섬망이 있는 상황에서만 발생하는 것이 아니다.

D. 인지 결손이 다른 정신질환(예: 주요우울장애, 조현병)으로 더 잘 설명되지 않는다.

병인에 따라 다음 중 하나를 명시 할 것
- 알츠하이머병, 전두측두엽 변성, 루이소체병, 혈관질환, 외상성 뇌손상, 물질/치료약물 사용, HIV 감염, 프라이온병, 파킨슨병, 헌팅턴병, 다른 의학적 상태, 다중 변인, 명시되지 않는 경우

(생략) 부호화 시 주의점, 다음의 경우 명시할 것(행동장애를 동반하지 않는 경우, 행동장애를 동반하는 경우)

〈표 13-4〉 알츠하이머병으로 인한 주요 또는 경도 신경인지장애의 진단기준(DSM-5)

A. 주요 또는 경도 신경인지장애의 기준을 충족한다.
B. 한 개 이상의 인지 영역에서 손상이 서서히 시작하고 점진적으로 진행한다(주요 신경인지장애서는 적어도 2개 영역에서 손상이 있어야 한다).
C. 진단기준이 다음과 같이 거의 확실한 또는 가능성 있는 알츠하이머병 둘 중 하나를 충족한다.
주요 신경인지장애에서 : 거의 확실한 알츠하이머병은 다음 둘 중 어느 하나라도 있는 경우에 진단한다. 그렇지 않으면 가능성 있는 알츠하이머병으로 진단한다.
1. 가족력이나 유전자 검사에서 알츠하이머병의 원인이 되는 유전적 돌연변이의 증거
2. 다음 3개가 모두 존재함
a. 기억과 학습 그리고 적어도 한 개의 다른 인지 영역에서 저하의 명백한 증거(자세한 과거력이나 연속적 신경 심리 검사에 근거하여).
b. 인지 저하는 장기간의 안정기가 없이 꾸준히 진행하고 점진적임.
c. 혼합성 병인의 증거가 없음(즉, 인지 저하의 원인이 될 만한 다른 신경퇴행성 · 뇌혈관 질환 또는 다른 신경학적 정신, 전신 질환이나 상태가 없음).
경도신경인지장애에서 : 거의 확실한 알츠하이머병은 유전자 검사나 가족력에서 알츠하이머병의 원인이 되는 유전적 돌연변이의 증거가 있다면 진단한다.
가능성 있는 알츠하이머병은 유전자 검사 또는 가족력에서 알츠하이머병의 원인이 되는 유전적 돌연변이의 증거가 없고, 다음의 3개가 모두 존재한다면 진단한다.
1. 기억 및 학습 저하의 명백한 증거.
2. 인지 저하는 장기간의 안정기가 없이 꾸준히 진행하고 점진적임.
3. 혼합성 병인의 증거가 없음(즉, 인지 저하의 원인이 될 만한 다른 신경퇴행성 · 뇌혈관 질환 또는 다른 신경학적 · 전신 질환이나 상태가 없음).
D. 장애는 뇌혈관 질환, 다른 신경퇴행성 질환, 물질의 효과, 또는 다른 정신 · 신경학적 · 전신 질환으로 더 잘 설명되지 않는다.

(생략) 부호화 시 주의점

신경인지장애의 진단 목적은 다음과 같다.

첫째, 치매 유무를 판정한다.

둘째, 조기에 원인진단을 파악함으로써 가역성 치매(reversible dementia)를 발견하고 치료를 통하여 회복시키거나 더 이상의 진행을 방지한다.

셋째, 치매 진단을 위하여 치매 검사가 종합적으로 이루어져야 하는데 이 중에서도 병력 청취와 신체 및 신경계 진찰, 신경 인지기능의 평가, 병리 검사, 뇌 영상 등이 핵심적 과정이다.

넷째, 환자가 갖고 있는 신경인지기능을 조사하여 신경인지 재활을 적용함으로써 기능을 최대한 유지할 수 있게 하거나 지역사회의 치매 환자를 위한 프로그램과 연결하게 해주는 등 향후 계획을 수립할 수 있게 한다.

다섯째, 정신 증상이 동반되면 이에 대한 정신과적 약물을 투여함으로써 환자와 보호자의 고통을 경감시켜 주는 데 있다.[5)]

3. 원인

신경인지장애는 주요 및 경도 신경인지장애의 원인으로 70가지 이상의 질환이 알려져 있다. 가장 흔한 원인적 요인은 뇌조직의 변성(퇴행)(degeneration)으로 인한 헌팅턴병(Huntington disease), 다발성 경화증, 파킨슨(Parkinson) 병이 있고, 노화로 인한 일차성 퇴행성 치매(primary degenerative dementia)로, 그중 알츠하이머형 치매(Alzheimer's disease dementia)가 가장 흔하며 그다음으로 혈관성 장애(vascular dementia) 중 다발성 경색성 치매, 정상뇌압 수두증이 대표적이다.

그 밖의 원인으로 뇌 손상(만성 지주막하 혈종 등), 중추신경계 감염(신경매독, 결핵성 뇌막염, 바이러스 뇌염 등) 및 악성 빈혈, 엽산결핍증, 갑상선 기능 저하증, 브롬화물(bromide) 중독 등 독성 대사 장애, 기타 신경계 질환 등이 있으며 산소결핍 후 또는 저혈당 후 상태나 정신적 장애 등에서도 치매를 볼 수 있다. 특히 신경인지장애의 위험인자, 치매의 보호 인자, 과거력상의 요인, 신경 변성(neuro degeneration)의 분자생물학, 스트레스와 신경 변성 등의 요인이 신경인지장애의 주된 원인이 될 수 있는데 그 주된 내용은 다음과 같다.[6)]

1) 신경인지장애의 위험 및 보호 인지

신경인지장애의 위험 인지에는 조절할 수 없는 것으로 고연령, 여성(특히 알츠하이머병), 가족력 등이 있고, 조절할 수 있는 인자로는 알코올 섭취, 흡연, 비만, 고혈압, 고지혈증, 당뇨병, 수면장애, 두부 손상, 우울증, 갑상선 기능 이상 및 치매와 관련된 대사질환, 매독, 비타민 B12 및 엽산 결핍 등이 있다.

신경인지장애의 보호 인지에는 운동, 교육과 지적 자극, 비스테로이드 소염진통제(non-steroidal anti-inflammatory painkillers), 항산화제(antioxidants), 호르몬 대체요법(hormone replacement therapy: HRT) 등이 있다.

2) 과거력상의 요인

최근 한 연구는 70세 이상 일반인 중에 나타나는 경도인지장애와 관련 있는 과거력상의 예측 요인(biomarker)으로 격정, 무감동, 불안, 이자극성, 우울증 등을 보고하고 있지만 망상과 환각은 예측 요인이 아니다. 다행감, 탈억제, 야행성 행동 등은 인지장애와 관련 있었으나 기억상실과는 관련이 없고 우울증은 기억상실성 인지장애와 관련 있었으나 비 기억상실성 경도인지장애와는 관련이 없다.

3) 신경 변성의 분자생물학

신경 변성(neurodegeneration)은 뇌와 척수의 세포가 소실됨을 의미하며, 신경세포는 재생이 되지 않기 때문에 결정 행동과 운동에 장애가 생기고 결국 신경계 기능의 손상에 이르게 된다. 대표적 신경변성질환(neurodegenerative disease)은 알츠하이머병(Alzheimer's disease), 파킨슨병(Parkinson's disease), 헌팅턴병(Huntington's disease) 등이 있다.

오랜 유전학, 생화학, 세포생물학, 신경과학 등의 연구 결과 뇌의 변성은 단백질의 유전자 암호해독(translating)에 문제가 있음이 밝혀지고 있다. 그리고 신경세포가 이 병적 단백질을 방어하기 위해 단백질 생산을 중단하게 되면 시냅스 소실(신경 접합부, synaptic loss)이 오고 결국 사멸하게 되며 이런 과정이 모든 세포에서 되풀이되면 뇌 전체가 손상되고 운동과 기억 기능이 파괴되고 죽음에 이르게 된다.

4) 스트레스와 신경 변성

인간의 뇌세포에는 노화 변성 예방 기전(Repressor element 1-silencing transcription factor; REST)이 있다. 정상 노화 시 피질과 해마에 유도 출현하는데 알츠하이머병, 전두측두엽 치매(frontotemporal dementia), 루이(Lewy)체 치매 때는 REST가 세포핵으로부터 소실되고 대신 병리적인(misfolded) 단백질(proteins)이 출현한다.

알츠하이머병 환자 부검에서 뇌의 REST 단백질이 3배 적음이 발견되었고 동물실험에서 REST를 제거하면 노화 관련 신경 변성이 시작됨을 볼 수 있다. 즉, REST는 산화스트레스(oxidative stress)와 아밀로이드 베타-단백질 독성(amyloid β-protein toxicity)으로부터 신경세포를 보호하며, 세포사와 알츠하이머 병리를 촉진하는 유전자를 억제한다. 스트레스가 오면 REST 단백질이 스트레스반응 유전자(stress response genes)의 표현을 유도하여 세포 사멸을 막는다.

4. 유병률

치매 유병률은 나이가 증가함에 따라 급격히 증가한다. 전 세계적으로 최근 노인인구의 증가와 평균수명의 증가 추세에 따라 신경인지장애의 유병률도 증가하고 있다.

일반적으로 우리나라의 치매 유병률은 65세 이상 인구의 약 9~10%로 10명 중 1명 정도로 추정되고 있고, 85세 이상 인구에서는 약 48%에 이르는 것으로 추정한다.

서구에서는 치매 중 알츠하이머병이 원인의 약 50%를 차지하고, 혈관성 치매는 약 8~20%를 차지하는데 우리나라도 이와 비슷한 양상으로 나타나는 것으로 보고되고 있다. 알츠하이머병 치매의 잘 알려진 위험인자는 고연령, 여성, 낮은 교육 수준, 가족력, 흡연 등이며, 혈관성 치매의 위험인자로는 고혈압, 심장질환, 당뇨병, 흡연 및 고지혈증 등이 알려져 있다.

위험인자 중 나이와 성별의 영향을 보여주고 있는 자료로 전반적으로 여성에서 유병률이 높고, 남녀 모두 나이가 증가할수록 유병률은 급격히 높아지고 있다. 그리고 전체적으로 65~69세 연령층에서는 2.3%로 낮지만 70~74세는 2배인 4.6%로 증가하며, 75~79세는 약 6배가 증가하여 13.6%, 그리고 80세 이상의 노인은 약 11배가 증가하고 있다.

심한 치매 때문에 입원한 환자들을 대상으로 한 사후 연구(postmortem study)에 의하면 약 60~70%가 알츠하이머병, 30%는 혈관성 치매이며 이 두 종류의 치매가 치매 원인 질환의 약 80%를 차지한다. 65세 이상에서 무능력을 일으키는 장애 가운데 관절염 다음으로 치매가 중요한 원인이다. [7)]

5. 경과 및 예후

원인에 따라서 경과 및 예후가 다르다. 알츠하이머형, 혈관성, 뇌종양, 대사 장애, 내분비 장애에 의한 치매 등은 경과가 점진적이나, 뇌 외상, 심장 장애(저산소증), 뇌염 등에 의한 치매는 급성이다. 측두엽뇌전증(temporal lobe epilepsy), 전기경련치료, 벤조디아제핀(benzodiazepine)이나 바르비투르(barbiturate)에 의한 장애, 심혈관계 장애에 의한 경우는 가역적이어서 대개 완전히 회복한다.

그러나 두부 손상, 일산화탄소중독, 뇌경색, 경막하 출혈(subdural hemorrhage), 단순포진 뇌염(herpes simplex encephalitis)인 경우 건망 장애는 영구적일 수 있다. 병전 지능이나 교육 수준이 높으면 경과도 양호하며 불안이나 우울증은 경과를 악화시킨다.

전형적으로 치매는 노년기에 나타나 5~10년간 악화하다 사망에 이르게 한다. 알츠하이머형 치매의 경우 평균 생존율은 8년(1~20년)이다. 조기발생이나 치매의 가족력이 있으면 경과가 빠르며 나이가 많아짐에 따라 예상보다 알츠하이머형 치매로 사망하는 사람이 많아지고 있다. 최근 연구에 따르면 노인 사망의 직접적인 원인 중 실제로는 치매가 암이나 심혈관 장애 등에 못지않게 높다고 한다.

알츠하이머병의 증상들은 보통 70대와 80대에 시작된다. 40대와 50대에서 나타나는 조기 발병 형은 알려진 원인 유전자 돌연변이와 흔히 관련된다. 증상들과 병리는 발병

나이에 따라 뚜렷하게 다르지는 않다. 그러나 보다 젊은 사람은 질환의 전 경과를 생존해 가는 경향이 있는 반면에 더 나이 든 사람은 질병의 경과와 관리에 영향을 미치는 여러 가지 의학적 동반 이환을 갖는 경향이 있다. 더 나이 든 사람에게서는 진단이 더 복잡한데, 이는 의학적 질환의 동반 이환 및 혼합성 병리가 존재할 가능성이 더 커지기 때문이다.[8)]

6. 치료

치매를 일으키는 질환의 종류는 현재까지 70~80가지 이상으로 다양하게 알려져 있으며 이들 중 20% 정도는 내분비계 이상, 감염, 뇌압 상승 등의 원인 질환을 직접적으로 치료하면 치매 증상이 호전되는 가역성 치매로 알려져 있다. 나머지 80%는 치료할 수 없는 것으로 알려져 있다. 이에 비해 알츠하이머병을 비롯한 나머지 대다수의 치매는 치료가 어려운 비가역적 치매로 분류되고 있어 치매의 진단을 받았다고 하더라도 치료할 수 없다는 비관적인 인식으로 인하여 적극적인 치료를 아예 포기하거나 가족들이 외부로 환자를 노출하는 것을 극히 꺼려 왔다.

그러나 최근 의학의 눈부신 발달로 인해 많은 치매 치료제가 등장하게 되었는데, 아직은 근본적인 비가역성을 극복하지는 못하였다고 하더라도 일부 인지기능 증상을 일관되게 호전시킬 수 있는 콜린에스트라아제(cholinesterase) 억제제의 약물들이 개발되어 실제 임상에서 적극적으로 사용되고 있다.

치매의 치료는 크게 나누어 원인적 접근, 신경인지기능 활성제 투여 혹은 치매 경과 도중 발생하는 다양한 신경 정신과적 증상에 대한 약물학적 접근 그리고 환자가 보유하고 있는 신경인지기능을 근거로 한 인지 재활치료, 작업치료와 물리치료 등을 포함한 재활 요법, 환경의 조절, 가족 모임과 가족 자조집단 혹은 기타 환자들을 위한 시설 확충 등 지역사회 정신의학적 접근이 있는 데 가장 대표적인 치료적 접근방법을 설명하면 다음과 같다.[9)]

1) 원인적 치료접근

치료할 수 있는 치매 환자에게 우선으로 적용할 수 있는 방법은 원인적 치료접근이다. 원인에 따라 수술하거나 영양소의 섭취 및 투여, 금주, 적절한 약제사용 등으로 치료할 수 있다. 주로 치료할 수 있는 원인을 가진 약 20%의 환자에게 적용할 수 있는 방법이다. 치료할 수 있는 치매에는 뇌종양, 대사성 장애, 독성상태, 감염질환, 수두증, 영양결핍 등이 있다.

정상압 수두증(normal pressure hydrocephalus)으로 인한 치매는 조기에 단락 수술을 시행하면 뇌실질의 손상을 막을 수 있다. 알코올은 독성상태 및 영양결핍을 유발함으로써 치매를 발생시키기 때문에 일차적으로 알코올을 중단하고 영양공급을 통하여 치매를 막을 수 있다. 신경매독(neurosyphilis)을 위시한 만성 바이러스성 혹은 진균성 감염질환(fungal disease)도 이에 대한 적절한 치료가 선행되면 치료할 수 있다.

우리나라에서 두 번째로 많이 발생하는 혈관성 치매는 일단 발생하면 치료할 수 있는 방도는 없으나 사전에 뇌졸중의 원인이 되는 고혈압, 당뇨병, 고지혈증, 심장질환 등에 대하여 사전조절을 하면 발생을 막을 수도 있다. 또한 일단 뇌졸중이 발생하더라도 티클로피딘(ticlopidine)과 같은 항혈소판제(anti-platelet drugs)와 의사의 감독하에 항응고제를 사용하면 상당수의 재발을 막을 수 있다. 그러나 치료할 수 있는 치매라 할지라도 진행되면 뇌신경 세포가 영구히 손상을 입기 때문에 조기에 치료하지 않으면 회복률이 떨어진다.

2) 약물적 치료접근

치매의 약물치료는 경증의 치매를 가능한 한 오래 유지하고 일상생활에서 보호자의 지속적인 도움이 필요한 말기 치매의 시기를 늦추어 환자의 기능 저하를 최소화하고 사회적 · 경제적 부담을 줄이는 것을 주요 목표로 한다. 현재 상용화된 약물치료로 질병의 완치가 아닌 질병의 진행 완화를 목표로 한다는 점과 증상의 호전을 기대하기보다는 기능의 감소를 늦춰 준다는 사실을 반드시 환자와 보호자들에게 인식시키는 것이 복약순응도를 증가시킬 수 있다.

약물치료에는 콜린에스테라아제 억제제(cholinesterase inhibitor인 donepezil, rivastigmine, patch 제제도 있음), 갈란타민(galantamine) 등이 알츠하이머병, 루이체병, 혈관성 치매에 효과가 있다. 이들은 콜린에스테라아제(cholinesterase)를 억제함으로써 아세틸콜린(acetylcholine) 활성을 강화하므로 기억력 감퇴의 진행을 더디게 하며, 주의력과 이해력에도 도움이 된다.

이 약물들은 경도 또는 중등도의 기억상실에 효과가 있는데 기저 전뇌(basal forebrain)의 콜린(choline)성 신경세포가 아직 충분히 남아 있기 때문으로 본다. 이러한 약물들은 조기 발견 치료 시 20~40% 정도에서 증상의 호전이나 급속한 진행을 막을 수 있다. 그러나 신경세포의 궁극적인 진행성 변성은 막을 수 없다. 부작용은 오심, 구토, 설사, 근육통, 기립 저혈압, 느린맥(심장박동이 느리거나 불규칙함)에 따른 졸도 등이 있다.

NMDA 수용체 길항제(NMDA receptor antagonist)인 메만틴(memantine)이 시냅스 전달을 촉진하고 과다한 글루타메이트(glutamate)로부터 신경세포를 보호해 줄 수 있다고 하나 신경독성이 있다. 부작용은 적으나 초기에 일시적 혼동과 진정 작용이 있다. 이는 도네페질(donepezil)과 병용하면 치매에 효과가 있다고 한다.

3) 치매 행동정신증상 치료접근

치매는 단순한 기억력 장애뿐만 아니라 불안, 초조함, 배회, 공격성 등의 행동장애나 편집증, 망상, 환각, 수면장애, 기분장애 등 정신장애에 의해 발현되는 매우 다양한 치매 행동정신증상(Behavioural and psychological symptoms of dementia, BPSD)으로 BPSD를 조기에 발견하여 적절하게 치료하면 인지기능의 치료보다 반응이 우수하여 치매 환자와 보호자의 삶 질을 개선하는 효과가 크다. BPSD에 대한 체계적인 치료를 하기 위해서는 정확한 증상 평가가 선행되어야 한다. BPSD의 치료 방법은 다음의 〈표 13-5〉와 같다.

〈표 13-3〉 치매행동정신증상(BPSD)의 치료 방법

치료방법	내용
비약물적 치료	(1) 치매 환자는 복잡한 환경에 적응하기 어려워 더욱 많은 문제행동을 일으키므로 되도록 안전하고 단순한 환경에서 생활할 수 있도록 환경조절 등을 해야 함. (2) 치매 환자의 일상생활 기능을 고려하여 일과표를 만들고 일과표에 따라 일관되고 반복적인 생활을 하도록 함. (3) 감각기관 기능 즉, 청각과 시각에 대해 정규적인 검사를 해 감각기능의 문제 및 영양 상태로 인한 문제행동과 정신증적 증상의 발생을 예방하여야 함. (4) 문제행동이 나타나면 우선 원인에 대해 생각해 보고 언제, 어디서, 어떻게 행동하는지 자세히 관찰한 후 적절한 대처 방법을 적용해야 함. (5) 다양한 대처 방법으로도 문제행동에 호전이 없으면 정신과 전문의와 상의해 약물치료를 고려해야 함. 즉, 증상 자체보다 영향을 주는 원인을 치료하고 환자의 인지기능, 환경요소, 증상의 결과 등을 종합적으로 평가하여 개별화된 치료 전략 수립해야 함. (6) 구체적인 비약물적 치료방법에는 가족 관리 및 지지, 정신 사회적 치료, 놀이 치료, 인지장애 치료, 개인, 가족, 집단정신 치료 등을 들 수 있음.
약물 치료	(1) BPSD의 약물치료는 중등도 혹은 고도의 정신, 행동 증상으로 인한 특정 문제를 해결 목표로 시간 제한적으로 사용하여야 함. (2) 약물의 사용은 12주를 초과해서는 안 되며 보통 4~6주간의 충분한 투여에도 목표증상의 빈도, 심각도 등에서 호전이 이루어지지 않는다면 두 번째 약제를 고려함. (3) 약물치료의 효과에 대한 점검은 반드시 약물의 부작용에 대해서도 함께 판단이 이루어져야 함. (4) 약물치료는 항우울제, 안정제, 항불안제, 항정신성 약물, 수면제 등이 증상 및 양상에 따라 다양하게 사용될 수 있음.

4) 인지 기반 치료접근

노인에서 흔한 질환인 치매 및 인지장애와 관련된 치료법들에 대해 알아야 한다. 치매와 같은 질환은 대부분 점진적인 인지기능의 지속적인 저하와 동반된 행동정신증상 그리고 기능의 저하 등의 문제를 가지고 있다. 치매에서 남아 있는 인지기능을 최대한 보유하고 그 사용을 극대화하기 위한 인지 재활치료 접근이 있으며 인지 자극, 기억훈련과 같은 특정한 인지기능의 훈련 등이 시행될 수 있다. 현실지향은 이러한 인지 기반 치료로 대표적인 경우이다.

치매 환자의 인지기능 회복을 위한 인지 기반 치료(cognition based treatments)의 기법인 인지훈련(cognitive training), 인지 재활(cognitive rehabilitation), 현실지향(reality orientation)에 대한 주된 내용은 다음과 같다.

(1) 인지훈련

초기치매 환자에서 특정한 인지기능의 훈련을 통한 인지기능의 증진을 목적으로 표준화된 방식을 가지고 수기 혹은 전산화된 형태로 시행되는 치료법이다. 치매 및 인지장애에서 초기 치료, 진행의 방지 혹은 예방 등을 목적으로 지속해서 시행되고 연구되고 있는 치료이다.

다양한 형태의 치료 방법이 있으며 기억력 등 특정 인지 영역이 포함된다. 개별적으로 진행되거나 집단치료 형식으로 진행되기도 하고 가족에 의해 가정에서 시행되기도 한다. 기억훈련의 경우 기억력이라는 제한된 인지 영역을 포함하여 기억력 증진을 위한 훈련이다. 메모장과 같은 기억 보조도구를 이용하거나 암기법 또는 학습법을 향상하는 훈련을 받는다.

인지훈련의 효과적인 적용을 위해서는 환자의 수준에 대한 정확한 사전평가가 필수적이다. 치매 환자에게서의 효과는 연구마다 다른데 특히, 장기간에 걸친 효과에 대한 근거가 부족하다. 인지훈련은 초기치매 등 인지장애의 치료보다는 오히려 단독 혹은 운동이나 식이요법 등 다양한 다른 방식과 결합하여 인지기능의 노화를 예방하는 데 초점이 맞춰지고 있다.

(2) 인지 재활

인지 재활은 치매 환자나 가족들에 의해 인지된 매일의 생활에서의 실제적인 어려움에 초점을 맞추는 치료기법이다. 치매 환자에서 인지훈련의 한계와 더욱 실제적인 도움이라는 측면 때문에 인지 재활치료의 중요성이 증가하고 있다.

신경심리학, 인지심리학, 학습이론 등이 재활이라는 틀에 병합되어 개인과 주위를 둘러싼 사회체계를 고려하여 손상보다는 장해와 핸디캡에 초점을 맞추어 가능한 기능을 최대화하는 데 목표를 둔다. 개념상 인지훈련 기법과 구별하여 설명하나 실제로는 인지 재활을 위해 기억훈련과 같은 인지훈련, 현실지향, 작업치료 등이 인지 재활을 위해 동원된다. 인지 재활이 초기치매에서 기능의 증진을 위해 많은 도움을 주는 것으로 보이나 그 근거는 제한적이며 환자의 상태에 따라 주의 깊게 사용할 것이 권고된다.

(3) 현실지향 치료

현실지향 치료는 치매 환자에서 남아 있는 능력을 가능한 한 오래 보유하고 인지기능의 감퇴를 지연시키며 저하된 능력을 최대한 강화하는데 목적을 둔다. 이러한 치료는 인지 자극을 통한 인지 재활의 측면을 강조한다.

치료는 집단치료의 형식으로 진행되며 환자의 인지적 측면에 초점을 맞추어서 오늘의 날짜와 날씨, 뉴스 등에 대해 다루게 된다. 인지적 능력을 강조하는 활동을 시행하고 주의력을 끌어내기 위해 음악이나 친밀한 분위기를 조성할 수 있다. 환자의 수준에 따라 다양한 집단을 나누어 적용한다. 공식적인 치료 세션 외에도 항상 현실 지향적인 환경을 제공함으로써 지속해서 환경에 대한 환자의 인식능력을 증진한다.

현실지향 치료는 치매 환자의 인지와 일상생활에서의 기능을 유의하게 호전시키는 것으로 보이나 연구에 따라 다른 결과를 보이기도 한다. 또한 현실지향의 일률적인 적용은 인지적 손상의 정도에 따라 환자에게 좌절과 분노를 유발할 가능성이 있으므로 더욱 주의 깊게 그리고 개별화된 방식으로 접근되어야 할 것이다.

(4) 인정 치료

인정 치료는 치매 환자에서 보이는 인지기능의 저하보다는 환자의 주관적 감정에 초점을 맞추어 이를 인정해 주고 표현을 격려하는 치료이다. 이 치료에서는 치매 환자가 보이는 일상생활에서의 어려움이 인지기능 손상으로 발생하기보다는 객관적 현실로부터 주관적 현실로 퇴보한 상태로 가정하여 환자의 기능 저하로 인한 혼란스러운 말과 행동에 심리적인 의미를 부여하여 그 감정을 파악하려고 하고 그 감정을 인정하는 접근법을 가진다. 즉, 환자의 현재 상태를 공감하고 비판하지 않는 자세로 경청함으로써, 환자의 존엄성 유지하고 증상을 완화하고자 한다.

집단치료적 방식으로 진행되며 한 번에 1시간 정도이고 가능한 모임 횟수는 많을수록 좋다, 시작 시 음악을 이용하고 대화 주제는 자유롭게 정하여 내용보다는 거기에 담긴 감정에 초점을 두며, 현재의 감정과 과거의 사건 사이의 연관성을 인정해 주는 방식으로 진행한다.

부록

[부록] DISC 관련 설문지

〈부록 1〉 DISC 설문지: 퍼스널 프로파일 응답지
〈부록 2〉 DISC 설문지: 퍼스널 프로파일 응답에 대한 체크리스트
〈부록 3〉 DISC 설문지 계산방법 및 유형별 집계표
〈부록 4〉 DISC 행동 유형: 퍼스널 프로파일 그래프
〈부록 5〉 DISC 척도에 의한 행동의 강도 지표

[부록] DISC 관련 설문지

〈부록 1〉 DISC 설문지: 퍼스널 프로파일 응답지

• 날짜: _____년___월___일 • 이름: _______ • 나이: ___세 • 소속:_______

각 문항에서 네 개의 행동유형 중에서 본인이 생각하는 최고치와 최소치를 한 개씩 골라서 ✓해 주길 바랍니다.

	최고	최소		최고	최소		최고	최소		최고	최소
1			8			15			22		
열정적인	( )	( )	호의적인	( )	( )	사람을 끄는	( )	( )	충동적인	( )	( )
대담한	( )	( )	세심한	( )	( )	성찰하는	( )	( )	내향적인	( )	( )
치밀한	( )	( )	겸손한	( )	( )	고집 센	( )	( )	강인한	( )	( )
만족해하는	( )	( )	참을성 없는	( )	( )	일관되게 행동하는	( )	( )	쉽게 화내지 않는	( )	( )
2			9			16			23		
신중한	( )	( )	사려 깊은	( )	( )	논리적인	( )	( )	남과 잘 어울리는	( )	( )
결의가 굳은	( )	( )	협조적인	( )	( )	과감한	( )	( )	점잖은	( )	( )
확신을 주는	( )	( )	매력적인	( )	( )	충실한	( )	( )	활기찬	( )	( )
호의적인	( )	( )	확고한	( )	( )	인기 있는	( )	( )	너그러운	( )	( )
3			10			17			24		
다정한	( )	( )	용감한	( )	( )	사교적인	( )	( )	매혹적인	( )	( )
정확한	( )	( )	격려하는	( )	( )	참을성 있는	( )	( )	흡족해하는	( )	( )
솔직하게 말하는	( )	( )	양보하는	( )	( )	자주적인	( )	( )	지시하는	( )	( )
침착한	( )	( )	수줍어하는	( )	( )	말씨가 부드러운	( )	( )	양보하는	( )	( )
4			11			18			25		
말하기 좋아하는	( )	( )	내성적인	( )	( )	자진해서 행하는	( )	( )	따지기 좋아하는	( )	( )
자제력 있는	( )	( )	호의적인	( )	( )	의욕적인	( )	( )	체계적인	( )	( )
관습을 따르는	( )	( )	의지가 강한	( )	( )	철저한	( )	( )	협력적인	( )	( )
결단력 있는	( )	( )	명랑한	( )	( )	활기 있는	( )	( )	즐거운	( )	( )
5			12			19			26		
모험심 있는	( )	( )	남을 고무시키는	( )	( )	의욕적인	( )	( )	유쾌한	( )	( )
통찰력 있는	( )	( )	친절한	( )	( )	외향적인	( )	( )	정교한	( )	( )
사교적인	( )	( )	주의 깊은	( )	( )	친근한	( )	( )	결과를 요구하는	( )	( )
온건한	( )	( )	독립심 강한	( )	( )	갈등을 피하는	( )	( )	침착한	( )	( )
6			13			20			27		
온화한	( )	( )	경쟁적인	( )	( )	자신감 있는	( )	( )	변화를 추구하는	( )	( )
설득력 있는	( )	( )	생각이 깊은	( )	( )	이해심 있는	( )	( )	우호적인	( )	( )
겸손한	( )	( )	활발한	( )	( )	공평한	( )	( )	호소력 있는	( )	( )
독창적인	( )	( )	자신을 잘 드러내지 않는	( )	( )	단호한	( )	( )	꼼꼼한	( )	( )
7			14			21			28		
표현력 있는	( )	( )	세밀한	( )	( )	자제력 있는	( )	( )	공손한	( )	( )
조심성 있는	( )	( )	유순한	( )	( )	관대한	( )	( )	개척하는	( )	( )
주도적인	( )	( )	완고한	( )	( )	생동감 있는	( )	( )	낙천적인	( )	( )
민감히 반응하는	( )	( )	놀기 좋아하는	( )	( )	고집스러운	( )	( )	도움을 주려 하는	( )	( )

〈부록 2〉 DISC 설문지: 퍼스널 프로파일 응답에 대한 체크리스트

번호	최고	최소	번호	최고	최소	번호	최고	최소	번호	최고	최소
1	⋆	⋆	8	⋆	⋆	15	⋆	⋆	22	⋆	⋆
	Z	Z		★	N		★	N		★	★
	★	★		▲	▲		Z	Z		Z	Z
	▲	▲		Z	Z		▲	▲		▲	▲
2	★	★	9	★	★	16	★	★	23	⋆	⋆
	Z	Z		▲	▲		Z	Z		★	★
	⋆	⋆		⋆	⋆		▲	▲		Z	Z
	▲	Z		Z	Z		⋆	⋆		▲	▲
3	⋆	N	10	Z	Z	17	⋆	⋆	24	⋆	⋆
	★	★		⋆	⋆		▲	▲		▲	▲
	Z	Z		▲	▲		Z	Z		Z	Z
	N	▲		N	★		★	★		★	★
4	⋆	⋆	11	★	★	18	▲	▲	25	Z	Z
	★	★		▲	▲		Z	N		★	★
	▲	▲		Z	Z		★	★		▲	▲
	Z	Z		⋆	⋆		⋆	⋆		⋆	⋆
5	Z	Z	12	⋆	⋆	19	Z	Z	26	⋆	⋆
	★	★		▲	▲		⋆	⋆		★	★
	⋆	⋆		★	★		▲	▲		Z	Z
	▲	▲		Z	Z		N	★		▲	▲
6	▲	▲	13	Z	Z	20	⋆	⋆	27	Z	Z
	⋆	N		▲	▲		▲	▲		▲	▲
	N	★		⋆	⋆		N	★		⋆	⋆
	N	Z		★	★		Z	Z		★	★
7	⋆	⋆	14	★	★	21	★	★	28	★	★
	★	★		▲	▲		▲	▲		Z	Z
	Z	Z		Z	Z		⋆	⋆		⋆	⋆
	N	▲		⋆	⋆		Z	Z		▲	▲

〈부록 3〉 DISC 설문지 계산방법 및 유형별 집계표

〈계산 및 기록〉
1. 최고치 계산: 응답지의 최고치란에 체크되어 있는 Z의 수를 합함. 합계 숫자를 유형별 점수표의 최고치란의 Z 표시 위에 기입함. 같은 방법으로 네모, 세모, 별표, N의 수를 합함. 그리고 그 합계를 오른쪽 유형별 점수표의 최고치란에 기입함. 2. 최소치 계산: 응답지의 최소치에 체크되어 있는 Z의 수를 합함. 합계 숫자를 유형별 점수표의 최고치란의 Z 표시 위에 기입함. 같은 방법으로 네모, 세모, 별표, N의 수를 합함. 그리고 그 합계를 오른쪽 유형별 점수표의 최소치란에 기입함. 3. 각 점수표의 합이 정확한지 검토. 최고치, 최소치 각 합은 28이 되어야 함.
〈차이 계산〉
1. 오른쪽 점수표에서 최고치와 최소치 간의 차이를 계산함. 2. 최고치의 값이 최소치보다 크면 (+) 부호를, 작으면 (–) 부호를 붙이십시오.
〈그래프 그리기〉
최고치 점수는 그래프1에, 최소치 점수는 그래프2에, 차이 값은 그래프3에 그리십시오. (차이 값은 그래프3에 그린 결과로 해석을 내림)

DISC 유형별 집계표

그래프1			그래프2			그래프3	
최고치			최소치			차이	
D	Z	–	D	Z	–	D	
I	⋆	–	I	⋆	–	I	
S	▲	–	S	▲	–	S	
C	★	–	C	★	–	C	
	N	–		N	–	계산하지 않음	
합계 28			합계 28				

[본인 자신의 DISC 설문지 계산방법 및 유형별 집계 분석]	
D	
I	
S	
C	
분석 결과	

〈부록 4〉 DISC 행동 유형: 퍼스널 프로파일 그래프

최고치					
그래프 1					
강도	D	I	S	C	구분
28	27	28	26	24	7
27				12	
26	12	12	14	11	
25	11	11	13		
24	10	10		10	6
23	9		12	9	
22	8	9			
21			11	3	
20	7	8			5
19	6		10	7	
18					
17			9		
16	5	7		6	4
15		6	8		
14	4				
13			7	5	
12	3	5			3
11			5		
10					
9	2	4	5	4	
8					2
7			4	3	
6		3			
5	1				
4		2	3	2	1
3	0		2		
2		1	1	1	
1		0	0	0	
구분					
유형					

최소치					
그래프 2					
강도	D	I	S	C	구분
28	1			1	7
27	2			2	
26	3	1	1	3	
25	4	2			
24	5			4	6
23		3			
22	6		2		
21	7			5	
20	8	4			5
19				6	
18	9		3		
17					
16		5	4	7	4
15					
14	10				
13				8	
12	11	6	5		3
11	12				
10				9	
9	13	7	6		
8					2
7			7	10	
6	14	8			
5	15		8	11	
4	16	9	9	12	1
3	17	10		13	
2			10		
1	27	26	27	26	
구분					
유형					

차이					
그래프 3					
강도	D	I	S	C	구분
28	27	28	26	24	
27			14	18	
26	9	9			
25	6	8	12	6	
24	5				
23	3	7	11	5	
22	2	6	10	4	
21	1		9	3	
20	−1	5	8	2	
19	−2	4	7	1	
18	−3			0	
17	−4	3	6		
16	−5		5	−1	
15	−6	2	4	−2	
14	−7	1	3		
13					
12	−8	0	2	−3	
11	−9	−1	−1		
10	−10			−4	
9	−11	−2	0	−5	
8	−12	−3	−1	−6	
7		−4	−2		
6	−13	−5	−3	−7	
5	−14		−4	−8	
4	−15	−6	−5	−9	
3	−16	−8	−7		
2				−11	
1	−27	−26	−27	−26	
구분					
유형					

〈부록 5〉 DISC 척도에 의한 행동의 강도 지표

D		I		S		C	
28	자기중심적인	28	열정적인	28	수동적인	28	완벽주의적인
27	직선적인	27	사교적인	27	참을성 있는	27	정확한
26	대담한	26	설득력 있는	26	충실한	26	사실을 추구하는
25	지배적인	25	충동적인	25	예측 가능한	25	빈틈없는
24	요구가 많은	24	감정적인	24	협조적인	24	체계적인
23	강인한	23	자신을 내세우는	23	차분한	23	관습적인
22	위험을 감수하는	22	신뢰하는	22	소유욕이 강한	22	예의 바른
21	모험심이 강한	21	영향력 있는	21	만족하는	21	주의 깊은
20	결단력이 있는	20	상냥한	20	활발치 못한	20	자제력 있는
19	호기심이 많은	19	붙임성 있는	19	느긋한	19	기준이 높은
18	자신 있는	18	관대한	18	드러내지 않는	18	분석적인
17	경쟁심이 강한	17	안정된	17	신중한	17	민감한
16	신속한	16	매력적인	16	친절한	16	성숙한
15	자립심이 강한	15	확신 있는	15	안정된	15	회피하는
14	위험을 감수하는	14	확신을 주는	14	융통성 있는	14	독자적인
13	자신을 비판하는	13	관찰력이 예리한	13	외향적인	13	독선적인
12	내세우지 않는	12	분별력 있는	12	빈틈없는	12	자기주장이 강한
11	겸손한	11	사려 깊은	11	열심인	11	끈기 있는
10	현실적인	10	사실을 중시하는	10	비판적인	10	독립적인
9	찬반을 고려하는	9	논리적인	9	불만족한	9	엄격한
8	삼가는	8	감정을 조절하는	8	안절부절못하는	8	확고한
7	보수적인	7	소극적인	7	성급한	7	완고한
6	침착한	6	의심 많은	6	불안정한	6	독단적인
5	온화한	5	비관적인	5	변화를 지향하는	5	반항적인
4	조용한	4	무관심한	4	흠을 잡는	4	도전적인
3	확신이 없는	3	움츠리는	3	자발적인	3	완강한
2	의존적인	2	수줍어하는	2	변화를 추구하는	2	요령 없는
1	조심성 있는	1	말이 없는	1	능동적인	1	신랄한

미주

미주

제1장 정신건강의 기초

(미주 1) 강상경·강병철 외, 2023; 김귀환 외, 2023; 김이영, 2023; 김정미·박희숙, 2023; 김정진, 2022; 김혜금·송영주 외, 2021; 송영주 외, 2023; 문혁준, 2020; 유엔, 1945; 윤경원·조재철 외, 2023; 이영실·고은주 외 4인, 2024; 이영실·유영달 외 3인, 2020; 임정원 외, 2022; 황미영·윤경원 외, 2023; Sullivan, 1953; Fromm, 1941; Freud, 1949; Adler, 1956; Maslow, 1956; Rogers, 1959; Allport, 1961; Jung, 1964; Erikson, 1968.

(미주 2) 강영숙·전유림, 2020; 김미영·권신영 외, 2020; 김이영·이우언 외 3명, 2021; 김예림, 2022; 김정미·이순례, 2023; 김춘경·조민규 외 1명, 2023; 김혜련·김혜성 외, 2021; 문태형, 2021; 안권순, 2023; 유수현·천덕희 외 2명, 2021; 이영실·고은주 외 4인, 2024; 이영실·유영달 외 3인, 2020; 이혜경·김은혜 외, 2021; 전석균, 2021; 최송식·최말옥 외 3명, 2024. 한신애 외, 2022; Satir, 1972.

(미주 3) 김정미·이순례, 2023; 김정미·박희숙, 2023; 김정진, 2022; 김춘경·조민규 외 1명, 2023; 문혁준, 2020; 이영실·유영달 외 3명, 2020.

(미주 4) 김정미·이순례, 2023; 김정미·박희숙, 2023; 안권순, 2023; 유수현·천덕희 외 2명, 2021; 이영실·유영달 외 3명, 2020; 임정원 외, 2022.

제2장 스트레스와 정신건강

(미주 1) 강상경·강병철 외 3명, 2023; 이영실·유영달 외 3명, 2020; 한신애·최신애 외 3명, 2022; Cannon, 1914.

(미주 2) 김정미·이순례, 2023; 이영실·유영달 외 3명, 2020; 임정원·이영선, 2022; Selye, 1956, 1984.

(미주 3) 이영실·이윤로·유영달, 2011; Beehr & Bhagat, 1985; Carwright & Cooper, 1997; Harris & Hartman, 2002. Hinkle, 1973; Rosenzweig, 1985; Schuler, 1984; Selye, 1956; Singer, 1992.

(미주 4) 김미영·권신영·이무영, 2021; 김정미·박희숙, 2023; 김정미·이순례, 2023; 김정진, 2022; 안권순, 1992. 2023; 윤경원·조재철 외 1명, 2023; 이영실·유영달 외 3명, 2020; 임정원·이영선, 2022; 한신애·최신애 외 3명, 2022; 황미영·윤경원 외 2명, 2023; Quick & Quick, 1984; Kast & Rosenzweig, 1985; Sauter, Murphy & Hurrell, 1990; Singer, 1992; Bowers, Weaver & Morgan, 1996; Cartwright & Cooper, 1997; Cooper, 1997; Cartwright & Panchal, 2001.

(미주 5) 강상경·강병철 외 3명, 2023; 김정진, 2022; 안권순, 2023; 유수현·천덕희 외 2명, 2021; 이영실·유영달 외 3명, 2020; Adams, 1977; Pearlin & Schooler, 1978; Sauter, Murphy & Hurrell, 1990; Singer, 1992; Bowers, Weaver & Morgan, 1996; Albrecht, 1979; Schuler, 1984; Jick & Payne, 1988; Orasanu & Backer, 1996; Harris & Hartman, 2002.

(미주 6) 유수현·천덕희 외 2명, 2021; 이영실·유영달 외 3명, 2020; 정명희·김안식 외 3명, 2024; Freud, 1926; Freud, 1936, 1966; Hartmann, 1939; Siegal, 1969; Vaillant, 1976, 1992, 2000; Inlievich & Gleser, 1986; Vaillant, 1986; Cramer, 1988, 2000, 2006; Willick, 1995.

(미주 7) 김정미·이순례, 2023; 안권순, 2023; 임정원·이영선, 2022; 유수현·천덕희 외 2명, 2021; 이영실·유영달 외 3명, 2020.

(미주 8) 이영실·유영달 외 3명, 2020; Boyd, 1994; Geier, 1977; Marston, 1979; Ritchey, 2002.

제3장 생애주기와 정신건강

(미주 1) 강상경·강병철 외 3명, 2023; 김미영·권신영·이무영, 2021; 김이영·이우언 외 3명, 2021; 김정진, 2022; 김혜련·김혜성, 2021; 문혁준, 2020; 유수현·천덕희 외 2명, 2021; 이영실·유영달 외 3명, 2020; 이영호, 2021; 임정원·이영선, 2022; 최송식·최말옥 외 3명, 2024; 한신애·최신애 외 3명, 2022; Freud, 1949; Erikson, 1968; Peck, 1968; Barry, 1970; Erikson, 1975; Bower, 1979; Bronfenbrenner, 1979; Erikson, 1980; Turner & Helms, 1983; Chess, & Norlin, 1988; Schriver, 2001; Zastrow & Kirst-Ashman, 2009; Shford, LeCroy & Lortie, 2009.

(미주 2) 김귀환·강길원, 2023; 김예림, 2022; 김정미·이순례, 2023; 김혜련·김혜성, 2021; 김혜금·송영주 외 3명, 2021; 문태형, 2021; 윤경원·조재철 외 1명, 2023; 이영실·유영달 외 3명, 2020; 이혜경·김은혜 외 3명, 2021; 전석균, 2021; 최송식·최말옥 외 3명, 2024; 황미영·윤경원 외 2명, 2023; Bowlby, 1960; Erikson, 1968; Peck, 1968; Barry, 1970; Erikson, 1975; Bower, 1979; Bronfenbrenner, 1979; Erikson, 1980; Ainsworth, 1982, 1989; Werner, 1982; Turner & Helms, 1983 Chess, & Norlin, 1988; Schriver, 2001; Zastrow & Kirst-Ashman, 2009; Shford, LeCroy & Lortie, 2009.

(미주 3) 김귀환·강길원, 2023; 김혜금·송영주 외 3명, 2021; 문태형, 2021; 이영실·유영달 외 3명, 2020; 이영호, 2021; 한신애·최신애 외 3명, 2022; 최송식·최말옥 외 3명, 2024; Freud, 1949; Bowlby, 1960; Erikson, 1963, 1968; Peck, 1968; Shford, Barry, 1970; Brenner, 1975; Erikson, 1975; Bower, 1979; Bronfenbrenner, 1979; Erikson, 1980; Werner, 1982; Turner & Helms, 1983; Bowlby, 1988; Chess, & Norlin, 1988; Holden. & Ritchie, 1991; Schriver, 2001; Arseneault, Walsh, Trzesniewski, Newcombe, Caspi,& Moffitt, 2006; Roe-Sepowitz, Bedard, & Pate, 2007; LeCroy & Lortie, 2009; Zastrow & Kirst-Ashman, 2009; Bureau, & Moss, 2010.

(미주 4) 강상경·강병철 외 3명, 2023; 김미영·권신영·이무영, 2021; 김정진, 2022; 김혜금·송영주 외 3명, 2021; 문태형, 2021; 이영실·유영달 외 3명, 2020; 이영호, 2021; 임정원·이영선, 2022; 최송식·최말옥 외 3명, 2024; 황미영·윤경원 외 2명, 2023; Freud, 1949; Erikson, 1963, 1968; Peck, 1968; Barry, 1970; Brenner, 1975; Erikson, 1975; Bower, 1979; Erikson, 1980; Bronfenbrenner, 1979; Werner, 1982; Turner & Helms, 1983; Fontana, 1984; Bowlby, 1988; Chess, & Norlin, 1988; Davies. & Cummings, 1994. Schriver, 2001; Allen, Porter, McFarland, McElhaney, & Marsh, 2007; Zastrow & Kirst-Ashman, 2009; Shford, LeCroy & Lortie, 2009.

(미주 5) 강상경·강병철 외 3명, 2023; 김귀환·강길원, 2023; 김미영·권신영·이무영, 2021; 김정미·이순례, 2023; 문혁준, 2020; 유수현·천덕희 외 2명, 2021; 윤경원·조재철 외 1명, 2023; 이영실·유영달 외 3명, 2020; 이영호, 2021; 최송식·최말옥 외 3명, 2024; Fletcher, Steinberg, & Williams-Wheeler, 2004; Jaccard, Blanton, & Dodge, 2005.

(미주 6) 유수현·천덕희 외 2명, 2021; 윤경원·조재철 외 1명, 2023; 이영실·유영달 외 3명, 2020; 최송식·최말옥 외 3명, 2024; Erikson, 1968; Peck, 1968; Marcia, 1980; Turner & Helms, 1983; Allgood-Merten & Stockard, 1991; Barry, 1970; Satir, 1972, 1983; Erikson, 1975; Bower, 1979; Bronfenbrenner, 1979; Erikson, 1980; Chess, & Norlin, 1988; Cordova, Jacobson, Gottman, Rushe & Cox, 1993; Davies. & Cummings, 1994; Nichols, & Schwartz, 2001; Schriver, 2001; Yoshioka, Dinola, & Ullah, 2001; Shford, LeCroy & Lortie, 2009; Zastrow & Kirst-Ashman, 2009, Yoshioka, Dinola, & Ullah, 2001.

(미주 7) 강상경·강병철 외 3명, 2023; 김혜금·송영주 외 3명, 2021; 이영실·유영달 외 3명, 2020; 이혜경·김은혜 외 3명, 2021; 최송식·최말옥 외 3명, 2024; Erikson, 1968; Miller, Neugarten, 1968; Peck, 1968; Barry, 1970; Erikson, 1975; Satir, 1972, 1983; Bower, 1979; Bronfenbrenner, 1979; Erikson, 1980; Turner & Helms, 1983; Troll, 1985; Chess, & Norlin, 1988; Weingarten, 1988; Cordova, Jacobson, Gottman, Rushe & Cox, 1993; Cordova, Jacobson, Gottman, Rushe, & Cox, 1993; Hemesath & Nelson, 1997; Nichols, & Schwartz, 2001; Schriver, 2001; Yoshioka, Dinola, & Ullah, 2001;

McDonald, & Robb, 2004; Shford, LeCroy & Lortie, 2009; Zastrow & Kirst-Ashman, 2009.

(미주 8) 김귀환·강길원, 2023; 김미영·권신영·이무영, 2021; 김혜련·김혜성, 2021; 김혜금·송영주 외 3명, 2021; 유수현·천덕희 외 2명, 2021; 이영실·유영달 외 3명, 2020; 전석균, 2021; 최송식·최말옥 외 3명, 2024; 한신애·최신애 외 3명, 2022; Kübler-Ross, 1969, 1995; Erikson, 1968; Peck, 1968; Barry, 1970; Satir, 1972, 1983; Erikson, 1975; Bower, 1979; Bronfenbrenner, 1979; Erikson, 1980; Turner & Helms, 1983; Chess, & Norlin, 1988; Miller, Hemesath & Nelson, 1997; Schriver, 2001; Zastrow & Kirst-Ashman, 2009; Shford, LeCroy & Lortie, 2009.

제4장 중독과 정신건강

(미주 1) 강상경·강병철 외 3명, 2023; 민성길·김찬형, 2023; 이영실·고은주·노론산 외 3명, 2024; 최송식·최말옥 외 3명, 2024; Jellinek, 1960; Jellinek, 1960; American Psychiatric Association, 2013; Hales, Yudofsky & Roberts(eds), 2014.

(미주 2) 이영실·유영달 외 3명, 2020; 이영실·고은주·노론산 외 3명, 2024; Dott, 1970.

(미주 3) 김정미·박희숙, 2023; 민성길·김찬형, 2023; 안권순, 2023; 이영실·유영달 외 3명, 2020; 이영실·고은주·노론산 외 3명, 2024; Nicholi, 1983; American Psychiatric Association, 2013; Nestler, 2013; Hales, Yudofsky & Roberts, eds, 2014.

(미주 4) 민성길·김찬형, 2023; 이영실·유영달 외 3명, 2020; 이영실·고은주·노론산 외 3명, 2024; 황미영·윤경원 외 2명, 2023; American Psychiatric Association, 2013.

(미주 5) 김정미·박희숙, 2023; 안권순, 2023; 민성길·김찬형, 2023; 유수현·천덕희 외 2명, 2021; 이영실·유영달 외 3명, 2020; 이영실·고은주·노론산 외 3명, 2024; 이영호, 2021; Jellinek, 1960; Goodwin, 1979; Goodwin, 1985; Goodwin, 1985; Cloninger, 1987; Clancy & Yates, 1992; Gabbard, 1994; Gabbard, 1994; Uhlenhuth, Balter & Ban, et al., 1999; Greenfield, Books & Gordon et al., 2007a; American Psychiatric Association, 2013; Nestler, 2013; Thomas, Fullerton & Kim, et al., 2014.

(미주 6) 민성길·김찬형, 2023; 이영실·유영달 외 3명, 2020; 이영실·고은주·노론산 외 3명, 2024; American Psychiatric Association, 2013.

(미주 7) 김정미·이순례, 2023; 민성길·김찬형, 2023; 이영실·유영달 외 3명, 2020; 이영실·고은주·노론산 외 3명, 2024; 최송식·최말옥 외 3명, 2024; American Psychiatric Association, 2013.

(미주 8) 김정미·박희숙, 2023; 김정미·이순례, 2023; 안권순, 2023; 민성길·김찬형, 2023; 유수현·천덕희 외 2명, 2021; 윤경원·조재철 외 1명, 2023; 이영실·유영달 외 3명, 2020; 이영실·고은주·노론산 외 3명, 2024; 이영호, 2021; 황미영·윤경원 외 2명, 2023; Jellinek, 1960; Dole & Nyswander, 1976; Goodwin, 1985; Cloninger, 1987; Gabbard, 1994; Gabbard, 1994; Uhlenhuth, Balter & Ban, et al., 1999; Greenfield, Books & Gordon et al., 2007a; American Psychiatric Association, 2013; Nestler, 2013; Hales, Yudofsky & Roberts, eds, 2014; Thomas, Fullerton & Kim, et al., 2014.

(미주 9) 안권순, 2023; 이영실·유영달 외 3명, 2020; 이영실·고은주·노론산 외 3명, 임정원·이영선, 2022; 황미영·윤경원 외 2명, 2023; Goldberg, 1996; Young, 2007.

(미주 10) 윤경원·조재철 외 1명, 2023; 이영실·유영달 외 3명, 2020; 이영실·고은주·노론산 외 3명, 2024; 황미영·윤경원 외 2명, 2023; Spada, Lanngston, Nikcevic,& Moneta, 2008; Lanngston, Nikcevic,& Moneta, 2008.

(미주 11) 이영실·유영달 외 3명, 2020; 이영실·고은주·노론산 외 3명, 2024; 황미영·윤경원 외 2명, 2023; American Psychiatric Association, 2013.

(미주 12) 강상경·강병철 외 3명, 2023; 김혜금·송영주 외 3명, 2021; 문태형, 2021; 안권순, 2023; 유수현·천덕희 외 2명, 2021; 윤경원·조재철 외 1명, 2023; 이영실·유영달 외 3명, 2020; 이영실·고은주·노론산 외 3명, 2024; 임정원·이영선, 2022; 황미영·윤경원 외 2명, 2023; Young, 1997.

(미주 13) 김혜금·송영주 외 3명, 2021; 윤경원·조재철 외 1명, 2023; 이영실·유영달 외 3명, 2020; 이영실·고은주·노론산 외 3명, 2024; 임정원·이영선, 2022; Young, 1997; Kraut, Landmark & Patterson et al., 1998; Young & Rodgers, 1998; Young, Pistner, O'Mara & Buchnan, 1999; Schaffer, Hall & Bilt, 2000; Griffiths, 2012.

(미주 14) 강상경·강병철 외 3명, 2023; 안권순, 2023; 윤경원·조재철 외 1명, 2023; 이영실·유영달 외 3명, 2020; 이영실·고은주·노론산 외 3명, 2024; 황미영·윤경원 외 2명, 2023; Sharpe & Tarrier, 1993; Echeburua, Fernandez-Montalvo & Baez, 2000; Ladouceur et. al., 2001; Toneatto, 2002; Sharpe, 2002; Hodgins & Holub, 2007.

(미주 15) 강상경·강병철 외 3명, 2023; 김정진, 2022; 김춘경·조민규 외 1명, 2023; 윤경원·조재철 외 1명, 2023; 이영실·유영달 외 3명, 2020; 황미영·윤경원 외 2명, 2023' Orford, Blaszczynski & Farrell, 1998; Brian, Mark & Jason, 2000; Sproston & Erens et al., 2003; Ledgerwood & Petry, 2006; Steenbergh, Whelan & Meyers et al., 2008.

(미주 16) 김춘경·조민규 외 1명, 2023; 윤경원·조재철 외 1명, 2023; 이영실·유영달 외 3명, 2020; 황미영·윤경원 외 2명, 2023; Blaszczynski & Farrell, 1998; Ledgerwood & Petry, 2006; Steenbergh, Whelan & Meyers et al., 2008.

(미주 17) 이영실·유영달 외 3명, 2020; 황미영·윤경원 외 2명, 2023; American Psychiatric Association, 2013.

(미주 18) 이영실·유영달 외 3명, 2020; Hare & McPherson, 1984; Johansson, Jacobs, 1986; Magoon & Ingersoll, 2006; Goudriaan, Slutske, Krull & Sher, 2009; Grant, & Kim et al., 2009; McComb & Sabiston, 2010; Mutschler, Buhler & Grosshans et al., 2010.

(미주 19) 김춘경·조민규 외 1명, 2023; 사행산업통합감독위원회, 2023. 이영실·유영달 외 3명, 2020; 황미영·윤경원 외 2명, 2023.

(미주 20) 윤경원·조재철 외 1명, 2023; 이영실·유영달 외 3명, 2020; 임정원·이영선, 2022; 한신애·최신애 외 3명, 2022; 황미영·윤경원 외 2명, 2023; Ledgerwood & Petry, 2006; Steenbergh, Whelan & Meyers et al., 2008.

(미주 21) 김춘경·조민규 외 1명, 2023; 민성길·김찬형, 2023; 윤경원·조재철 외 1명, 2023; 이영실·유영달 외 3명, 2020; 황미영·윤경원 외 2명, 2023; Sharpe & Terrier, 1993; Coman, Burrows & Evans, 1997; Hollander, 1998; Davidson, Putman & Larson, 2000; Echeburua, Fernandez-Montalvo & Baez, 2000; Ladouceur, Sylvain & Boutin et al., 2001; Petry & Roll, 2001; Sharpe, 2002; Toneatto, 2002; DiClemente, Schlundt & Gemmell, 2004; Hodgins & Holub, 2007; Joseph, 2007; Hyder & Juul, 2008; Nower & Blaszczynski, 2008; McComb & Sabiston, 2010.

제5장 자살과 정신건강

(미주 1) 강상경·강병철 외 3명, 2023; 김이영, 2023; 안권순, 2023; 윤경원·조재철 외 1명, 2023; 이영실·유영달 외 3명, 2020; 임정원·이영선, 2022; 황미영·윤경원 외 2명, 2023; Durkheim, 1897; Freud(1917), Jung(1918), Menninger(1933), Dougals, 1967; Giddens, 1971; Ross, 1973; Baumeister(1990)

(미주 2) 강상경·강병철 외 3명, 2023; 강영숙·전유림, 2020; 김이영, 2023; 김이영·이우언 외 3명, 2021; 문태형, 2021; 안권순, 2023; 윤경원·조재철 외 1명, 2023; 이영실·유영달 외 3명, 2020; 이혜경·김은혜 외 3명, 2021; 임정원·이영선, 2022; 황미영·윤경원 외 2명, 2023; 전석균, 2021; American Psychiatric Association, 2013; Gesell, 1980; Scheider, 1980; Durkheim, 1951, 1897;

(미주 3) 김이영, 2023; 안권순, 2023; 윤경원·조재철 외 1명, 2023; 이영실·유영달 외 3명, 2020; 최송식·최말옥 외 3명, 2024; Phillips, 1974; Stack, 1978, 1987; Stack, 1980; Platt, 1984; Stack, 1985; Phillips & Cartensen, 1986; Trovato, 1987; Simpson & Conklin, 1989; Pescosolido, 1990; Pescosolido & Wright,

1990; Hendin, 1991; Stack, 2000; Stack, 2000; Lester & Yang, 2003; Erhardt, Lim & Linderholm, et al., 2013; Erhardt, Lim & Linderholm et al., 2013; Steck, Junker & Maessen et al., 2014; Hales, Yudofaky & Roberts(eds), 2014; Yudofaky & Roberts(eds), 2014.

(미주 4) 강영숙·전유림, 2020; 안권순, 2023; 윤경원·조재철 외 1명, 2023; 이영실·유영달 외 3명, 2020; 황미영·윤경원 외 2명, 2023; 전석균, 2021; Steck, Junker & Maessen et al., 2014; Hales, Yudofaky & Roberts(eds), 2014; Yudofaky & Roberts(eds), 2014.

(미주 5) 강상경·강병철 외 3명, 2023; 김혜련·김혜성, 2021; 윤경원·조재철 외 1명, 2023; 이영실·유영달 외 3명, 2020; 황미영·윤경원 외 2명, 2023.

(미주 6) 강상경·강병철 외 3명, 2023; 안권순, 2023; 윤경원·조재철 외 1명, 2023; 이영실·유영달 외 3명, 2020; 2024; 임정원·이영선, 2022; 황미영·윤경원 외 2명, 2023; Stack, 1985; Shneidman, 1987; Pescosolido & Wright, 1990; Erlangsen, Lind & Stuart et al, 2014;

제6장 정신장애인 인권과 정신건강

(미주 1) 국가인권위원회, 2021, 2023; 유엔, 1945, 1948; 세계 유엔총회, 1966; 비엔나 세계인권회의, 1993; 대한민국헌법, 1987.

(미주 2) 국가인권위원회, 2020, 2021; 한국사회복지인권연구소, 2024; Alexy. 1999.

(미주 3) 국가인권위원회, 2021.

(미주 4) 국가인권위원회, 2021; 세계 UN 총회, 1991.

제7장 재난과 정신건강

(미주 1) 강상경·강병철 외 3명, 2023; 국민재난안전포털, 2024; 국제연합개발계획, 1955; 미국의 연방재난관리청, 2024; 세계보건기구, 1992; 유엔국제재해경감기구, 1999.

(미주 2) 국립재난안전연구원, 2024; 국민재난안전포털·국립정신건강센터 국가트라우마센터, 2024.

(미주 3) 보건복지부·국가정신건강센터 국가트라우마센터, 2024.

제8장 정신장애의 이해

(미주 1) 김귀환·강길원, 2023; 김이영, 2023; 민성길·김찬형, 2023; 안권순, 2023; 이영실·유영달 외 3명, 2020; 최송식·최말옥 외 3명, 2024; American Psychiatric Association, 1994, 2013.

(미주 2) 김춘경·조민규 외 1명, 2023; 민성길·김찬형, 2023; 유수현·천덕희 외 2명, 2021; 이영실·유영달 외 3명, 2020; 임정원·이영선, 2022; Freud, 1938; Fenichel, 1946; Bowlby, 1960; American Psychiatric Association, 2013; Boyette, van Dam & Meijer et al., 2014; Hales, Yudofsky & Roberts eds., 2014; Keyes, Pratt & Galra et al., 2014.

(미주 3) 김귀환·강길원, 2023; 김정미·박희숙, 2023; 김정미·이순례, 2023; 김춘경·조민규 외 1명, 2023; 민성길·김찬형, 2023; 이영실·유영달 외 3명, 2020; American Psychiatric Association, 2013; Hales, Yudofsky & Roberts eds., 2014; Keyes, Pratt & Galra et al., 2014; MeDermid, 2014; Takizawa, Maughan & Arseneault, 2014.

제9장 주요우울장애와 정신건강

(미주 1) 김이영, 2023; 김정미·이순례, 2023; 김정미·박희숙, 2023; 김정진, 2022; 김혜금·송영주 외 3명, 2023; 김춘경·조민규 외 1명, 2023; 민성길·김찬형, 2023; 안권순, 2023; 유수현·천덕희 외 2명, 2021; 이영실·유영달 외 3명, 2020; 이혜경·김은혜 외 3명, 2021; 전석균, 2021; 정명희·김안식 외 3명, 2024; American

Psychiatric Association, 2013; Copeland, Angold & Costello., et. al., 2013.
(미주 2) 김춘경·조민규 외 1명, 2023; 민성길·김찬형, 2023; 이영실·유영달 외 3명, 2020; 최송식·최말옥 외 3명, 2024; American Psychiatric Association, 2013; Berk M.I, Sarris J.E, Coulson C.E, Jacka F.N. 2013; Setiawan, Wilson & Mizrahi et al., 2015.
(미주 3) 김이영, 2023; 김정미·이순례, 2023; 김춘경·조민규 외 1명, 2023; 민성길·김찬형, 2023; 이영실·유영달 외 3명, 2020; American Psychiatric Association, 2013; Takizawa, Maughan & Arseneault, 2014.
(미주 4) 김이영, 2023; 김정미·이순례, 2023; 김춘경·조민규 외 1명, 2023; 민성길·김찬형, 2023; 이영실·유영달 외 3명, 2020; 정명희·김안식 외 3명, 2024; American Psychiatric Association, 2013; Martin, Neighbors & Griffith, 2013; Suija, Timonen & Suviola et al., 2013; Copeland, Shanahan & Egger et al., 2014; Hales, Yudofsky & Roberts, eds, 2014; Hales, Yudofsky & Roberts eds, 2014; Lichtman, Froelicher & James et al., 2014; Sadock, 2017.
(미주 5) 김이영, 2023; 김정미·이순례, 2023; 김춘경·조민규 외 1명, 2023; 민성길·김찬형, 2023; 이영실·유영달 외 3명, 2020; 정명희·김안식 외 3명, 2024; American Psychiatric Association, 2013; Mammen & Faulkner, 2013.
(미주 6) 김이영, 2023; 김정미·이순례, 2023; 김춘경·조민규 외 1명, 2023; 민성길·김찬형, 2023; 이영실·유영달 외 3명, 2020; 정명희·김안식 외 3명, 2024; Ferrari, Charlson, & Norman et al., 2010; Shah, Veledar & Hong et al., 2011; American Psychiatric Association, 2013.
(미주 7) 김이영, 2023; 김정미·이순례, 2023; 김춘경·조민규 외 1명, 2023; 민성길·김찬형, 2023; 이영실·유영달 외 3명, 2020; 정명희·김안식 외 3명, 2024; Shildkraut, 1965; Davis, 1976; Karasu, 1990; Lazarus, 1992; Gabbard, 1994; Goenjiana, Baileyc & Walling et al., 2012; Pearlstein & Steiner, 2012; Deveney, Connolly & Haring et al., 2013; Epperson, 2013; Judd, Schettler & Coryell et al., 2013; Kreisel, Frank & Licht et al., 2013; Suija, Timonen & Suviola et al., 2013.

제10장 불안장애와 정신건강

(미주 1) 김민정·이은경 외 3명, 2020; 김춘경·조민규 외 1명, 2023; 김혜금·송영주 외 3명, 2021; 민성길·김찬형, 2023; 이영실·유영달 외 3명, 2020; Fenichel, 1945; Freud, 1951; Nemiah, 1981; Braestrup & Nielsen, 1982; Sheehan, 1982; Torgersen, 1983; American Psychiatric Association, 2013.
(미주 2) 이영실·이윤로·유영달, 2011; 권준수 외 역(APA), 2013; 민성길 편, 2015; 이영실 외, 2016; 이향숙·김경우 외 5인, 2018; 고재욱·전선영 외, 2019; 김운상, 2019; American Psychiatric Association, 2013.
(미주 3) 김춘경·조민규 외 1명, 2023; 민성길·김찬형, 2023; 이영실·유영달 외 3명, 2020; American Psychiatric Association, 2013; Liebowitz, Salman & Nicolini et al., 2014; Yudofsky & Roberts eds., 2014.
(미주 4) 민성길·김찬형, 2023; 이영실·유영달 외 3명, 2020; Min & Lee, 1988; Schneider, 1991; Barlow, 1992; American Psychiatric Association; 1994, 2013; Johnson, Lydiara & Ballenger, 1995; Gorman, Kent & Sullivan, 2000; American Psychiatric Association, 2013.
(미주 5) 민성길·김찬형, 2023; 이영실·유영달 외 3명, 2020; Antshel & Remer, 2003; Tutty, Gephart, & Wurzbacher, 2003; Liebowitz, Salman & Nicolini et al., 2014; Yudofsky & Roberts eds., 2014.
(미주 6) 민성길·김찬형, 2023; 이영실·유영달 외 3명, 2020; American Psychiatric Association, 2013; Liebowitz, Salman & Nicolini et al., 2014; Yudofsky & Roberts eds., 2014.
(미주 7) 민성길·김찬형, 2023; 이영실·유영달 외 3명, 2020; Barkley, 1988; Thayer, Friedman & Borkevec, 1996; Dupaul et al., 1998; Whalen & Henker, 1998; Gorman, Kent & Sullivan et al., 2000; Antshel & Remer, 2003; Tutty, Gephart, & Wurzbacher, 2003; Kim, Min & Yu, 2004; American Psychiatric Association, 2013; Liebowitz, Salman & Nicolini et al., 2014; Yudofsky & Roberts eds., 2014.

제11장 성격장애와 정신건강

(미주 1) 민성길·김찬형, 2023; 이영실·유영달 외 3명, 2020; 최송식·최말옥 외 3명, 2024; American Psychiatric Association, 2013.

(미주 2) 민성길·김찬형, 2023; 이영실·유영달 외 3명, 2020; American Psychiatric Association, 2013.

(미주 3) 김춘경·조민규 외 1명, 2023; 민성길·김찬형, 2023; 유수현·천덕희 외 2명, 2021; 이영실·유영달 외 3명, 2020; American Psychiatric Association, 2013.

(미주 4) 민성길·김찬형, 2023; 이영실·유영달 외 3명, 2020; American Psychiatric Association, 2013.

(미주 5) 김춘경·조민규 외 1명, 2023; 민성길·김찬형, 2023; 이영실·유영달 외 3명, 2020; 한신애·최신애 외 3명, 2022; American Psychiatric Association, 2013; Hales, Yudofaky & Roberts eds, 2014.

(미주 6) 민성길·김찬형, 2023; 이영실·유영달 외 3명, 2020; Freud, 1908, 1959; Lazare, Klerman & Armor, 1966; Eysenck & Eysenck, 1985; Costa & McCrae, 1990; Cloninger, Przybeck & Svreckic, 1991; Tyrer & Bateman, 2004; Newton-Howes & Johnson, 2006; American Psychiatric Association, 2013.

(미주 7) 민성길·김찬형, 2023; 유수현·천덕희 외 2명, 2021; 이영실·유영달 외 3명, 2020; American Psychiatric Association, 2013; Kim, Blasfield & Tyre et al., 2014.

(미주 8) 민성길·김찬형, 2023; 유수현·천덕희 외 2명, 2021; 이영실·유영달 외 3명, 2020; 한신애·최신애 외 3명, 2022; American Psychiatric Association, 2013; Hales, Yudofaky & Roberts eds, 2014.

(미주 9) 김춘경·조민규 외 1명, 2023; 민성길·김찬형, 2023; 이영실·유영달 외 3명, 2020; 이혜경·김은혜 외 3명, 2021; Kernberg, 1975; Cloninger, 1978; Beck & Freeman, 1990; Lazare, Klerman & Armor, 1996; Kohut, 1997; Sartorious, 1998; Gunderson, 1999; Cooke & Hert, 2003; American Psychiatric Association, 2013.

제12장 조현병과 정신건강

(미주 1) 김이영, 2023; 민성길·김찬형, 2023; 유수현·천덕희 외 2명, 2021; 이영실·유영달 외 3명, 2020; 황미영·윤경원 외 2명, 2023; 최송식·최말옥 외 3명, 2024; Anderson, Reiss, & Hogarty, 1986; Davison, Neale & Kring, 2004; Jansson & Parnas, 2007; Tandon, Nasrallah & Keshavan, 2009; Tandon, Bruijnzeel & Rankupalli, 2013.

(미주 2) 김정미·박희숙, 2023; 민성길·김찬형, 2023; 유수현·천덕희 외 2명, 2021; 이영실·유영달 외 3명, 2020; American Psychiatric Association, 2013.

(미주 3) 김이영, 2023; 김춘경·조민규 외 1명, 2023; 민성길·김찬형, 2023; 이영실·유영달 외 3명, 2020; Blanchard & Cohen, 2006; Tandon, Nasrallah & Keshavan, 2009; Reichenberg, Harvey & Bowie et al., 2009; Phillips, Wilhelm & Koran et al., 2010; Messinger, Tremeau & Antonius et al., 2011; Boonstra, Klaassen & Sytema et al., 2012; Barch, Bustillo & Gaebel et al., 2013; Liemburg, Castelein & Stewart et al., 2013; Shinn, Heckers & Ongur, 2013; Tandon, Bruijnzeel & Rankupalli, 2013; Tandon, Gaebel & Barch et al., 2013; Tsuang, Van & Tandon et al., 2013; Woods, Walsh & Saksa et al., 2013.

(미주 4) 김정미·박희숙, 2023; 김정미·이순례, 2023; 김정진, 2022; 민성길·김찬형, 2023; 윤경원·조재철 외 1명, 2023; 이영실·유영달 외 3명, 2020; Kendell & Jablensky, 2003; Allardyce, McCreadie & Morrison et al., 2007; Nordgaard, Arnfred, Handest & Parnas, 2007; Haahr, Friis & Larsen et al., 2008; Keefe, 2008; Carpenter, 2009; Bromet, Kotov & Fochtmann et al., 2011; Korver-Nieberg, Quee, Boos & Simons, 2011; American Psychiatric Association, 2013.

(미주 5) 김이영, 2023; 김정미·박희숙, 2023; 김정미·이순례, 2023; 김정진, 2022; 김춘경·조민규 외 1명,

2023; 민성길·김찬형, 2023; 윤경원·조재철 외 1명, 2023; 이영실·유영달 외 3명, 2020; 황미영·윤경원 외 2명, 2023. Ihara, Morgan & Fearon et al., 2009; Fusar-Poli, Bonoldi & Yung et al., 2012; Linscott & van Os, 2013.

(미주 6) 김정미·이순례, 2023; 김정진, 2022; 김춘경·조민규 외 1명, 2023; 민성길·김찬형, 2023; 이영실·유영달 외 3명, 2020; 황미영·윤경원 외 2명, 2023. American Psychiatric Association, 2013; Barch, Bustillo & Gaebel et al., 2013; Linscott & van Os, 2013; Malaspina, Owen & Heckers et al., 2013; Tandon, Bruijnzeel & Rankupalli, 2013; Woods, Walsh & Saksa et al., 2013).

(미주 7) 김이영, 2023; 김정진, 2022; 민성길·김찬형, 2023; 이영실·유영달 외 3명, 2020.

(미주 8) 김정미·박희숙, 2023; 김춘경·조민규 외 1명, 2023; 민성길·김찬형, 2023; 윤경원·조재철 외 1명, 2023; 이영실·유영달 외 3명, 2020; Korver-Nieberg, Quee, Boos & Simons, 2011; American Psychiatric Association, 2013; Barch, Bustillo & Gaebel et al., 2013; Liemburg, Castelein & Stewart et al., 2013; Malaspina, Owen & Heckers et al., 2013; Shinn, Heckers & Ongur, 2013; Tandon, Bruijnzeel & Rankupalli, 2013; Tsuang, Van & Tandon et al., 2013; Woods, Walsh & Saksa et al., 2013.

제13장 신경인지장애와 정신건강

(미주 1) 강상경·강병철 외 3명, 2020; 김정미·박희숙, 2023; 김정미·이순례, 2023; 민성길·김찬형, 2023; 유수현·천덕희 외 2명, 2021; 이영실·유영달 외 3명, 2020; American Psychiatric Association, 2013.

(미주 2) 김이영, 2023; 민성길·김찬형, 2023; 이영실·유영달 외 3명, 2020; American Psychiatric Association, 2013.

(미주 3) 강상경·강병철 외 3명, 2020; 민성길·김찬형, 2023; 이영실·유영달 외 3명, 2020; American Psychiatric Association, 2013; Setiawan, Wilson & Mizrahi et al., 2015.

(미주 4) 강상경·강병철 외 3명, 2020; 김이영, 2023; 김정미·이순례, 2023; 민성길·김찬형, 2023; 이영실·유영달 외 3명, 2020; American Psychiatric Association, 2013.

(미주 5) 민성길·김찬형, 2023; 윤경원·조재철 외 1명, 2023; 이영실·유영달 외 3명, 2020; American Psychiatric Association, 2013.

(미주 6) 김정미·박희숙, 2023; 김정미·이순례, 2023; 민성길·김찬형, 2023; 이영실·유영달 외 3명, 2020; Fischer & Jungwirth et al., 2007; van der Vlies &, Koedam et al., 2009; Ganguli & Snitzet et al., 2010; van der Flier & Pijnenburget al., 2011; American Psychiatric Association, 2013.

(미주 7) 강상경·강병철 외 3명, 2020; 김이영, 2023; 민성길·김찬형, 2023; 이영실·유영달 외 3명, 2020; American Psychiatric Association, 2013.

(미주 8) 김정미·박희숙, 2023; 김정미·이순례, 2023; 민성길·김찬형, 2023; 이영실·유영달 외 3명, 2020; American Psychiatric Association, 2013.

(미주 9) 민성길·김찬형, 2023; 이영실·유영달 외 3명, 2020; Grober & Lipton et al., 2000; Beier, 2007; Bird, Jones & Korten, 2007; Fischer & Jungwirth et al., 2007; Licht & McMurtray et al., 2007; Perri & Serra et al., 2007; Rountree & Waring et al., 2007; Sarazin & Berr et al., 2007; van der Vlies &, Koedam et al., 2009; Ganguli & Snitzet et al., 2010; Koedam & Lauffer et al., 2010; van der Flier & Pijnenburget al., 2011; American Psychiatric Association, 2013.

참고문헌

참고문헌

강상경·강병철 외 3명(2023). 정신건강론. 학지사.

강영숙·전유림(2020). 정신건강론. 정민사.

국가인권위원회(2023). 4. 27. 법률 제18846호. 국가인권위원회법.

국가인권위원회(2021). 정신장애인 인권보고서.

국가인권위원회(2020). 인권교육 기본용어.

국립재난안전연구원(2024). 재난.

국제연합개발계획(1955). 재난.

김귀환·강길원(2023). 정신건강론. 정민사.

김미영·권신영·이무영(2021). 정신건강론. 창지사.

김민정·이은경 외 3명(2020). 정신건강론. 파워북.

김영철(2021). 정신건강론. 조은.

김이영(2023). 정신건강론. 양성원.

김이영·이우언 외 3명(2021). 정신건강론(제3판). 양성원.

김예림(2022). 정신건강론. 동문사.

김정미·박희숙(2023). 정신건강론. 공동체.

김정미·이순례(2023). 정신건강론. 공동체.

김정진(2022). 정신건강론(사회복지실천을 위한 정신건강의 이해와 실제). 학지사.

김춘경·조민규 외 1명(2023). 활동을 통한 정신건강론. 학지사.

김혜금 외(2021). 정신건강론(제3판). 창지사.

김혜금·송영주 외 3명(2021). 정신건강론. 정민사.

김혜련·김혜성(2021). 정신건강론. 학지사.

대한민국헌법. 1987년 10월 29일 헌법 제10호.

문태형(2021). 정신건강론(유아와 유아교사를 위한). 학지사.

문혁준(2020). 정신건강론. 창지사.

미국의 연방재난관리청(2024). 재난.

민성길·김찬형(2023). 최신정신의학(제7판). 일조각.

비엔나 세계인권회의(1993).

사행산업통합감독위원회(2023). 도박중독 유병률.

세계유엔총회. 1991, 1966. 국제규약제정.

안권순(2023). 정신건강론(현대인을 위한). 학지사.

유엔국제재해경감기구(1999). 재난.

유엔헌장(1945). 제1조 제3항. 인권.
유수현·천덕희 외 2명(2021). 정신건강론(제5판). 양서원.
윤경원·조재철 외 1명(2023). 정신건강론. 양서원.
이영실·고은주 외 3명(2024). 가족복지론. 창지사.
이영실·유영달 외 3명(2020). 정신건강론. 창지사.
이영호(2021). 정신건강론(제3판). 공동체.
이형석(2021). 정신건강론. 동문사.
이혜경·김은혜 외 3명(2021). 정신건강론. 동문사.
임정원·이영선(2022). 정신건강론. 신정.
전석균(2021). 정신건강론(제4판). 공동체.
정명희·김안식 외 3명(2024). 정신건강론. 수양재.
최송식·최말옥 외 3명(2024). 정신건강론. 학지사.
한국사회복지인권연구소(2024). 인권자료.
한신애·최신애 외 3명(2022). 정신건강론. 양성원.
황미영·윤경원 외 2명(2023). 정신건강론. 양서원.

Adler, A.(1956). *The Individual Psychology of Alfred Adler: A Systematic Presentation in Selections from His Writings*. Edit ed by Heinz L. Ansbacher and Rowena R. Ansbacher, New York: Basic Books.

Ainsworth, M. D. S.(1982). *The Development of Infant-Mother Attachment. In J. Belsky*(Ed.). In the Beginning-Readings on Infancy. New York: Columbia University Press. 135-143.

Ainsworth, M. D. S.(1989). Attachment Beyond Infancy. *American Psychologist, 44*. 709-716.

Albrecht, Karl.(1979). *Stress and the Management*. New Jersey: Englewood Cliffs.

Allen, J. P. Porter, M. McFarland, C. McElhaney, K. B. & Marsh, P.(2007). The Relation of Attachment Security to Adolescents' Paternal and Peer Relation, Depression, and Externalizing Behaviour. *Child Development. Vol. 78*. No. 4. 1222-1239.

Alexy, R.(1999). Die Institutionalisierung der Menschenrehte im demokraitischen Verfassungsstaat. S. Gosepath ; G. Lohmann, Philosophie der Menschenrehte. Frankfrut. 246.

American Psychiatric Association.(2013). *Diagnostic and Statistical Manual of Mental Disorders(DSM-5)*. Washington, DC: American Psychiatric Publication.

Anderson, Carol, M. Reiss, Douglas, J. Hogarty, Gerard, E.(1986). *Schizophrenia and the Family: A Practitioner's Guide to Psychoeducation and Management*. New. York: John Wiley.

Arseneault, L. Walsh, E. Trzesniewski, K. Newcombe, R. Caspi, A. & Moffitt, T. E.(2006). Bullying Victimization Uniquely Contributes to Adjustment Problems in Young Children: A Nationally Representative Cohort Study. *Pediatrics, 118*. No. 1. 130-138.

Ashford, J. B. LeCroy, C. W. Lortie, K. L.(2009). *Human Behavior in the Social Environment-A Multidimensional Perspective*(4th ed.). Thompson Learning.

Barch, D. M. Bustillo, J. Gaebel, W. Gur, R. Heckers, S. Malaspina, D. et. al,.(2013). Logic and Justification for Dimensional Assessment of Symptoms and Related Clinical Phenomena in Psychosis: Relevance to DSM-5. Schizophrenia. *Research, 150*. 15-20.

Barkley, R. A.(1998, 2003). *Attention-deficit hyperactivity Disorder: A Handbook for Diagnosis and Treatment*(2nd ed.). New York: Guilford Press.

Barlow, D. H.(1992). Cognitive Behavioral Approach to Panic Disorder and Social Phobia. *Bulletin of the Menninger Clinic, 56* (suppl 2). 14.

Barry, W. A.(1970). Marriage Research and Conflict: An Integrative Review. *Psychological Bulletin, 73*. 41-54.

Baumeister, R. F.(1990). Suicide as Escape from Self. *Psychological Review, 97*. 90-113.

Beck, A. T. & Freeman, A.(1990). *Cognitive Therapy of Personality Disorders*. New York: Guilford.

Beehr, T. A. and R. S. Bhagat.(1985). *Introduction to Human Stress and Cognition in Organizations*. in T. A. Beehr and R. S. Bhagat, eds. Human Stress and Cognition in Organizations. 3-19. New York: John Wiley.

Berk, M. I, Sarris J. E, Coulson C. E, Jacka F. N.(2013). Lifestyle Management of Unipolar Depression. Acta. *Psychiatry Scand, 127*. 38-54.

Beier, M. T.(2007). Pharmacotherapy for Behavioral and Psychological Symptoms of Dementia in the Elderly. *American Journal of Health-System Pharmacy, 64*. 9-17.

Bird, M, Jones R. H, Korten A.(2007). A Controlled Trial of a Predominantly Psychosocial Approach to BPSD: Treating Causality. International. *Psychogeriatric Association, 19*. 874-891.

Blanchard, J. J. Cohen, A. S.(2006). The Structure of Negative Symptoms with Schizophrenia: Implications for Assessment. *Schizophrenia Bulletin, 32*. 238-245.

Blaszczynski, A. & Farrell, E.(1998). A Case Series of 44 Completed Gambling Related Suicides. *Journal of Gambling Studies, 14*, No. 2. 93-109.

Blumenthal, S. J. K. D.(1990). *Suicide over the Life Cycle*. Washington DC; American Psychiatric Association Press. 1990.

Boonstra, N. Klaassen, R. Sytema, S. Marshall, M. De, Haan, L. Wunderink, L. et. al,.(2012). Duration of Untreated Psychosis and Negative Symptoms: a Systematic Review and Meta-Analysis of Individual Patient Data. *Schizophrenia Research, 142*. 12-19.

Boonzajer, F. A. & van Schalkwyk. S.(2011). Narrative Possibilities: Poor Women of Color and the Complexities of Intimeate Partner Violence. *Violence Against Women, 17*(2). 267-286.

Bower, T. G. R.(1979). *Human Development*. San Francisco: Freeman.

Bowers, C. A. J. L. Weaver, B. B. & Morgan, J. R.(1996). *Moderating the Performance Effects of Stressors*. in J. E. Driskell and E. Salas, Stress and Human Performance. 163–192, Mahwah, New Jersey: Lawrence Erlbaum Associates, Inc.

Bowlby, J.(1960). Grief and Mourning in Infancy and Early Childhood. *The Psychoanalytic Study of the Child, 15*. 9–52.

Bowlby, J.(1988). *A Secure Base: Clinical Application of Attachment Theory*. London: Routledge.

Bowlby, J.(1988). *Attachment and Loss: Vol. 1. Attachment*(2nd ed). New York: Basic. 67–69.

Bowlby, J.(1989). *Secure and Insecure Attachment*. New York: Basic Books.

Boyd, C. F.(1994). *The Family Discovery Profile Manual*. Pregon: Multnomah. Minneapolis: Carlson Learning. Co. 8.

Boyette, L. L. van, Dam, D. & Meijer, C. et. al,.(2014). Personality Compensates for Impaired Quality of Life and Social Functioning in Patients With Psychotic Disorders Who Experienced Traumatic Events. *Schizophrenia Bulletin, 10*. 1093.

Braestrup, C. Nielsen, M.(1982). *Neurotransmitters and CNS Disease: Anxiety*. Lancet 2: 1030–1036.

Brenner, C.(1975). *An Elementary Textbook of Psychoanalysis*. New York: Doubleday Anchor Books.

Brian, K. & Mark, K. & Jason, B.(2000). Pathologic Gambling. *American Family Physician, 61*(3). 749–770.

Bromet, E. J. Kotov, R. Fochtmann, L. J. Carlson, G. A.(2011). Tanenberg–Karant M. Ruggero, C. et. al,. Diagnostic Shifts During the Decade Following First Admission for Psychosis. *American Journal of Psychiatry, 168*. 1186–1194.

Bronfenbrenner, U.(1979). *Ecological of Human Development*. M. A: Harvard University Press.

Bureau, J. F. & Moss, E.(2010). Behavioral Precursors Attachment Representations in Middle Childhood and Links with Child Social Adaptation, *British Journal of Development Psychology, 28*. No. 3. 657–677.

Cannon, W. B. (1914). The Interrelations of Emotions as Suggested by Recent Physiological Researchers. *The American Journal of Psychology, 25*. 256–282.

Carpenter, W. T.(2009). Anticipating DSM–5: Should Psychosis Risk Become a Diagnostic Class? *Schizophrenia Bulletin, 35*. 841–843.

Cartwright, S. and Panchal, S.(2001). *The Stressful Effects of Mergers and Acquisitions*. in Jack, Duham. ed. Stress in the Workplace. 67–89. London: Whurr Publishers.

Cartwright, Susan. and Cary, L. Cooper.(1997). *Managing Workplace Stress*. C. A: Sage Publications.

Chess, W. A. & Norlin, J. M.(1988). *Human Behavior and The Social Environment: A Social System Model*. Boston. H. A. Allyn and Bacon.

Clancy, G. P. Yates, W. R.(1992). Anabolic Steroid Use Among Substance Abusers in Treatment. *Journal of Clinical Psychiatry, 53*. 97–106.

Cloninger, C. R. Przybeck, T. R. Svreckic, D. M.(1991). The Tridimensional Personality Questionnaire: U.S. Normative Data. *Psychological Report, 69*. 1047–1057.

Cloninger, C. R.(1987). Neurogenetic Adaptive Mechanisms in Alcoholism. *Science, 236*. 410–416.

Coman. Burrows. & Evans.(1997). Stress and Anxiety as Factors in the Onset of Problem Gambling: Implications for Treatment. *Stress Medications, 13*. 235–244.

Conwell, Y. Caine, E. D. & Olson, K.(1990). Suicide and Cancer in Later Life. *Hospital and Community Psychiatry, 41*(12). 1334–1339.

Cooke, D. J. Hert, S. D.(2003). *Personality Disorders*. In Gerder MG, Lopez–Ibor J. J. Andreasen N. C, Eds. New Oxford Textbook of psychiatry. New York: Oxford University Press. 502.

Copeland, W. E. Angold, A. Costello, E. J. et al.(2013). Prevalence, Comorbidity, and Correlates of DSM–5 Proposed Disruptive Mood Dysregulation Disorder. *American Journal of Psychiatry, 70*. 173–179.

Copeland, W. E. Shanahan, L. Egger, H. et. al,.(2014). Adult Diagnostic and Functional Outcomes of DSM–5 Disruptive Mood Dysregulation Disorder. *American Journal of Psychiatry, 10*. 1176.

Cordova, J. V. Jacobson, N. S. Gottman, J. M. Rushe, R. & Cox, G.(1993). Negative Reciprocity and Communication in Couples with a Violent Husband. *Journal of Abnormal Psychology, 102*(4). 559–564.

Costa, P. T. McCrae, R. R.(1990). Personality Disorders. and the Five Factor Model of Personality. *Journal of Personality Disorders, 4*. 362–371.

Cramer, P.(1988). The Defense Mechanism Inventory: A Review of Research and Discussion of the Scales. *Journal of Personality Assessment, 52*(1). 142–164.

Cramer, P.(2000). Defense Mechanism in Psychology today: Further Processes for Adaptation. *American Psychological Association, 55*(6), 637–64.

Cramer, P.(2006). *Protecting the self: Defense Mechanisms in Action*. Spring Street. New York: Guilford.

Daluwatte, C. Miles, J. H. Chris, S. E. Beversdorf, D. Q. Takahashi, T. N. & Yao, G.(2012). Atypical Pupillary Light Reflex and Heart rate Variability in Children with Autism Spectrum Disorder. *Journal of Autism and Developmental Disorders, 43*(8). 1910–1925.

Davidson, R. J. Putman, K. M. Larson, C. L.(2000). Dysfunction in the Neural Circuitry of Emotion Regulation–A Possible Prelude to Violence. *Science, 289*. 591–594.

Davies. & Cummings. 1994. Marital Conflict and Child Adjustment: An Emotional Security Hypothesis. *Psychological Bulletin, 116*. 387 – 411.

Davis, J. M. 1976. Overview: Maintenance Therapy in Psychiatry. The American Journal of Psychiatry. 133. 1–13.

Deveney, C. M. Connolly, M. E. Haring, C. T. et. al,.(2013). Neural Mechanisms of Frustration in Chronically Irritable Children. *The American Journal of Psychiatry, 170*. 1186–1194.

DiClemente, C. C. Schlundt, D. & Gemmell, L.(2004). Readiness and Stages of Change in Addiction Treatment. *The American Journal on Addictions, 13*(2). 103–119.

Dole, V. P. N. Y. Wander, M. E. 1976. Methadone Maintenance Treatment: A Ten–Year Perpective. *The Journal of the American Medical Association, 235*. 2117–2119.

Dougals, J. D.(1967). *The Social Meanings of Suicide*. New Jersey: Princeton University Press.

Durkheim, E.(1897, 1951). *Suicide: A Study in Sociology*. New York: Free Press.

Echeburua, E. Fernandez–Montalvo, J. & Baez, C.(2000). Relapse Prevention in the Treatment of Slot–Machine Pathological Gambling–Long–Term Outcome. *Behavior Therapy, 31*(2). 351–364.

Epperson, C. N.(2013). Premenstrual Dysphoric Disorder and the Brain. *The American Journal of Psychiatry, 170*. 248–252.

Erich Fromm.(1941). *Escape From Freedom*. New York: Holt, Rinehart & Winston.

Erikson, E. H.(1980). *Identity and the Life Cycle*. New York: Norton.

Erikson, E. H.(1968). *Life Cycle*. In International Encyclopedia of the Social Sciences. Vol. 9. 286–292. New York: Houghton Mifflin.

Erikson, E. H.(1963). *Childhood and Society* (2nd ed.). New York: Norton.

Erlangsen, A. Lind, B. D. Stuart, E. A. et. al,.(2014). Short–Term and Long–Term Effects of Psychosocial Therapy for People After Deliberate Self–Harm: A Register–Based, Nationwide Multicenntre Study Using Propensity Score Matching. *The Lancet Psychiatry, 10*. 1016.

Etzerdorfer, E. Sonneck, G. & Nagel–Kuess, S.(1992). Newspaper Reports and Suicide. *New England Journal of Medicine, 327*. 502–3.

Eysenck, H. J. Eysenck, M. W.(1985). *Personality and Individual Differences: A Natural Science Approach*. New York: Plenum Press.

Fenichel O.(1945, 1946). *The Psychoanalytic Theory on Neurosis*. New York: W. W. Norton.

Fergusson, D. M. Horwood, L. J. & Lenskey, M. T.(1993). Mental Smoking Before and After Pregnancy: Effects on Behavior Outcomes in Middle Childhood, *The Journal of Pediatrics, 92*.

Ferrari, A. J. Charlson, F. J. Norman, R. E. et. al,.(2010). Burden of Depressive Disorders by Country, Sex, Age, and Year: Findings from the Global Burden of Disease Study 2010. *PLOS*

Medicine, 10. 1371.

Fischer, P. Jungwirth, S. Zehetmayer, S. Weissgram, S. Hoenigschnabl, S. Gelpi, E. et. al,.(2007). Conversion from Subtypes of Mild Cognitive Impairment to Alzheimer Dementia. *Neurology, 68*. 288–91.

Fletcher, A. C. Steinberg, L. & Williams–Wheeler, M.(2004). Parental Influences on Adolescent Problem: Revisiting Stattin and Kerr. *Child Development, Vol. 75*. No. 3. 781–796.

Fontana, V. J.(1984). The maltreatment Syndrome of Children. *Journal of Pediatric Annals, 13*(10). 736–744.

Freud, A.(1936, 1966). *The Ego and the Mechanism of Defence*. New York: International Universities Press.

Freud, S.(1951). *Inhibitions: Symptoms and Anxiety*. In Standard ed. of Complete Psychological Works of Sigmund Freud. Vol. 20. London: Hogarth Press.

Freud, S.(1949). *An Outline of Psychoanalysis*. New York: Norton & Company.

Freud, S.(1938). *A General Introduction to Psychoanalysis*. New York: Garden City Publishing Company.

Freud, S.(1926). *Inhibition, Symptom and Anxiety*. In J. Strachey E. D. and Trans. The Standard Edition of the Complete Psychological Works of Sigmund Freud(20). London: Hogarth Press.

Freud, S.(1917). *Mourning and Melancholia*. London: Hogarth. 15: 237–258.

Freud, S.(1908, 1959). *Character and Anal Erotism*. In: Standard ed. Vol. 9. London: Hogarth Press.

Fusar–Poli, P. Bonoldi, I. Yung, A. R. Borgwardt, S. Kempton, M. J. Valmaggia, L. et. al,.(2012). Predicting Psychosis: Meta–Analysis of Transition Outcomes in Individuals at High Clinical Risk. *Archives of General Psychiatry, 69*. 220–229.

Gabbard, Go.(1994). *Psychodynamic Psychiatry in Clinical Practise: The DSM-IV*. Edition. Washington D.C. American Psychiatric Press.

Ganguli, M. Snitz, B. E. Lee, C. W. Vanderbilt, J. Saxton, J. A. & Chang, C. C.(2010). Age and Education Effects and Norms on a Cognitive Test Battery from a Population–Based Cohort: The Monongahela–Youghiogheny Healthy Aging Team (MYHAT). *Aging and Mental Health, 14*(1). 100–107.

Geier, J. G.(1977, 1979). *The Personal Profile System*. Minneapolis: Performax System International. Inc. Revised.

Gerald, C. Davison, John, M. Neale, Ann, M. Kring.(2004). *Abnormal psychology*. London: Hogarth Press.

Gesell, A.(1980). Adolescent Suicide. *Adolescence, 23*. 13–19.

Ghaleiha, A. Mohammadi, E. Mohammadi, M. R. Farokhnia, M. Modabbernia, A. Yekehtaz, H. Ashrafi, M. Hassanzadeh, E. Akhondzadeh, S.(2013). Riluzole as an Adjunctive Therapy to

Risperidone for the Treatment of Irritability in Children with Autistic Disorder: a Double-Blind, Placebo-Controlled, *Randomized Trial. Pediatric Drugs, 15*(6). 505-514.

Giddens, A.(1971). The Sociology of Suicide: A Selection of Readings. London: Class.

Goenjiana, A. K. Bailey, J. N. Walling D. P, et. al,.(2012). Association of TPH1, TPH2, and 5HTTLPR with Posttraumatic Stress Disorder(PTSD) and Depressive Symptoms. *Journal of Affective Disorders, 140*. 244-252.

Goodwin, D. W. (1985). Alcoholism and Genetics. *Archives of General Psychiatry, 42*. 171-174.

Gorman, J. M. Kent, J. M. Sullivan, G. M. et. al,.(2000). Neuroanatomical Hypothesis of Panic Disorder, Revised, *American Journal of Psychiatry, 157*. 493-505.

Goudriaan, A. E. Slutske, W. S. Krull, J. L. & Sher, K. J.(2009). Longitudinal Patterns of Gambling Activities and Associated Risk Factors in College Students. *Addiction, 104*(7). 1219-1232.

Gould, A.(2001). The Criminalisation of Buying Sex: the Politics of Prostitution in Sweden 1. *Journal of Social Policy, 30*, No 3. 437-56.

Greenfield, S. F. Books, A. J. Gordon, S. M. Green, C. A. Kropp, F. McHugh, R. K., Lincon, M., & Miele, G.(2007a). Substance Abuse Treatment Entry, Retention, and Outcome in Women: A Review of the Literature. *Drug and Alcohol Dependence, 86*. 1-21.

Grober, E. Lipton, R. Hall, C. & Crystal, H.(2000). Memory Impairment on Free and Cued Selective Reminding Predicts Dementia. *Neurology, 54*. 827-832.

Gunderson, J. G.(1999). Personality Disorders. In: Nicholi A. M. Eds. *The Harvard Guide of Psychiatry*. 3rd ed. MA: Harvard University Press. 38.

Haahr, U. Friis, S. Larsen, T. K. Melle, I. Johannessen, J. O. Opjordsmoen, S. et. al,.(2008). First-episode Psychosis: Diagnostic Stability Over One and Two Years. *The Journal of Psychopathology, 41*. 322-329.

Hales, R. E. & Yudofsky, S. C. & Roberts, L. W. eds.(2014). *Textbook of Psychiatry*. 6th ed. American Psychiatric Publishing, Washington D. C.

Hare, R. D. & McPherson, L. M.(1984). Psychopathy and Perceptual Asymmetry During Verbal Dichotic Listening. *Journal of Abnormal Psychology, 93*. 141-149.

Harfterkamp, M. Buitelaar, J. K. Minderaa, R. B. van, de, Loo-Neus, G. van, der, Gaag, R. J. Hoekstra, P. J.(2014). Atomoxetine in Autism Spectrum Disorder: No Effects on Social Functioning; Some Beneficial Effects on Stereotyped Behaviors, Inappropriate Speech, and Fear of Change. *Journal of Child and Adolescent Psychopharmacology, 24*(9). 481-485.

Harris, O. J. and Hartman, S. J.(2002). Organizational Behavior. New York: Best Business Books.

Henriksson, M. M, Aro, H. M. Marttunen, M. J. et. al,.(1993). Mental Disorders and Comorbideity in Suicide. *The American Journal of Psychiatry, 150*(6). 953-40.

Herman, D. A.(1989). *Suicide and Art Therapy: Exploring The Pictorial Expression of Features Related to Suicidal Intent*. Concordia University of Canada.

Hinkle, L. E.(1973). The Concept of Stress in the Biological Social Science. *Stress Medicine and Man, 1*. 31-48.

Hobbs, N.(1966). Helping Disturbed Children: Psychological and Ecological Strategies. *American Psychological Association, 21*. 1105.

Hobbs, N.(1974). Nicholas Hobbs. In J. M. Kauffman & C. D. Lewis (Eds.), *Teaching Children with Behavior Disorders: Personal Perspectives*. Columbus, Ohio: Charles E. Merrill Publishing.

Hodgins, D. C. & Holub, A.(2007). Treatment of Problem Gambling. In G. Smith. D. C. Hodgins. & R. Williams (Eds). *Research and Measurement Issues in Gambling Studies*. 371-397. M. A: Academic Press.

Holden. & Ritchie.(1991). Linking Extreme Marital Discord, Child Rearing, and Child Behavior Problems: Evidence from Battered Women. *Child Development, 62*. 311 - 327.

Hollander, E. Frenkel, M. DeCaria, C. M. Frenkel, M. DeCaria, C. M. Trungold, S. et. al,.(1992). Treatment of Pathological Gambling with Clomipramine. *The American Journal of Psychiatry, 149*. 710-711.

Hyder, A. A. & Juul, N. H.(2008). Games, Gambling, and Children: Applying the Precautionary Principle for Child Health. *Journal of Child and Adolescent Psychiatric Nursing, 21*. 202-204.

Ihara, K. Morgan, C. Fearon, P. Dazzan, P. Demjaha, A. Lloyd, T. et. al,.(2009). The Prevalence, Diagnostic Significance and Demographic Characteristics of Schneiderian First-Rank Symptoms in an Epidemiological Sample of First-Episode Psychoses. *Journal of Psychopathology, 42*. 81-91.

Infante, D. A. Chandler, T. A. & Rudd, J. E.(1989). Test of Anargumentative Skill Deficiency Model of Interpersonal Violence. *Communication Monograph, 86*. 163-177.

Inlievich, D. & Gleser, G. C.(1986). Defence Mechanism: Their Classification Corelate and Measurement with the Defence Mechanism Inventory. Michigan: Owosso. D. M. I Associates.

Jaccard, J. Blanton, H. & Dodge, T. 2005. Peer Influences on Risk Behavior: An Analysis of the Effects of a Close Friend. *Developmental Psychology, Vol. 41*. No. 1. 135-147.

Jacobs, D. F.(1986). A General Theory of Addictions: A New Theoretical Model. *Journal of Gambling Behavior, Vol. 2*, 15-31.

Jansson L. B. Parnas. J.(2007). Competing Definitions of Schizophrenia: what can be Learned from Polydiagnostic Studies? *Schizophrenia Bulletin, 33*. 1178-1200.

Jellinek EM.(1960). *The Disease Concept of A Alcoholism*. College and University Press of New Haven.

Jick, Todd, D. and Roy, Payne.(1980). Stress at Work, Exchange. *Journal of Organizational Behavior Teaching, Vol. 5*. No. 3. 50-55.

Johansson, A. Grant, J. E. Kim, S. W. Odlaug, B. L. & Gotestam, K. G.(2009). Risk Factors for Problematic Gambling: A Critical Literature Review. *Journal of Gambling Studies. Vol. 25*. N0. 1. 67 - 92.

John, T. Morgan, Nicole, Barger, David, G. Amaral, Cynthia, M. Schumann.(2014). Stereologica Study of Amygdala Glial Populations in Adolescents and Adults with Autism Spectrum Disorder. Public Library of Science: (PLOS). 9(10). 1-14.

Johnson, M. R. Lydiara, R. B. Ballenger, J. C.(1995). Panic disorder, Pathophysiology and drug treatment. *Drugs, 49*. 328-345.

Jon, Baio.(2012). Prevalence of Autism Spectrum Disorders-Autism and Development Disabilities Monitoring Network, 14 Sites, United States, 2008. *Morbidity and Mortality Weekly Report, 61*(SS03). 1-19.

Jon, Baio.(2014). Prevalence of Autism Spectrum Disorder Among Children Aged 8 Years-Autism and Developmental Disabilities Monitoring Network. 11 Sites, United States, 2010. *Morbidity and Mortality Weekly Report, 63*(SS02). 1-21.

Judd, L. L. Schettler, P. J. Coryell, W. et. al,.(2013). Overt Irriability/Anger in Unipolar Major Depressive Episodes. Past and Current Characteristics and Implications for Long-term Course. *The Journal of the American Medical Association, 10*. 1001.

Jung, C. G.(1964). *Approaching the Unconscious*. New York: Dell Publishing Company.

Keefe, R. S.(2008). Should Cognitive Impairment be Included in the Diagnostic Criteria for Schizophrenia? *World Psychiatry, 7*. 22-28.

Kendell, R. Jablensky, A.(2003). Distinguishing Between the Validity and Utility of Psychiatric Diagnoses. *The American Journal of Psychiatry, 160*. 4-12.

Kernberg, O.(1975). *Borderline Conditions and Pathological Narcissism*. New York: Aronson.

Keyes, K. M. Pratt, C. & Galea, S. et. al,.(2014). The Burden of Loss: Unexpected Death of a Loved One and Psychiatric Disorders Across the Life Course in a National Study. *The American Journal of Psychiatry, 10*. 1176.

Kim, Y. Blasfield, R. Tyre, P. et. al,.(2014). Field Trial of a Putative Research Algorithm for the Diagnosis of ICD-11 Personality Disorders in Psychiatric Patients: 1. Severity of Personality

Disturbance. *Personality and Mental Health*. 67–78.

Kim, Y. R. Min, SK, Yu, B. H.(2004). Differences in beta–Adrenergic Receptor Sensitivity between Women and Men with Panic Disorder. *The journal of European Neuropsychopharmacology*(ENP). 14. 515–520.

Koedam, E. L. Lauffer, V. van, der, Vlies, A. E. van, der, Flier, W. M. Scheltens, P. & Pijnenburg, Y. A.(2010). Early–Versus Lateonset Alzheimer's Disease: More than Age Alone. *Journal of Alzheimer's Disease, 19*. 1401–1408.

Kohut, H.(1997). *The Restoration of the Self*. New York: International Universities Press.

Korver–Nieberg, N. Quee, P. J. Boos, H. B. Simons, C. J.(2011). The Validity of the DSM–IV Diagnostic Classification System of Non–Affective Psychoses. Australian and New Zealand *Journal of Psychiatry, Vol. 45*. 1061–1068.

Kreisel, T. Frank, M. G. Licht, T. et. al,.(2013). Dynamic Microglial Alterations Underlie Stress–Induced Depressive–Like Behavior and Suppressed Neurogenesis. *Molecular Psychiatry, 10*. 1038.

Kübler–Ross, E.(1969, 1995). *On Death and Dying*. New York: Macmillan.

Kuss, D. & Griffiths, M.(2012a). Internet and Gaming Addiction: A Systematic Literature Review of Neuroimaging Studies. *Brain Sciences, 2*(3). 347–374.

Ladouceur, R. Sylvain, C. Boutin, C. Lachance, S. Doucet, C. Leblond, J. & Jacques, C.(2001). Cognitive Treatment of Pathological Gambling. *Journal of Nervous and Mental Disease, 189*(11). 774–780.

Lazare, A. Klerman, G. Armor, D.(1996). Oral. Obsessive and Hysterical Personality Patterns: An Investigation of Psychoanalytic Concepts by Means of Factor Analysis. *Journal of Archives of General Psychiatry, 14*. 624–630.

Lazare, A. Klerman, G. L. & Armor, D. J.(1966). Oral. Obsessive. and Hysterical Personality Patterns: An Investigation of Psychoanalytic Concepts by Means of Factor Analysis. *Journal of Archives of General Psychiatry, 14*, 624 – 630.

Lazarus, A. A.(1992). The Multimodal Approach to the Treatment of Minor Depression. American *Journal of Psychotherapy, 46*. 50.

Lazarus, R. S.(1967). *Psychological Stress and the Coping Process*. New York: McGraw–Hill.

Ledgerwood, D. M. & Petry, N. M.(2006). Psychological Experience of Gambling and Subtypes of Pathological Gamblers. *Journal of Psychiatric Research, 144*(1). 17–27.

Licht, E. A. McMurtray, A. M. Saul, R. E. & Mendez, M. F.(2007). Cognitive Differences between Early and Late–Onset Alzheimer's Disease. *American Journal of Alzheimer's Disease & Other Dementias, 22*. 218–222.

Lichtman, J. H. Froelicher, E. S. James, A. et. al,.(2014). AHA Scientific Statement. Depression as Risk Factor for Poor Prognosis Among Patients With Acute Coronary Syndrome. Systematic Review and Recommendations. *Journal of Circulation, 129*. 1350–1369.

Liebowitz, M. R. Salman, E. Nicolini, H. et. al,.(2014). Effect of an AcuteIntranasal Aerosol Dose of PH94B on Social and Performance Anxiety in Women With Social Anxiety Disorder. *The American Journal of Psychiatry, 10*. 1176.

Liemburg, E. Castelein, S. Stewart, R. van, der, Gaag, M. Aleman, A. Knegtering, H.(2013). Two Subdomains of Negative Symptoms in Psychotic Disorders: Established and Confirmed in Two Large Cohorts. *Journal of Psychiatric Research, 47*. 718–725.

Linscott, R. J. van, Os, J.(2013). An updated and conservative Systemematic Review and Meta-Analysis of Epidemiological Evidence on Psychotic Experiences in Children and Adults: on the Pathway from Proneness to Persistence to Dimensional Expression across Mental Disorders. *Psychological Medicine, 43*. 1133–1149.

Magoon, M. E. & Ingersoll, G. M.(2006). Parental Modeling, Attachment, and Supervision as Moderators of Adolescent Gambling. *Journal of Gambling Studies, 22*(1). 1–22.

Malaspina, D. Owen, M. J. Heckers, S. Tandon, R. Bustillo, J. Schultz, S. et. al,.(2013). Schizoaffective Disorder in the DSM–5. *Schizophrenia Research, 150*. 21–25.

Mammen, G. Faulkner, G.(2013). Physical Activity and the Prevention of Depression: A Systemematic Review of Prospective Studies. *American Journal of Preventive Medicine, 45*. 649–657.

Mann, J. J.(1998). The Neurobiology of Suicide. *Nature Medicine, 4*. 25–30.

Marcia, J. E.(1980). Identity of Adolescence in Abelson(Ed). *Handbook of Adolescence Psychology*. New York: John Wiley.

Marston, W. M.(1979). *Emotions of Normal People*. Minneapolis: Persona Press, Inc. 18–28.

Martin, L. A. Neighbors, H. W. Griffith D. M.(2013). The Experience of Symptoms of Depression in Men vs Women: Analysis of the National Comorbidity Survey Replication. *The Journal of the American Medical Association(JAMA) Psychiatry, 10*. 1001.

Maslow, A. A.(1956). Philosophy of Psychology. In J. Fairchild(ed.). Personal problems and Psychological Frontiers. New York: Sheridan House.

McComb, J. L. & Sabiston, C. M.(2010). Family Influences on Adolescent Gambling. *Journal of Gambling Studies, 22*(1). 43–47.

McDonald, L. & Robb, A. L.(2004). The Economic Legacy of Divorce and Separation for Women in Old Age. *Canadian Journal on Aging, 23*(Supl.1). S83–S97.

MeDermid, E.(2014). Childhood Bereavement Contributes to Future Psychosis Risk. *British Medical Journal, 348*. 223.

Menninger, K. A.(1933). Psychoanalytic Aspects of Suicide. *International Journal of Psycho-Analysis, 14*. 376.

Messinger, J. W. Tremeau, F. Antonius, D. Mendelsohn, E. Prudent, V. Stanford, A. D. et. al,.(2011). Avolition and Expressive Deficits Capture Negative Symptom Phenomenology: Implications for DSM-5 and Schizophrenia Research. *Clinical Psychology Review, 31*. 161-168.

Miller, R. B. Hemesath, K. & Nelson, B.(1997). Marriage in Middle and Later Life. In T. D. Hargrave & S. M. Hanna(Eds), *The Aging Family*. New York: Brunner/Mazel.

Min, S. K. Lee, H. Y.(1988). No Mitral Valve Prolapse in Korean Patients with Panic Attacks. *The American Journal of Psychiatry, 143*. 943-945.

Mutschler, J. Buhler, M. Grosshans, M. Diehl, A. Mann, K. & Kiefer, F.(2010). Case Report: Disulfiram, an Option for the Treatment of Pathological Gambling? *Alcohol & Alcoholism, 45*(2). 214-216.

Nemiah, J.(1981). A Psychoanalytic View of Phobias. *The American Journal of Psychoanalysis, 41*. 115-123.

Nestler, E. J.(2013). Cellular Basis of Memory for Addication. *Dialogues in Clinical Neuroscience, 15*. 431-443.

Neugarten, B. L.(1968). *Middle Age and Aging: A Reader in Social Psychology*. Chicago: University of Chicago Press.

Neuhaus, E. Bernier, R. Beauchaine, T. P.(2014). Brief Report: Social Skills. Internalizing and Externalizing Symptoms, and Respiratory Sinus Arrhythmia in Autism. *Journal of Autism and Development Disorders, 44*(3). 730-737.

Newton-Howes, G. Tyrer, P. Johnson, T.(2006). Meta-Analysis of Published Studies. *British Journal of Psychiatry, 188*. 13-20.

Nicholi, A. M. Jr.(1983). The inhalants: An overview. *Psychosomatics, 24*. 914-921.

Nichols, M. P. & Schwartz, R. C.(2001). *Family Therapy: Concepts and Methods*(5th ed). Boston: Allyn & Bacon.

Nordgaard, J. Arnfred, S. M. Handest. Parnas, J.(2007). The Diagnostic Status of First-Rank Symptoms. *Schizophrenia Bulletin, 34*. 137-154.

Nower, L. & Blaszczynski, A.(2008). Recovery in Pathological Gambling: An Imprecise Concept. *Substance Use and Misuse. Vol. 43*. No. 12-13. 1844-1864.

Orasanu, J. M. & Backer, P.(1996). Stress and Military Performance. In J. E. Driskell & E. Salas (Eds),. *Stress and Human Performance*. Series in Applied Psychology. 89-125. Hillsdale. New Jersey: Lawrence Erlbaum Associates.

Orford, J. Sproston, K. Erens, B. White, C. & Mitchell, L.(2003). *Gambling and Problem Gambling in Britain*. New York: Brunner-Routledge.

Ostholthoff, T.(2012). A Comparison of Autonomic, Behavioral, and Parent-Report Measures of Sensory Sensitivity in Young Children with Autism. *Research in Autism Spectrum Disorders, 6*. 1234-1246.

Ostroff, R. & Boyd, J. H.(1987). Television and Suicide. New England Journal of Medicine. 316. 876-878.

Parellada, M. Penzol, M. Pina, L. Moreno, C. Gonzalez-Vioque, E. Zalsman, G. Arango, C. (2014). The Neurobiology of Autism Spectrum Disorders. *European Psychiatry, 29*(1). 11-19.

Pearlin, L. I. and Schooler, C.(1978). The Structure of Coping. *Journal of Health and Social Behavior, 19*. 2-21.

Pearlstein, T. & Steiner, M.(2012). Premenstrual Dysphoric Disorder. Burden of Illness and Treatment Update. *Focus: The Journal of Lifelong Learning in Psychiatry, 10*. 90-101.

Peck, R. F.(1968). Psychological Developments in the Second Half of Life. in B. Nurgarten, ed.. Middle Age and Aging. Chicago: University of Chicago Press.

Perri, R. Serra, L. Carlesimo, G. A. Caltagirone, C.(2007). Amnestic Mild Cognitive Impairment: Difference of Memory Profile in Subjects who Converted or did not Convert to Alzheimer's Disease. *Journal of Neuropsychology, 21*(5). 549-558.

Pescosolido, B. A. Wright, E. R.(1990). Suicide and the Role of the Family Over the Life Course. *Family Perspective, 41*(1). 41-58.

Petry, N. M. Roll, J. M.(2001). A behavioral Approach to Understanding and Treating Pathological Gambling. *Seminar in Clinical Neuropsychiatry, 6*. 177-183.

Phillips, D. P.(1974). The Influence of Suggestion on Suicide: Substantive and Theoretical Implications of the Werther Effect. *American Sociological Review, 39*(3). 340-354

Phillips, K. A. Wilhelm, S. Koran, L. M. Didie, E. R. Fallon, B. A. Feusner, J. et. al,.(2010). Body Dysmorphic Disorder: Some Key Issues for DSM-5. *Depression and Anxiety, 27*. 573-591.

Phillips, D. P. & Bollen, K. A. 1985. Same Time, Last Year: Selective Data Dredging for Negative Finding. *American Sociological Review, 50*. 364-371.

Queensland Government.(2001). *Queensland Household Gambling Survey 2001*. Gambling Policy Directorate Office of the Government Statistician.

Quick, J. C. and Quick, J. D.(1984). *Organizational Stress and Preventive Management*. New York: McGraw-Hill Book Company.

Reichenberg, A. Harvey, P. D. Bowie, C. R. Mojtabai, R. Rabinowitz, J. Heaton, R. K. et. al,. (2009). Neuropsychological Function and Dysfunction in Schizophrenia Andpsychotic Affective Disorders. *Schizophrenia Bulletin, 35*. 1022–1029.

Rhodes, W. C.(1967). The disturbing Child: A Problem of Ecological Management. *Exceptional Children, 33*. 637–642.

Rhodes, W. C.(1970). A Community Participation Analysis of Emotional Disturbance. *Exceptional Children, 36*. 309–314.

Ritchey, T.(2002). *I'm Stuck. You're Stuck: Break through to better Work Relationships and Results by Discovering your DISC Behavioral Style*. Inscape Publishing. Inc.

Roe–Sepowitz, D. Bedard, L. E. & Pate, K.(2007). *The Impact of Child Abuse on Dissociative Symptoms: A Study of Incarcerated Women*. New Jersey: Trauma Dissociation. 8(3). 7–26.

Rogers, C. R.(1959). A theory of Therapy Personality, and Interpersonal Welationships, as Developed in the Client–Centered Framework. In S. Koch(ed.), *Psychology, the Study of a Science. Vol. 3. Formulations of the Person and the Social Context*. 184–256. New York: McGraw–Hill.

Ross, E. K.(1973). *On Death and Dying*. New York: The Macmillan Company.

Rountree, S. D. Waring, S. C. Chan, W. C. Lupo, P. J. Darby, E. J. & Doody, R. S.(2007). Importance of Subtle Amnestic and Nonamnestic Deficits in Mild Cognitive Impairment: Prognosis and Conversion to Dementia. *Dementia and Geriatric Cognitive Disorders, 24*(6). 476–482.

Roy, A.(1985). Self–destructive behavior. *The American Journal of Psychiatry, 81*.

Sadock, B. J, Sadock V.A.(2017). *Kaplan & Sadock's Synopsis of Psychiatry: Behavioral Science and Clinical Psychiatry*. 10th Philadelphia: Lippincott Williams & Wilkins.

Sadock, B. J, Sadock V.A.(2017). Selective Serotonin Reuptake Inhibitors. Kaplan & Sadock's Synopsis of Psychiatry : Behavioral Science and Clinical Psychiatry. 10th Philadelphia : Lippincott Williams & Wilkins.

Sarazin, M. Berr, C. De, Rotrou, J. Fabrigoule, C. Pasquier, F. Legrain, S. et. al,.(2007). Amnestic Syndrome of the Medial Temporal type Identifies Prodromal AD: A Longitudinal Study. *Neurology, 69*(19). 1859–1867.

Sartorious, N.(1998). Stigma: What can Psychiatrists do About it? *Journal of Lancet, 352*. 1058–1059.

Satir, V.(1972). *People Making*. Palo Alto, CA: Science and Behavior Books.

Satir, V.(1983). *Conjoint Family Therapy*. Palo Alto, CA: Science and Behavior Books.

Sauter, S. L. L. M. Murphy, and J. J. Hurrell, Jr,.(1990). Prevention of Work –Related Psychological Disorders. *American Psychological Association, 45*. 1146–1158.

Schneider, F. R.(1991). Social Phobia. *Annals of General Psychiatry, 21*. 349–358.

Schriver, J. M.(2001). *Human Behavior and Social Environment*. Massachusetts: Allyn & Bacon.

Schuler, Randall, S.(1984). Organizational Stress and Coping: A Model and Overview. in Amarjit Singh Sethi and Randall S. Schuler. Eds,. *Handbook of Organizational Stress Coping Strategies*. 35–67, Cambridge, Massachusetts: Ballinger Publishing Company.

Selye, H.(1956). *The Stress of Life*. New York: McGrow–Hill.

Selye, H.(1983). The Stress Concept and Some of Its Implications, In V. Setiawan E, Wilson AA, Mizrahi R, et. al,.(2015). Role of Translocator Protein Density, A marker of Neuroinflammation, in the Brain during Major Depressive Episodes. *The Journal of the American Medical Association Psychiatry, 10*. 1001.

Shaffer, H. J. Hall, M. N. & Vander, Bilt, J.(2000). Computer Addiction : A Critical Consideration. *American Journal of Orthopsychiatry, 70*. 162 – 68.

Shah, A. J. Veledar, E. & Hong, Y. et. al,.(2011). Depression and History of Attempted Suicide as Risk Factors for Heart Disease Mortality in Young Individuals. *Journal of Archives of General Psychiatry, 68*. 1135–1142.

Shah, N. & Bhat, T.(2008). Clinical Practice Guidelines for the Specific Learning Disorders(Lead Paper). *Indian Journal of Psychiatry, 50*(10). 68–95.

Sharpe, L. Terrier, N.(1993). Towards a Cognitive Behavioral Theory of Problem Gambling. *The British Journal of Psychiatry, 162*. 407–412.

Sharpe, L.(2002). A Reformulated Cognitive–Behavioral Model of Problem Gambling: A Biopsychosocial Perspective. *Clinical Psychology Review, 22*(1). 1–25.

Sheehan, D. L.(1982). Current Concepts in Psychiatry: Panic Attacks and Phobia. *The New England Journal of Medicine(NEJM), 307*. 3156–3158.

Shildkraut, J. J.(1965). The Catecholamine Hypothesis of Affective Disorders: A Review of Supporting Evidence. *The American Journal of Psychiatry, 22*. 507–522.

Shinn, A. K. Heckers, S. Ongur, D.(2013). The Special Treatment of First Rank Auditory Hallucinations and Bizarre Delusions in the Diagnosis of Schizophrenia. *Journal of Schizophrenia Research, 146*. 17–21.

Shneider, J. S.(1980). Hopelessness and helplessness. *Mental Health Service, 18*(3). 12–21.

Shneidman, T.(1987). Adolescents suicide, *Journal of Clinical Psychiatry, 48*. 56–63.

Siegal, R.(1969). What are Defense Mechanism? *Journal of American Psychoanalytic Association, 17*. 785–807.

Singer, Marc, G.(1992). Human Resource Management. Boston: PWS-Kent Publishing Company.

Spada, M. M. Lanngston, B. Nikcevic, A. V. & Moneta, G. B.(2008). The Role of Meta Cognitions in Problematic Internet Use. *Computer in Human Behavior, 24*(5). 2325-2335.

Stack, S.(1985). The Effect of Domestic/Religious Individualism on Suicide. 1954-1978. *Journal of Marriage and the Family, 47*(2). 431-447.

Stack, S.(1993). The Effect of Modernization on Suicide in Finland: 1800-1984. *Sociological Perspectives, 36*(2). 137-148.

Stack, S.(2000). Suicide: A 15-year Review of the Sociological Literature Part I: Cultural and Economic Factors. *Suicide and Life-Threatening Behavior, 30*(2). 145-162.

Stack, S.(2003). Media Coverage as a Risk Factor in Suicide. *Journal of Epidemiology and Community Health, 57*(4). 238-240.

Steenbergh, T. A. Whelan, J. P. Meyers, A. W. Klesges, R. C. & DeBon, M.(2008). Gambling and Health Risk-Taking Behavior in an Military Sample. *Military Medicine, 173*. 452-459.

Straus, M. A.(1971). Some Social Antecedents of Physical Punishment: A Linkage Theory Interpretation. *Journal of Marriage and the Family, 33*. 658-663.

Suija, K. Timonen, M. Suviola, M. et. al,.(2013). The Association between Physical Fitness and Depressive Symptoms among Young Adults: Results of the Northern Finland 1966 Birth Cohort Study. *Journal of BMC Public Health, 13*. 535.

Sullivan, H. S.(1953). *The Interpersonal Theory of Psychiatry*. New York: W. W. Northon & Company.

Tae-Beom, Seo. Han-Sam, Cho. Mal-Soon, Shin. Chang-Ju, Kim. Eun-Sang, Ji. Seung-Soo Baek.(2013). Treadmill Exercise Improves Behavioral Outcomes and Spatial Learning Memory through Up-Regulation of Reelin Signaling Pathway in Autistic Rats. *Journal of Exercise Rehabilitation, 9*(2). 220-229.

Takizawa, R. Maughan, B. & Arseneault, L.(2014). Adult Health Outcomes of Childhood Bullying Vicimization: Evidence From a Five-DecadeLongitudinal British Birth Cohort. *The American Journal of Psychiatry, 10*. 1176.

Tandon, R. Gaebel, W. Barch, D. M. Bustillo, J. Gur, R. E. Heckers, S. et. al,. 2013. Definition and Description of Schizophrenia in the DSM-5. *Journal of Schizophrenia Research, 150*. 3-10.

Thomas, C. P. Fullerton, C. A. Kim, M. et. al,.(2014). Medication-Assisted Treatment with Buprenorphine: Assessing the Evidence. *Psychiatric Services, 10*(1). 176.

Toneatto, T.(2002). Cognitive Therapy for Problem Gambling. *Cognitive and Behavioral Practice, 9*(3). 191-199.

Torgersen, S.(1983). Genetic Factors in Anxiety Disorders. *Archives of General Psychiatry, 40*. 1085–1094.

Troll, L. E.(1985). *Early and Middle Adulthood* (2nd ed.). C. A: Brooks–Cole.

Tsuang, M. T. Van, Os, J. Tandon, R. Barch, D. M. Bustillo, J. Gaebel, W. et. al,.(2013). Attenuated Psychosis Syndrome in DSM–5. *Journal of Schizophrenia Research, 150*. 31–35.

Turner, J. S. & Helms, D. B.(1983). *Lifespan Development* (2nd ed.). New York: Holt, Rihenart & Winston.

Tutty, S. Gephart, H. & Wurzbacher, K.(2003). Enhancing Behavioral and Social Skill Functioning in Children Newly Diagnosed with Attention–Deficit Hyperactivity Disorder in a Pediatric Setting. *Journal of Developmental and Behavioral Pediatrics, 24*. 51–57.

Tyrer, P. Bateman, A.(2004). Drug Treatment in Personality Disorders. *Advances in Psychiatric Treatment, 10*. 389–398.

Vaillant, G. E.(1986). *Empirical Studies of Defense*. Washington, DC: American Psychiatric Association Press.

Vaillant, G. E.(2000). Adaptive Mental Mechanisms: Their role in a positive psychology. *American Psychological Association, 55*(1). 89–98.

Vaillant, G. E. (Ed.).(1992). *Ego Mechanisms of Defense: A Guide for Clinicians and Researchers*. Washington, DC: American Psychiatric Association Press.

Vaillant, G. E.(1976). Natural History of Male Psychological Health: The Relation of Choice of Ego Mechanisms. *Archives of General Psychiatry, 33*. 535–545.

Van, der, Vlies, A. E. Koedam, E. L. Pijnenburg, Y. A. Twisk, J. W. Scheltens, P & van, der, Flier, W. M.(2009). Most Rapid Cognitive Decline in APOE Epsilon 4 Negative Alzheimer's Disease with Early Onset. *Psychological Medicine, 39*. 1907–1911.

Von, Hofsten, C.(1983). Catching Skill in Infancy. *Journal of Experimental Psychology: Human Perception and Performance, 6*. 632–650.

Warner, L. A. Kessler, R. C. Hughes, M. et. al,.(1995). Prevalence and Correlates of Drugs and Dependency in the United States. Results from the National Comorbidity Survey. *Archives of General Psychiatry, 52*. 219–224.

Weingarten, H. R.(1988). Late Life Divorce and the Life Review. *Journal of Gerontological Social Work, 12*(3–4). 83–97.

Wenz, F. V.(1977). Seasonal Suicide Attempts and Forms Loneliness. *Psychological Reports, 40*. 807–810.

Werner, H. D.(1982). *Cognitive Therapy*. New York: Free Press.

Whalen, C. K. & Henker, B.(1998). Attention Deficit/Hyperactivity Disorders. In T. H. Ollendick & M. Hersen (Eds.), *Handbook of Child Psychopathology*. New York: Plenum Press. Yodofsky Eds. Cognitive Rehabilitation for Neuropsychiatric Disorders. Washington, DC: American Psychiatric Press.

Willick, S.(1995). The Defense. In B. E. Moore & B. D. Fine (Eds.), *Psychoanalysis the Major Concepts*. 485–498). New Haven and London: Yale University Press.

Woods S. W. Walsh B. C. Saksa J. R. McGlashan T. H.(2010). The Case for Including Attenuated Psychotic Symptoms Syndrome in DSM-5 as a Psychosis Risk Syndrome. *Schizophrenia Research. 123*. 199–207.

Yoshioka, M. R. Dinola, J. & Ullah, K.(2001). Attitude toward Marital Violence. *Violence against Women, 7*(8). 900–926.

Young, K. S. & Rogers, R. C.(1998). The Relationship between Depression and Internet Addiction. *Cyberpsychology and Behavior, 1*. 25 – 28.

Young, K. Pistner, M. O'Mara, J. & Buchanan, J.(1999). Cyber Disorders: The Mental Health Concern for the New Millenium. *Cyberpsychology and Behavior, 2*. 475–479. 10. 1089.

Young.(2007). Cognitive-Behavioral with Internet Addicts: Treatment Outcomes and Implication. *Cyberpsychology and Behavior, 10*(5). 671–679.

Zastrow, C. & Kirst-Ashman, K. K.(2009). *Understanding Human Behavior and the Social Environment*(8th ed.). Chicago: Nelson-Hall Publishers.

찾아보기

[인명]

A

Aaron Beck 175
Adler 16
Allport 14

B

Baumeister 95
Beck 176
Bleuler 231

C

Cannon 26

D

Durkheim 94, 95, 96, 97

E

Erikson 15, 46, 50, 53, 56, 58, 60, 61, 63, 64, 66

F

Fenton 18, 22
Freud 13, 14, 16, 46, 50, 52, 53, 54, 56, 94, 95, 220, 238
Fromm 17

G

Gibbs 95

J

Jahoda 18
Judith & Shapiro 94, 95
Jung 15, 94, 95

K

Kraepelin 231

M

Maslow 16
Menninger 94, 95
Morel 231

P

Piaget 46, 50, 53, 54, 56, 60, 62

R

Rogers 14, 18, 20

S

Schneider 231ㅈSchneidman 95
Sullivan 16

W

White 95
Willian Mouston Marston 40
Wolman 18, 21

Y

Young 80

Z

Zubin & Spring 239

[용어]

(ㄱ)

가면우울 169
가성 병식 165
가성치매 165, 170
가역성 치매 257, 262
가족 교육 90

가족교육 92
가족력 236, 254
가족모임 250
가족이론 238
가족 자조집단 262
가족적 요인 83, 89
가족치료 178, 182, 183, 207, 247, 248
간접적 공격성 29
갈등 처리 32
갈란타민 264
갈망억제제 91
감각운동기 46
감각 운동 단계 50
감염 235, 237
감염 이론 237
감정 고양 253
감정둔마 234, 242
감정의 둔마 242
감정의 장애 234
감정장애 162
감정표현 불능증 163
감추어진 의도 36
갑상선 기능 이상 173, 259
갑상선 기능 저하증 258
갑상선호르몬 179
강박성 성격장애 210, 213, 219, 220, 223, 227, 230
강박장애 221, 223
강박적 반추 228
강박적인 의존 상태 75
강박적 · 히스테리성 성격 175
강박행동 160
개성의 표출 32
개인적 요인 82
개인정신치료 184, 229, 246
개인치료 91, 184
개입 78, 79, 142, 143, 144, 145
개입 종결 147, 148
갠서증후군 165
갱년기 우울증 169
거부 29
거부 종결 142, 147, 148
거북목 증후군 81
거절증 160
건강염려증 102, 169
건망 장애 261
건망증 164
게임중독 84
게임 중독증 84
격정 163
결정성 지능 62
경계성 성격장애 99, 210, 211, 216, 220, 222, 225, 229
경고 반응 135
경고반응 134
경과 78, 90, 177, 202, 204, 224, 261
경두개자기자극술 178
경막하 출혈 261
계획수립 142, 143, 144
고립 29, 31
고립감 61
고상적 거짓말 162
고소 공포 188
고양된 기분 163
고양된 의식 상태 159
고위험군 146
고정관념 35
고차적 피질 기능 254
고착 29, 31, 220
공격기제 29, 31
공격성 160
공격 충동 173
공공후견인제도 131
공상 29, 31
공포 163
공포증 55
공황 163
공황발작 186, 188, 190, 205
공황장애 99, 186, 188, 191, 200, 202, 203, 205
공황증세 203
과거력상의 요인 259

과거의 경험 35
과다행동 169
과대망상 162, 233, 238
과잉결정적 사고 161
관계망상 162
관계사고 228
관계 형성 227
관념 불일 161
광장공포증 186, 188, 192, 200, 202, 203, 205
구강기 46
구체적 사고 161
구체적 조작기 56
국가인권위 122, 123, 124, 125
국가인권위원회법 116
국제연합개발계획 133
국제인권규약 117
귀인이론 176
균형, 정서적 21
극도로 와해된 또는 긴장성 행동 232
근면성 56, 57
근본성 118
글루타메이트 236, 264
금단 80
금단증상 74, 82, 179
급성기 140, 241, 242
긍정적 강화 182
긍정적 강화요법 207
긍정적인 감정 표현하기 37
긍정적 재강화 182
기본원칙 125
기분 변화 163
기분장애 85, 109, 157, 162, 163, 223, 227, 264
기분 조절제 229
기시감과 미시감 164
기억력 장애 264
기억상실 73, 74, 164, 252
기억상실성 경도인지장애 259
기억장애 164, 234, 252, 253
기억 항진 164
기이한 행동 231
기저 전뇌 264
기질 155
기질성 165
기질성 건망증 164
기질적 요인 154, 155
기초정신건강복지센터 141, 142
긴장 163
긴장성 행동 231, 232
긴장 이완요법 207

(ㄴ)

나-전달법 38
날트렉손 91
남근기 52, 53
낮 병원 249
낯가림 49
내분비 이상 172, 173
내분비 장애 261
내분비학적인 질환 237
내성 74, 80
내적 요인 27, 29
내향화 174
노년기 66, 67, 68, 69, 90, 108
노동행위 122
노르에피네프린 172, 236
노인학대 69
노출 요법 205
노화 변성 예방 기전 260
놀이 발달 52
놀이치료 207
뇌경색 261
뇌성마비 155
뇌세포의 변성 252
뇌 손상 258
뇌 연결 회로 198
뇌의 보상 체계 88
뇌의 신경전달물질 172
뇌의 화학적인 변화 172
뇌전증 대발작 75
뇌전증증후군 237

뇌전증형 상태 237
뇌 증후군 164
뇌척수액 103
뉴로바이오피드백 178

(ㄷ)
다른 의학적 상태로 인한 불안장애 186, 188, 190, 198, 200, 202, 204, 205, 208
다발성 경색성 치매 258
다발성 경화증 258
다변증 162
다수의 원칙 33
단기기억 74
단도박 모임 90, 93
단도박 친목모임 93
단순포진 뇌염 261
단일광 162
단주 모임 79
대뇌 구조적 요인 235, 236
대사 장애 261
대양적 느낌 162
대응체계 138
대인관계 치료 178, 181
대중매체 미디어 영향 107
대한민국헌법 116, 118
도네페질 264
도덕성 118
도덕성의 발달 52
도덕적 발달 54
도박장애 81, 86, 88
도박중독 64, 86, 88, 89, 90, 91
도파민 76, 88, 172, 236, 244
도파민 수용체 76
도피기제 29, 31
동기 강화 접근법 86
동물공포 188
동반양상 169
동의입원 129
동일시 29, 30, 52
두부 손상 261

(ㄹ)
루이(Lewy)체 치매 260
루이소체 255
루이체병 264
리스페리돈 236
리튬 179

(ㅁ)
마술적 사고 161
만성 바이러스성 263
만성 잔류기 242
망상 155, 161, 162, 231, 232, 234, 242, 253, 259, 264
면역계 장애 237
명칭실어증 162
모델링 182
모방 자살 영향 107
몽롱 상태 159
무언증 162
무의식적 충동 163
무쾌감증 163, 174
문장적 실어증 162
문제, 스트레스 64
문제해결기술 91
문화적 요인 157
물리적 공간 144
물리적 요인 28
물리적인 환경 36
물리치료 262
물질 관련 장애 225
물질사용장애 78, 81, 99
물질/약물 유도성 불안장애 186, 187, 188, 190, 200, 202, 205
물질/약물치료로 유발된 불안장애 197, 202, 204, 207
물질 중독 64
물활론적 사고 51, 53

미국의사협회 72
미국 정신위생위원회 12
미국정신의학협회 152, 153
미국정신의학회 209, 232

(ㅂ)

바르비투르 108, 261
반동형성 29, 30
반복 행동 160
반사운동 46
반사행동 47
반사회성 성격장애 210, 215, 222, 225, 228
반사회적 성격장애 99, 169, 211
반사회적 행동 169
반응적 애착 장애 55
반향 행동 232
발달단계 56
발달장애인 권리 보장 및 지원에 관한 법률 128
발음장애 162
방어기제 29, 30, 55, 199, 220
방출인자 102
배설장애 55
범불안장애 186, 187, 188, 189, 194, 200, 201, 202, 203, 205, 206
베타-단백질 독성 260
베타 차단제 206, 228
벤조디아제핀 205, 206, 207, 261
변연계 88
변증법적 행동치료 229
병망상 162
병식 165
병적 도박 86
병적 체질-스트레스 모델 235, 240
병전 성격 169, 174, 175
병전증후 233
보상 29, 30
보상 체계 88
보속증 161
보편성 117
보호 인지 259
보호 입원 123, 129
복측피개 부위 88
본능 24
부당입원 121
부동성 불안 163
부스피론 179
부신피질 자극 호르몬 102
부적합 정동 163
부정 79, 220
부정망상 253
부정적 강화 182
부정적인 감정 표현하기 37
부프로피온 179
분리 220
분리불안 49
분리불안장애 186, 187, 188, 189, 195, 200, 201, 202, 204, 205, 207
분자생물학 258, 259
불가분성 117
불결공포 189
불신감 46
불안 155, 162, 163
불안반응 49
불안장애 55, 58, 64, 66, 85, 99, 104, 105, 186, 190, 191, 192, 193, 194, 195, 196, 197, 198, 200, 202, 204, 205, 208, 223, 230
불충분 정동 163
불쾌 기분 163
브롬화물 중독 258
비물질 관련 장애 80, 86
비자기표현 39
비자살 자해 101
비자의 입원 129
비차별 126
비판적 판단 166
비현실적 사고 160
빈곤망상 162, 233
빈둥지증후군 65, 66, 157
빙의망상 162

(ㅅ)

사고 경향 161
사고과정의 장애 160, 161, 233
사고내용의 장애 160, 161, 233
사고의 장애 160, 233
사고장애 232
사고 지체 161
사고형 45
사고형태의 장애 160, 233
사교형 41, 43, 44
사례관리 249
사생활의 비밀과 자유 120
사회공포증 193
사회권 강화 127
사회기술훈련 91, 227, 247
사회문화적 견해 12
사회문화적 요인 77, 154, 220, 235, 239
사회복귀로 248
사회복귀 훈련 248
사회복귀훈련 243
사회 분위기 영향 107
사회불안장애 186, 187, 188, 189, 193, 200, 201, 203, 205, 206, 221
사회적 공격성 58
사회적 공헌 23
사회적 관계망 68
사회적 기술 60, 176
사회적 · 문화적 요인 89
사회적 발달 49, 52, 55, 58, 60, 63, 66, 68
사회적 선택설 239
사회적 손실 39
사회적 요인 28, 83, 157
사회적 유발설 239
사회적응 153
사회적 적응 22
사회통합 126, 128, 138
사회화 68, 248
사회화 결핍증 58
사회화 행동장애 58
사회환경적 요인 102, 105, 106
사회환경적 접근 113
사후관리 112, 113, 114, 138, 148, 149
산혈증 185
산화 스트레스 260
상담 간격 146
상담 종결 145
상동행동 232
상징적 사고 51, 53
상호 의존성 117
생물학적 요인 28, 76, 102, 154, 172, 198, 219
생산성 64
생애 경험 요인 106
생존 반사 47
생활사건 174
생활 속에서의 요인 28
선거권 120
선입견 35
선천성 · 후천성 면역 염증성 173
선택적 세로토닌 재흡수 억제제 91, 178, 179, 205, 206, 207
선택적 함구증 58, 186, 187, 188, 190, 196, 200, 201, 202, 204, 205, 207
선행성 건망증 252
섬망 69, 75, 159
섬망 상태 99
섭식장애 223
성격 검사 40
성격장애 39, 66, 78, 102, 104, 105, 166, 209, 210, 213, 220, 222, 223, 225, 226, 227, 230
성도착 장애 222
성역할 발달 52, 55
성역할 정체감 63
성장 호르몬 237
성장호르몬 분비 이상 173
성적 사회화 63
성적 저하 169
성적 충동 173
성취동기 21
세계보건기구 11, 72, 94, 96, 112, 131, 133, 134
세계인권선언 115, 117

세로토닌 76, 102, 172, 208, 229
세로토닌 노르에피네프린 재흡수 억제제 206
세로토닌-도파민 길항제 236
소아의 분리불안장애 207
소염진통제 259
손목터널증후군 81
수면장애 55, 69, 170, 253, 259, 264
수치심 50
숙명적 자살 96, 98
스트레서 27
스트레스반응 유전자 260
승화 29, 30
시냅스 소실 259
식사 장애 225
신경기능조절치료 178
신경내분비학적 요인 235, 237
신경매독 263
신경면역학 172, 173
신경 발달 가설 240
신경 변성 258, 259, 260
신경변성질환 259
신경생리적 요인 235, 237
신경생물학적 요인 88
신경생장 증상 167
신경성 식욕부진증 99
신경심리학 266
신경인지기능 258, 262
신경인지장애 69, 251, 252, 255, 256, 257, 258, 259
신경전달물질 76, 198, 199, 235, 244
신경 접합부 259
신경증 39
신경증적 장애 242
신경학적 검사 242
신경 화학적 요인 235
신경화학적 요인 236
신뢰감 46
신뢰감 형성 33
신생아 46, 47
신어증 161
신중형 41, 42, 43, 44, 45
신체기능 64
신체망상 233
신체의 자유 120
신체적 결함 154
신체적 발달 46, 50, 53, 56, 59, 61, 64, 67
신체 증상 163
신체 피로의 요인 29
신체화 228
신체화 장애 221
신체화 증상 69
실어증 162, 253, 254
실인증 160, 254
실정법 119
실제 상황에의 노출 205
실존적인 삶 20
실행증 160, 254
심계항진 163
심리교육 147
심리 사회적 요인 174
심리 사회학적 요인 102, 103
심리적 반응 156
심리적 · 사회적 스트레스 174
심리적 손실 39
심리적 요인 89, 240
심리지원 자원 145
심리학적 요인 76, 198, 199
심인성 건망증 164
심한 양상 168
심혈관계 장애 261

(ㅇ)

아급성기 140
아노미적 자살 96, 98
아밀로이드 베타-단백질 252
아세틸콜린 264
아캄프로세이트 91
안정기 241, 242
안정 종결 141, 147
안정형 41, 42, 43, 44, 45
알츠하이머병 255, 256, 259, 260, 262, 264

알츠하이머 치매 69
알츠하이머형 261
알츠하이머형 치매 252, 254, 258, 261
알코올 남용 75, 170
알코올 사용 장애 170
알코올사용장애 73, 75
알코올성 치매 69
알코올의존 73, 74, 75, 78
알코올의존증후군 72, 73
알코올중독 64, 66, 72, 73, 74, 75, 76, 77, 78, 104, 105, 169, 178
알코올중독협의회 72
알코올 특이중독 73, 74, 79
암호해독 259
압축 161
애도 163
애착 이론 220
애착 행동 169
애착 형성 49
야뇨증 58
약물남용 85, 102, 104, 105, 169, 170
약물적 치료접근 263
약물중독 66
약물치료 79, 85, 90, 91, 111, 178, 179, 180, 181, 184, 205, 206, 207, 229, 230, 242, 243, 244, 245, 248, 263, 264
양가감정 62, 173, 234
양가성 163
양극성 II형 장애 109
양극성 I형 장애 109
양극성 우울장애 109
양극성 장애 64, 99, 109, 177, 179, 223, 225
양성증상 224, 232, 242
양심 52
양전자 방사 단층촬영 236
어의성 실어증 162
억압 29, 31
억양 장애 162
억제제의 약물 262
언어 빈곤 162
언어 압박 162
언어장애 55, 162, 253
언어적 발달 47, 50
언어치료 207
업무 분담 144
에스시탈로프람 206
역할극 40
역할 혼란 58
역행성 건망증 252
연계 종결 142, 147, 148
연극성 성격장애 210, 212, 217, 222, 225, 229
연락 안됨 142
연방재난관리청 133, 134
연상 이완 233
연애망상 162
열등감 56, 57
염증성 병태생리 가설 237
엽산결핍증 258
영아기 46, 48, 49, 51
영웅반응 134, 135
영웅반응 시기 135
예후 78, 90, 177, 202, 204, 224, 261
오이디푸스 콤플렉스 54
오인 증후군 253
올란자핀 236
와해된 언어 232
완전한 자살 96
외래 치료 111
외래 통원 치료 184
외상 103, 155
외상 공포 188
외상성 뇌손상 255
외상성신경증 155
외상성 치매 69
외상 후 스트레스 장애 225
외상 후 스트레스장애 99
외적 요인 27, 28
우울 163
우울 삽화 167
우울장애 58, 69, 99, 204, 223

우울증 64, 65, 66, 102, 111, 168, 169, 170, 173, 174, 175, 176, 177, 178, 179, 180, 181, 182, 183, 184, 185, 203, 225, 230, 254, 259, 261
우원증 161
우월성 119
운동성 실어증 162
운동장애 253
원시 반사 47
원인적 치료접근 263
원초아 13, 14
웹 중독 80
위기 개입 110, 111
위험인자 260
유발 인자(cause factor) 169
유발인자(trigger) 27
유병률 77, 90, 177, 200, 201, 202, 221, 222, 223, 241, 260
유아기 50, 51
유엔국제재해경감기구 133, 134
유엔 세계 인권대회 116
유엔총회 130
유엔헌장 115
유용한 자원 135, 136, 137
유전 154
유전적 요인 76, 172, 173, 236, 240
유지 치료 179, 245
음란물 중독 84
음성증상 231, 232, 237, 242, 244, 247
음송증 161
음향연상 161
응급 자살예방센터 110
의사결정 제도 131
의사소통 34, 35, 36, 38, 50
의사소통 체계 144
의사 확인 36
의식의 장애 159
의식의 혼탁 159
의식 장애 234
의심 50
의존성 성격장애 210, 212, 218, 223, 226, 230
의지 50
이기적 자살 96, 97
이별 불안 169
이상 23
이식증 163
이인증 228
이자극성 168
이자극성 기분 163
이차성징 59
이타적 자살 96, 97
인간관계 22, 31, 33, 34, 40, 60, 102
인간관계 훈련 프로그램 40
인간다운 생활권 120
인간 존엄성 125
인공론적 사고 51, 53
인구학적 요인 102
인권 115, 117, 118, 119, 120, 126
인권 보고서 125
인권 보호 129, 132
인권 증진 125, 127
인권침해 120, 121, 122, 123, 124
인정 치료 267
인지기능 167, 242, 251, 253, 257, 264, 265, 266, 267
인지 기반 치료 265
인지 기반 치료접근 265
인지 발달 51, 60
인지심리학 266
인지 이론 174, 198, 199
인지장애 228, 251, 252, 266
인지 재활 265, 266
인지적 교정 91
인지적 기능 21
인지적 발달 47, 48, 51, 54, 57, 59, 62, 65, 67
인지적 이론 175
인지치료 181, 182, 229
인지 트라이어드 175, 176, 181
인지 행동주의적 관점 77
인지행동치료 85, 90, 91, 176, 181, 205, 206, 207, 229, 230, 247

인지훈련 265, 266
인터넷게임 84
인터넷게임 장애 80, 81, 82
인터넷 게임중독자 81
인터넷 과의존 80
인터넷 중독 80, 81, 82, 83, 85
인터넷 증후군 80
일란성 쌍둥이 173
일몰증후군 159, 254
일산화탄소중독 261
일차성징 59
일차성 퇴행성 치매 258
일치감 형성 33
일회성 및 재발성 삽화들 167
일회성 삽화 168
임상양상 73, 81, 87, 108, 168, 170, 188, 210, 211, 212, 232, 252
임상적 견해 12
입원 치료 79, 111, 243

(ㅈ)

자가면역질환 237
자기개념 57
자기결정권 131
자기공명 영상법 236
자기 노출 92
자기분화 68
자기 신뢰 20
자기실현 18
자기 심리학 220
자기애성 성격장애 210, 212, 217, 222, 226, 229
자기 장애 232
자기주장 능력 63
자기주장훈련 230
자기중심적 사고 51, 53
자기 통제성 19
자기표현 34, 37
자동사고 176
자동적 판단 166
자동증 160
자발적 입원 129
자살 94, 95, 96, 102, 103, 104, 105, 106, 107, 108, 109, 111, 112, 160, 169
자살 사고 96
자살 생각 81
자살 시도 96
자살시도자 114
자살 예방 112
자살 예방 대책 113, 114
자살위험요인 예방 113, 114
자살위험자 113
자살위험자 조기발견 114
자살 유가족 112
자살유형 96, 97, 99
자살 행동 100
자살 행동장애 99, 100
자살행위 103
자아 13, 14, 24
자아개념 54, 55
자아광 162
자아정체감 58, 60, 63
자아존중감 52, 57, 68
자아 중심성 60
자아 통제 52
자아 통합 66
자원정보 144
자유로운 표현 33
자유연상 91
자유 침해 123
자율성 19, 50, 52, 62
자율성의 발달 52
자의 입원 121, 129
자조모임 250
자존감 21
자책망상 162
자폐적 사고 160
자폐증 55
자해 행동 101
작업치료 262, 266
잔류기 241, 242

잠복기 56
장기기억 74
장기유지치료 244
장애인복지법 128
재건반응 134, 137
재난 133, 134, 138
재난경험자 134, 135, 136, 137, 138, 139, 143, 144, 145, 146, 147, 148, 149
재난 및 안전관리기본법 134
재난 발생 143
재난 심리지원 서비스 146
재난 정신건강 148
재난 정신건강 서비스 138, 139, 140, 141, 142, 143, 144, 149
재난 정신건강 중장기 서비스 제공 149
재난 정신건강 지원 인력 143, 144
재난피해자 138, 139
재발 방지 91
재활 78, 79
재활 요법 262
재활치료 243, 244, 248, 262, 265
적극적 공동체 248
적극적 공동체 치료 248
적면공포 189
적응기제 29, 30, 31
적응장애 99, 157, 223
전구기 241, 242
전구증상 233, 242
전국정신장애자동맹 250
전기경련요법 178, 180, 185
전기경련치료 261
전기충격요법 111
전도성 실어증 162
전두엽 88
전두측두엽 255
전두측두엽 장애 253
전두측두엽 치매 260
전반적 발달장애 55
전반적 임상 인상 척도 141
전신 상태 185
전이 246
전이의 해석 91
전조작기 53, 54, 57
전조작기 전기 50
전향 건망증 164
전환 장애 156
전환적 추론 사고 51
절망 66
절차 보조인 시범사업 131
정규분포곡선 23
정동장애 157, 162, 163
정보 검색 중독 84, 85
정보교환 32, 34
정보수집 142, 143, 144
정보수집 및 상담 145
정보 제공 종결 147, 148
정상 23
정상뇌압 수두증 258
정상압 수두증 263
정상적 통각 159
정서적 반응 135, 136, 137
정서적 발달 48, 51, 55, 57, 60, 62, 65, 68
정서적 요인 89
정신건강 교육 248
정신건강복지법 119, 120, 121, 122, 123, 127, 129
정신건강복지서비스 127
정신건강복지센터 129, 138, 149
정신건강복지체계 129
정신건강 조건 21
정신건강 증진 113
정신건강증진 및 정신질환자 복지서비스 지원에 관한 법률 127
정신건강 평가 145
정신 면역학적 요인 235, 237
정신병 152, 155, 157
정신병리 99
정신병적 장애 102
정신보건법 119
정신보건 복지서비스 129
정신보건시설 130

정신분석 91, 173, 180
정신분석 이론 15
정신분석적 정신치료 178, 180
정신분석치료 91, 230
정신분석학적 관점 76
정신분석학적 이론 238
정신사회적 요인 235, 238
정신 사회적인 치료 243
정신사회적 치료 205, 206, 246
정신 성욕 발달 14
정신 신체장애 39, 169
정신역동 220
정신역동 이론 198
정신역동적 요인 173, 220
정신역동적 이론 156, 199
정신 역동적 치료 90, 91
정신역동치료 230
정신의학적 요인 102, 104
정신의학적 치료 111
정신자극제 228
정신장애 152, 153, 154, 155, 156, 157, 169, 177, 250, 264
정신장애의 진단 및 통계편람 232
정신장애인 18, 119, 120, 125, 126, 127, 128, 129, 130, 131
정신적 요인 29, 154, 156
정신적 장애요인 104, 105
정신적 표상 48
정신질환 152, 157, 201
정신질환의 진단 및 통계편람 72
정신치료 178, 179, 205, 206, 207, 227, 228, 229, 230, 243, 246
정화 반응 163
제거 32
제압 32
조기개입 114
조종망상 162
조증환자 184
조현병 58, 99, 104, 105, 109, 224, 225, 231, 232, 233, 234, 235, 236, 237, 238, 239, 240, 241, 242, 243, 244, 245, 246, 247, 248, 249, 250
조현성 성격장애 210, 211, 214, 220, 221, 224, 228
조현형 성격장애 210, 211, 215, 221, 224, 228
존엄성 131
종결 148
종결 및 사후관리 142, 143, 144
종교적 망상 233
죄책감 53, 163
죄책망상 233
주거 프로그램 249
주관적인 경험 20
주도성 53
주도형 41, 43, 44, 45
주요 우울 삽화 172
주요우울장애 104, 109, 167, 169, 170, 171, 172, 173, 174, 175, 176, 177, 178, 180, 225
주의력결핍 과잉행동장애 55, 85
주의력결핍장애 58
주의의 장애 159
주지화 29, 30
죽음 공포 188
중격의지핵 88
중년기 64, 65, 66
중독 장애 86
중추신경계 감염 258
증상론 158
지각 검토 36
지각 능력 19
지각성 실어증 162
지각의 장애 160, 233
지각장애 164
지남력 159, 234
지남력장애 163, 253
지능장애 164
지능지수 164
지리멸렬 161
지속 개입 146
지역사회 표본 222
지원 정책 144

지원 정책 및 자원정보 143
지적 병식 165
지적장애 164
지지적 정신치료 178, 179, 180
지지정신요법 246
직관 상 164
직관적 사고 53
직업 선택의 자유 120
직업 재활치료 248
직업적 장애 242
직업훈련 248
진균성 감염질환 263
진단기준 73, 75, 81, 86, 87, 168, 170, 171, 188, 190, 191, 192, 193, 194, 195, 196, 197, 198, 210, 213, 214, 215, 216, 217, 218, 219, 227, 232, 234, 251, 255, 256
진성 병식 165
질투망상 162, 233
질환 공포 188
집단정신치료 247
집단치료 90, 91, 92, 178, 183, 184, 227, 228, 229, 230, 266, 267

(ㅊ)

차단 161
차폐기억 164
착각 160, 228, 233
착란 159
참여기관 선정 144
창조성 21
채팅 중독 84
청소년기 58, 59, 60, 108
청 · 장년기 108
체계적 둔감화 182
체계적 탈감각법 207
체질 154
초기 개입 145
초기 성인기 61, 62, 63, 64
초자아 13, 14, 24, 52, 54
초조성 우울증 169
총체적 실어증 162
추상력장애 253
추상성 118
추진체계 138
추체외로계 244
충동조절장애 86, 169, 227
취약성-스트레스 모델 235, 239
측두엽뇌전증 261
치매 164, 251, 253, 254, 255, 258, 259, 260, 261, 262, 263, 264, 265, 266, 267
치매 행동정신증상 264
치매 행동정신증상 치료접근 264
치환 29, 30
친밀감 61
친밀감 형성 능력 63
침체성 64

(ㅋ)

컴퓨터 중독 80
코르샤코프 증후군 73
코티솔의 분비 이상 173
콜린(choline)성 신경세포 264
콜린에스테라아제 264
콜린에스테라아제 억제제 264
콜린에스트라아제 262
클로미프라민 230
클로자핀 236

(ㅌ)

탈수 185
탈억제 증상 254
탈원화 129
통계편람-5 152
통계학적 견해 12, 13
통신의 자유 120
통찰 79
통찰치료 230
통합 33
통합력 19

퇴행 29, 31
투사 29, 30
투사적 동일시 220
특수양상 169
특정공포증 186, 187, 188, 193, 200, 202, 203, 205, 206
특정형 170
티아민 74, 79
티클로피딘 263
틱장애 55, 58

(ㅍ)

파국반응 252, 254, 255
파킨슨병 255, 258, 259
판단장애 165, 166, 253
페넬진 207
편집망상 162
편집성 성격장애 210, 211, 214, 221, 224, 227
편집증 264
표정과 태도의 장애 158
품행장애 58
프라이온병 255
프로락틴 237
프로프라놀롤 206
플루옥세틴 207, 230
피드백 방법 34
피암시성 159
피해망상 162, 233, 253, 254

(ㅎ)

학교 거절증 58
학교공포증 169
학교 교육 248
학령기 56, 57, 58
학령전기 53, 54, 55, 56
학습된 무기력 174, 175
학습된 무력감 177
학습이론 77, 101, 182, 239, 266
할로페리돌 79
함구증 204
함묵 상태 168
합리화 29, 30
항문기 50
항불안제 111, 208, 227, 229, 230
항불안제 약물 205, 206
항산화제 259
항상성 26
항우울제 85, 91, 100, 111, 179, 206, 228, 229, 230
항우울제 약물 205
항응고제 263
항정신병 약 245
항정신병 약물 100, 111, 179, 228, 229, 236, 244
항조증약물 100
항혈소판제 263
해독 78, 79
해리 220
핵심 추진 과제 125, 127
행동 감퇴 160
행동수정 182
행동시연 182
행동유형 검사 40
행동의 장애 159, 160, 234
행동이론 174
행동장애 58, 264
행동적 반응 135, 136, 137
행동정신증상 252, 253, 254
행동주의 이론 176, 198, 199
행동 증가 160
행동치료 181, 182, 205, 207, 208, 227, 228
행동화 170, 220
행정입원 129
향정신성 약물 108
허니문반응 134, 136
허무망상 162, 233
헌법 121, 122, 125, 128
헌팅턴병 255, 258, 259
현기증 232
현실검증 장애 165
현실지향 265

현실지향 치료 267
혈관성 255, 261
혈관성 장애 258
혈관성 치매 69, 263, 264, 260, 261
협소 공포 189
호르몬 대체요법 259
혼란스러운 언어 231, 232
혼미 159
혼미 상태 168
혼수 159
화학적 요인 28
확대적 기분 163
환각 155, 160, 231, 232, 233, 234, 242, 253, 259, 264
환경의 조절 19
환경적 스트레스 174, 240
환경적 요인 238
환경치료 243
환시 160, 253
환청 160, 233
환촉 160
환취 160
활동 치료 249
회피성 성격장애 210, 212, 218, 223, 226, 230
후천성면역결핍증 189
후향 건망증 164
희망과 좌절과 현실 폭로반응 134, 136, 137

[숫자]

5-히드록시인돌 아세트산 102

(A)

A 성격장애 집단 210, 211, 213

(B)

Be 언어 39
B 성격장애 집단 210, 211, 213

(C)

C 성격장애 집단 210, 212, 213

(D)

DISC 행동유형 40, 41, 42, 43, 45
Do 언어 39
DSM-3 231
DSM-4 75, 80, 86, 231, 232
DSM-5 72, 73, 75, 80, 81, 86, 96, 97, 99, 100, 153, 156, 167, 168, 169, 170, 186, 190, 191, 192, 193, 194, 195, 196, 197, 198, 209, 210, 213, 214, 215, 216, 217, 218, 219, 231, 232, 234, 251, 255, 256

(H)

HIV 감염 255

(I)

ICD-10 169

(M)

MI 원칙 130
Morel 231

(N)

NMDA 수용체 길항제 264

저자소개

이 영 실(대표저자)

(현) • 성결대학교 사회복지학과 명예교수 • 한국기독교사회복지실천학회 이사 외 다수

[주요경력]

• 성결대학교 사회복지학부 교수, 사회복지대학원장, (인준)정신건강연구소장 및 복지발전연구소장
• 안양시수리장애인종합복지관장 • 안양시비산사회종합복지관장
• 한국정신보건사회사업학회 대외협력위원장, 이사
• 미국 California Bethany Bible College and Theological Seminary 객원교수
• 미국 USC School of Social Work 객원교수 • 연세대학교 의과대학 정신보건사회복지사 외 다수

[주요저서]

• 대표저자: 가족복지론(2010, 2013, 2024), 정신보건사회복지론(2010), 가족치료(2010), 정신건강론(2011, 2013, 2016, 2020), 인간행동과사회환경(2013), 사회복지실천론(2014, 2021), 사회복지실천기술론(2015, 2020),
• 단독: 사회복지개론(2000), 정신의료와 재활(2000), 정신보건시리즈(1권~5권, 2000), 사회복지개론(2000)
• 공저: 자원봉사론(공저, 2010), 사회복지현장실습(공저, 2010) 외 다수

고 은 주

(현) • 고은재가장기요양기관 기관장

[주요경력]

• 성결대학교 사회복지학부 객원교수 • 성결대학교 (인준)복지발전연구소 수석 연구원
• 성결대학교 (인준)정신건강연구소 수석 연구원 외 다수

[주요저서]

• 정신건강론(공저, 2016, 2020) • 사회복지실천기술론(공저, 2020)
• 사회복지실천론(공저, 2021) • 가족복지론(공저, 2024)

노 론 산

(현) • 안산요양보호사교육원 원장 • 안산취업평생교육원 원장
• 동원대학교 사회복지학과 겸임교수 • 한국열린사이버대학교 특임교수

[주요경력]

• 성결대학교 사회복지학과 객원교수 • 서정대학교 호텔항공관광학과 겸임교수
• 성결대학교 (인준)복지발전연구소 선임연구원 • (인준)정신건강연구소 수석 연구원 외 다수

[주요저서]

• 요양보호사 시험문제집(2021. 공저) • 가족복지론(공저, 2024)

이 은 영

(현) • 강동대학교 사회복지학과 교수

[주요경력]

• 한국장애인고용공단 근무 외 다수

[주요저서]

• 사회복지행정론(공저, 2022)
• 지역사회복지론(공저, 2024)
• 장애인복지론(공저, 2025) 외 다수

이 찬 영

(현) • 성결대학교 사회복지학과 객원교수
• 중원대학교 사회복지학과 외래교수

[주요경력]

• 사랑채노인복지관) 사회복지사
• 필그림복지재단 상담실장
• 안양시사회복지사협회 사무국장
• 안양시장기요양기관연합회 사무국장
• 좋은이웃재가장기요양센터 센터장
• 안양시성결재가노인지원서비스센터 사무국장 외 다수

[주요저서]

• 정신건강론(공저, 2016, 2020)
• 사회복지실천기술론(공저, 2020)
• 사회복지실천론(공저, 2021)
• 가족복지론(공저, 2024)

홍 성 희

(현) • 호서대학교 사회복지상담학과 교수

[주요경력]

• 성결대학교 사회복지학부 객원교수
• 교육부 학생건강증진종합대책수립 정신건강 자문위원
• 호서대 카리타스상담센터 전임교수
• 국립정신건강센터 지역사회정신건강복지센터 평가위원
• 교육부 시도교육청 정신건강 평가위원
• 교육부 정책중점연구소 한림대 자살과 학생정신건강연구소 부소장 및 연구교수 외 다수

[주요저서]

• 인간행동과 사회환경(공저, 2013)
• 가족복지론(공저, 2013, 2024)
• 사회복지실천론(공저, 2014)
• 사회복지실천기술론(공저, 2015)
• 정신건강론(공저, 2016)
• 지역사회복지론(공저, 2025)

정신건강론

초 판 1쇄 인쇄 2025년 6월 27일
초 판 1쇄 발행 2025년 7월 4일

지 은 이 | 이영실 · 고은주 · 노론산 · 이은영 · 이찬영 · 홍성희
펴 낸 이 | 김기섭
편 집 인 | 오선율
펴 낸 곳 | 창지사 www.changJisa.com
08589 서울시 금천구 가산디지털 1로 83 파트너스타워 1차 9층
전화 (02)719-2211~3
팩스 (02)701-9386
등 록 | 1977년 4월 28일 · 제1-421호

ISBN 978-89-426-1930-6 (93330)

값 24,000원